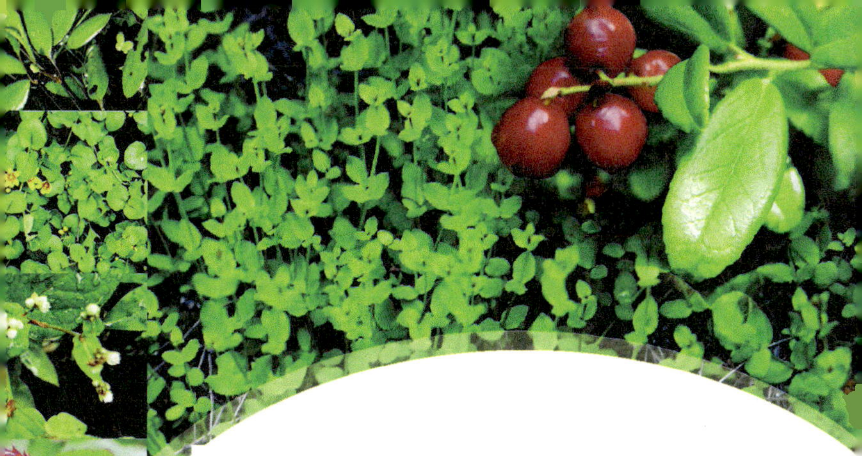

질병을 치료하는
산야초 400선

황극남 엮음

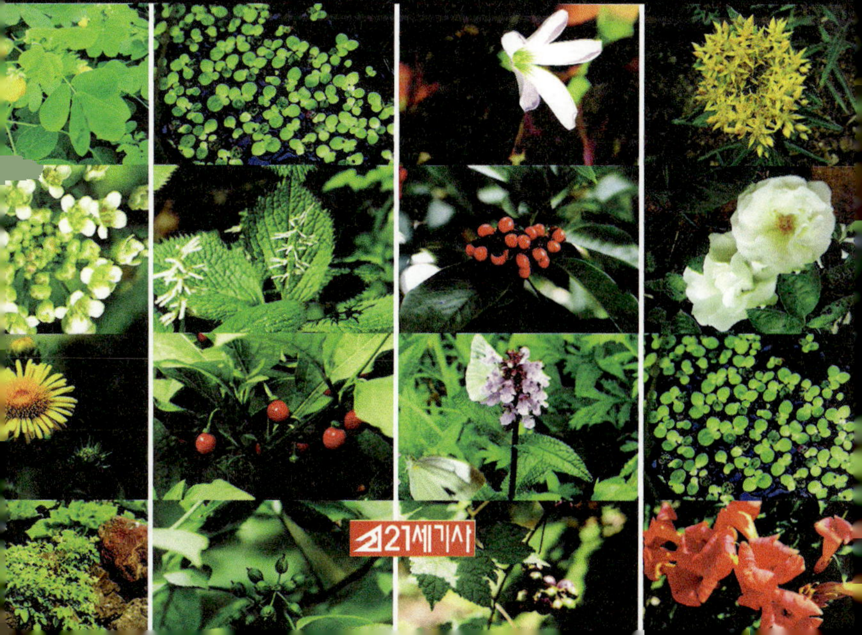

질병을 치료하는 산야초 400선

1판 1쇄 발행 2013년 10월 31일
1판 2쇄 발행 2019년 04월 25일
엮 은 이 황극남
발 행 인 이범만
발 행 처 **21세기사** (제406-00015호)
경기도 파주시 산남로 72-16 (10882)
Tel. 031-942-7861   Fax. 031-942-7864
E-mail : 21cbook@naver.com
Home-page : www.21cbook.co.kr
ISBN 978-89-8468-502-4
정가 20,000원

이 책의 일부 혹은 전체 내용을 무단 복사, 복제, 전재하는 것은 저작권법에 저촉됩니다.

머리말

산야초는 종류에 따라 채취시기가 제 각각 이지만 대체적으로 봄에 채취하는 것이 가장 좋다. 봄에 채취한 어린 싹은 맛이 순하고 부드러워 먹기 좋을 뿐 아니라 그 어느 때보다 영양이 풍부하기 때문이다.

풀잎, 나뭇잎을 뜯거나 뿌리를 캘 때에는 항상 조심스럽고 삼가는 자세로 해야 한다. 아무리 흔한 풀이라 할지라도 함부로 채취를 해서 식물자원을 훼손해서는 안된다.

풀과 나무는 먹지 못하는 것이 없고 약이 되지 않는 것이 없지만 초보자가 산야초를 채취할 때에는 상당한 주의를 하여야 한다. 산야초 중에는 강한 독성을 지닌 풀들이 적지 않기 때문이다. 또한 체질에 따라 여러 가지 알러지와 부작용을 일으키는 것이 적지 않기 때문에 처음에 산야초를 채취할 때에는 전문가의 지도를 받는 것이 좋다.

본 책이 산야초를 구별하는데 조금이나마 도움이 되었으면 한다.

차례

001 가락지나물 9	030 고수 41	059 꽃대 70
002 가시연꽃 10	031 고추나물 42	060 꽃마리 71
003 갈대 12	032 곡정초 43	061 꽃싸리 72
004 강활 14	033 골담초 44	062 꽃층층이꽃 73
005 개구리발톱 15	034 골등골나물 45	063 꽃향유 74
006 개구리밥 16	035 골무꽃 46	064 꿀풀 75
007 개구리자리 17	036 골풀 47	065 꿩의다리아재비 76
008 개똥쑥 18	037 곰취 48	066 꿩의밥 77
009 개망초 19	038 관중 49	067 꿩의비름 78
010 개맨드라미 20	039 광대나물 50	068 끈끈이귀개 79
011 개미취 21	040 광대수염 51	069 나비나물 80
012 개박하 22	041 괴불주머니 52	070 나팔꽃 81
013 개불알풀 23	042 구릿대 53	071 낙지다리 82
014 개비름 24	043 구슬꽃나무 54	072 남천 83
015 개산초 25	044 구슬붕이 55	073 낭독 85
016 개쇠뜨기 26	045 구절초 56	074 낭아초 86
017 개연꽃 27	046 금낭화 57	075 냉이 87
018 개자리 28	047 금잔화 58	076 냉초 89
019 갯금불초 29	048 금창초 59	077 넓은잎말 90
020 갯기름나물 30	049 기름나물 60	078 노루오줌 91
021 갯방풍 32	050 기린초 61	079 노박덩굴 92
022 갯사상자 33	051 까실쑥부쟁이 62	080 누린내풀 93
023 거지덩굴 34	052 까치수영 63	081 능소화 94
024 겨우살이 35	053 깨풀 64	082 닥풀 96
025 겨울딸기 36	054 깽깽이풀 65	083 단삼 98
026 고들빼기 37	055 꼬리진달래 66	084 단풍마 99
027 고란초 38	056 꼭두서니 67	085 달래 100
028 고본 39	057 꽃꿩의다리 68	086 닭의장풀 101
029 고삼 40	058 꽃다지 69	087 담배풀 102

088 대극	103	125 말냉이	143	162 반디지치	181
089 대나물	104	126 매듭풀	144	163 반하	182
090 댑싸리	105	127 매자기	145	164 방가지똥	183
091 댕댕이덩굴	106	128 맥문동	146	165 방기	184
092 더덕	107	129 맨드라미	147	166 방아풀	185
093 덩굴별꽃	108	130 머위	148	167 배암차즈기	186
094 도깨비바늘	109	131 멍석딸기	149	168 배풍등	187
095 도꼬로마	110	132 메귀리	150	169 백리향	189
096 도꼬마리	111	133 메꽃	151	170 백부자	190
097 도라지	113	134 며느리밑씻개	152	171 백선	191
098 독미나리	114	135 며느리배꼽	153	172 백작약	192
099 독활	115	136 명아주	154	173 백정화	193
100 돌나물	116	137 모시대	155	174 뱀무	194
101 돌마타리	117	138 모시풀	156	175 뱀톱	195
102 돌외	118	139 목향	158	176 버들금불초	196
103 돌콩	119	140 무릇	159	177 번행초	198
104 된장풀	120	141 문모초	160	178 벌노랑이	199
105 두루미꽃	121	142 물달개비	161	179 범꼬리	200
106 둥굴레	122	143 물매화	162	180 범부채	201
107 들깨풀	123	144 물싸리	163	181 벼룩나물	202
108 등대풀	124	145 물쑥	164	182 벼룩이자리	203
109 등칡	125	146 물옥잠	165	183 별꽃	204
110 딱지꽃	126	147 미나리	166	184 병풀	205
111 땅꽈리	127	148 미나리 아재비	167	185 보춘화	206
112 땅빈대	128	149 미역취	168	186 복분자딸기	207
113 떡쑥	129	150 미치광이풀	169	187 복수초	209
114 뚜껑덩굴	130	151 민들레	170	188 복주머니란	210
115 뚝갈	131	152 민솜대	171	189 봄맞이	211
116 띠	132	153 밀나물	172	190 봉선화	212
117 마	134	154 바디나물	173	191 봉의꼬리	213
118 마디풀	135	155 바보여뀌	174	192 부들	214
119 마름	136	156 바위손	175	193 부용	216
120 마편초	138	157 바위솔	176	194 부지깽이나물	217
121 만년청	139	158 바위취	177	195 부채붓꽃	218
122 만리화	140	159 박새	178	196 분꽃	219
123 만삼	141	160 박주가리	179	197 비늘석송	220
124 만수국	142	161 박하	180	198 비름	221

199 비비추	222	236 수선화	260	273 왕바랭이	299		
200 비수리	223	237 수세미오이	261	274 왜떡쑥	300		
201 비쑥	224	238 수염가래꽃	263	275 왜승마	301		
202 뽀리뱅이	225	239 수영	264	276 용담	302		
203 뿔남천	226	240 수정목	265	277 우산잔디	303		
204 사데풀	228	241 수크령	266	278 우엉	304		
205 사상자	229	242 쉽사리	267	279 원추리	305		
206 산갈퀴	230	243 승마	268	280 월귤	306		
207 산당화	231	244 시호	269	281 윤판나물	307		
208 산수유	232	245 실새삼	270	282 으름덩굴	308		
209 산초나무	233	246 싸리	271	283 은방울꽃	309		
210 산해박	234	247 쑥부쟁이	272	284 이삭여뀌	310		
211 삼백초	235	248 아마	273	285 이스라지	311		
212 삼지구엽초	236	249 아욱	274	286 이질풀	312		
213 삽주	237	250 알파리	275	287 익모초	313		
214 서향	238	251 애기고추나물	276	288 인동덩굴	314		
215 석곡	239	252 애기도라지	277	289 일엽초	316		
216 석위	240	253 애기똥풀	278	290 잇꽃	317		
217 석잠풀	241	254 애기메꽃	279	291 자귀풀	318		
218 석창포	242	255 애기쐐기풀	280	292 자금우	319		
219 선밀나물	243	256 애기우산나물	281	293 자리공	320		
220 소귀나물	244	257 애기풀	282	294 자운영	321		
221 소리쟁이	245	258 약모밀	283	295 자주괴불주머니	322		
222 소엽	246	259 양지꽃	284	296 자주닭개비	323		
223 소엽풀	247	260 양하	285	297 자주쓴풀	324		
224 소태나무	248	261 어저귀	286	298 작두콩	325		
225 속단	249	262 억새	287	299 작약	327		
226 속새	250	263 엉겅퀴	288	300 잔대	328		
227 솔나물	251	264 여뀌	289	301 장구채	329		
228 솔장다리	252	265 여우구슬	291	302 전호	330		
229 솜방망이	253	266 여우콩	292	303 절국대	331		
230 송이풀	254	267 염주	293	304 절굿대	332		
231 쇠고비	255	268 오미자	294	305 접시꽃	333		
232 쇠뜨기	256	269 오이풀	295	306 젓가락나물	335		
233 쇠무릎	257	270 옥잠화	296	307 제비꽃	336		
234 쇠비름	258	271 올방개	297	308 제비꿀	337		
235 수박풀	259	272 왕고들빼기	298	309 제비쑥	338		

310 조개풀 339	347 천일홍 381	384 해란초 423
311 조름나물 340	348 청가시덩굴 382	385 향부자 424
312 조릿대풀 341	349 청미래덩굴 383	386 향유 425
313 조뱅이 342	350 촛대승마 384	387 현삼 426
314 좀가지풀 343	351 취명아주 385	388 협죽도 427
315 좀꿩의다리 344	352 칡 386	389 호랑가시나무 428
316 좀다람쥐꼬리 345	353 컴프리 388	390 호장근 430
317 좀목형 346	354 콩제비꽃 389	391 홀아비꽃대 431
318 줄 348	355 콩짜개덩굴 390	392 환삼덩굴 432
319 중대가리풀 349	356 키다리난초 391	393 활나물 433
320 쥐코리망초 350	357 타래난초 392	394 황금 434
321 쥐꼬리풀 351	358 타래붓꽃 393	395 황기 435
322 쥐방울덩굴 352	359 탑꽃 395	396 황벽나무 436
323 쥐오줌풀 354	360 택사 396	397 회향 437
324 지느러미엉겅퀴 355	361 털도깨비바늘 397	398 후추등 438
325 지채 356	362 털머위 398	399 흑삼릉 439
326 지치 357	363 털산쑥 399	400 흰쑥 440
327 지칭개 358	364 털이슬 400	
328 진퍼리까치수염 359	365 톱풀 401	
329 진황정 360	366 투구꽃 402	
330 질경이 361	367 파대가리 403	
331 짚신나물 362	368 파드득나물 404	
332 쪽 364	369 파리풀 405	
333 찔레꽃 366	370 파초 406	
334 차풀 368	371 패랭이꽃 408	
335 참나리 369	372 패모 409	
336 참당귀 370	373 푸른박새 410	
337 참비녀골풀 371	374 풀솜나물 411	
338 참새귀리 372	375 풍선덩굴 412	
339 참소리쟁이 373	376 피나물 413	
340 참으아리 374	377 피마자 414	
341 참취 375	378 하늘타리 415	
342 창포 376	379 하수오 416	
343 채고추나물 377	380 한련 418	
344 천궁 378	381 할미꽃 419	
345 천마 379	382 함박이 421	
346 천문동 380	383 해당화 422	

001 가락지나물

활용방안

- 어린 순을 나물로 한다.
- 전초(全草) 및 뿌리가 달린 전초를 사함(蛇含)이라 하며 약용한다.

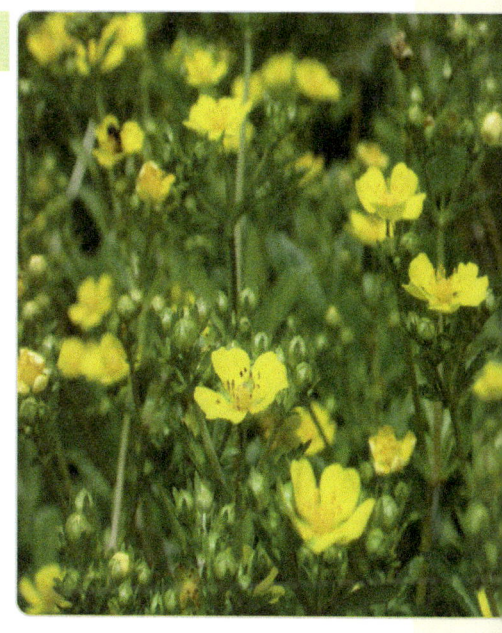

① 여름 개화 시에 채취하여 햇볕에 건조하거나 신선한 것을 쓴다.
② 효능/효과 : 청열, 해독의 효능이 있다. 경간고열, 말라리아, 해수, 인후통, 습비, 옹저선창, 단독, 뱀이나 독충에게 물렸을때, 양진을 치료한다.
③ 용법/용량 : 4.5~9g(신선한 것은 30~60g)을 달여서 복용한다.
　외용 : 달인 액으로 세척하거나 양치질을 하거나 짓찧어서 붙인다.

002 가시연꽃

활용방안

- 종자는 검실(芡實), 뿌리는 검실근(芡實根), 화경(花莖)은 검실경(芡實莖), 잎은 검실엽(芡實葉)이라 하며 약용한다.

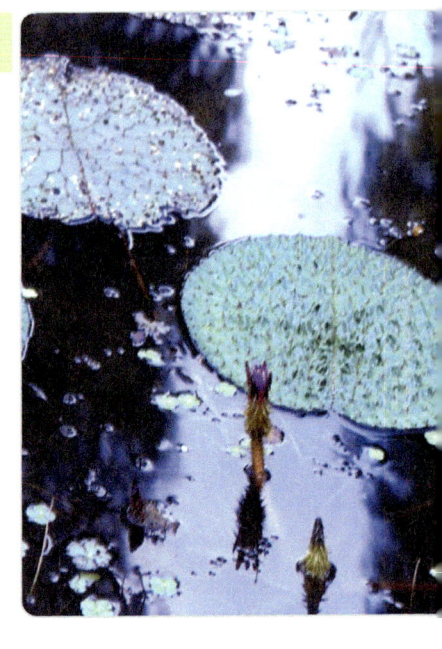

(1) 검실(芡實)

① 9~10월에 성숙한 과실을 채취하여 과피를 두들겨 부서 종자를 빼내고 껍질을 제거한다.

② 효능/효과 : 고신, 보비, 삽정, 지사의 효능이 이다. 유정, 임탁, 대하, 소변실금, 수양성 하리, 주독을 치료한다.

③ 용법/용량 : 9~15g을 달여서 복용하거나 환제, 산제로 하여 쓴다.

(2) 검실근(芡實根)

① 7월에 채취한다.

② 효능/효과 : 산기, 백탁, 백대, 무명종독, 소복결기통을 치료한다.

③ 용법/용량 : 달여서 복용하거나 삶아서 먹는다.

외용 : 짓찧어서 붙인다.

(3) 검실경(芡實莖)
① 효능/효과 : 지번갈의 효능이 있다. 번열을 제거한다. 생식하거나 삶아서 먹는다.
② 용법/용량 : 30~60g을 달이거나 삶아서 먹는다.

(4) 검실엽(芡實葉)
① 효능/효과 : 포의불하(胞衣不下 : 태반유잔(胎盤遺殘)), 토혈을 치료한다.
② 용법/용량 : 9~15g을 달여서 복용한다. 또는 약성이 남을 정도로 태워 분말하여 복용한다.

003 갈대

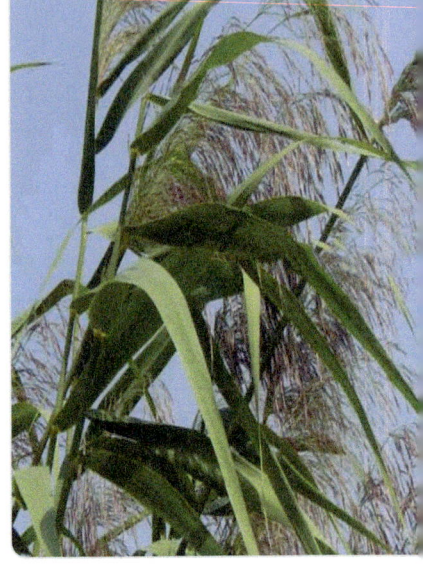

활용방안

- 어린 순을 식용으로 한다.
- 근경, 줄기, 잎, 꽃 등을 약용한다.

(1) 노근(蘆根)

① 갈대의 근경으로 봄에서 가을에 채취하여 햇볕에 말리거나, 모래 속에 묻어 두어 신선한 것을 생용(生用)한다.

② 효능/효과 : 청열, 제번, 생진, 지구의 효능이 있다. 열병으로 인한 번갈, 위열에서 오는 구토, 반위, 폐위, 폐옹을 치료한다. 또 복어의 중독을 다스린다.

(2) 노경(蘆莖)

① 갈대의 햇줄기로 여름, 가을에 채취한다.
② 효능/효과 : 폐옹번열을 치료한다.

(3) 노엽(蘆葉)

① 갈대의 잎으로 봄에서 가을에 채집한다.

② 효능 : 상토하사, 토혈, 코출혈, 폐옹, 발배(發背 : 등에 나는 종기)를 치료한다.

(4) 노순(蘆筍)
① 갈대의 눈묘(嫩苗)로 봄, 여름에 채취한다.
② 효능 : 열병구갈, 임병, 소변불리를 치료하며 제어육의 독을 해독한다.

(5) 노화(蘆花)
① 갈대의 꽃으로 가을 이후에 채취한다.
② 효능/효과 : 지혈, 해독의 효능이 있다. 코출혈, 혈붕, 상토하사를 치료한다. 달여서 농즙을 복용하면곽란, 고기와 게의 중독을 다스린다. 소존성(燒存性)을 분말하여 코속으로 불어넣어 코출혈을 멎게 한다. 또 붕중약에도 쓴다.

(6) 노죽탁(蘆竹)
① 갈대의 껍질로 봄, 여름, 가을에 채취한다.
② 효과/효과 : 금창(金瘡 : 칼이나 쇠붙이에 다친상처)을 치료하며 새살을 나게 하고 흉터를 남지 않게 하는 효능이 있다.

004 강활

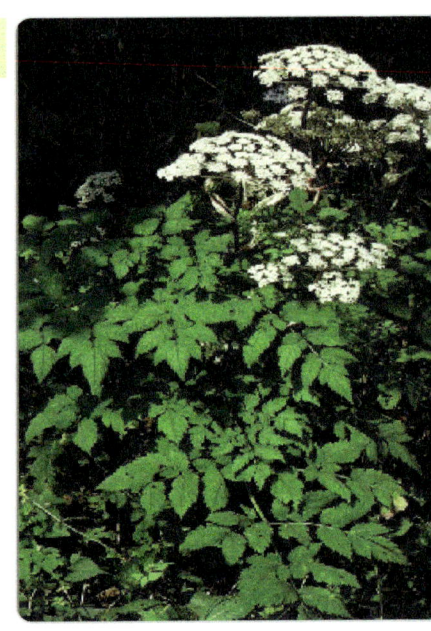

활용방안

- 어린 순은 식용으로 사용한다.
- 뿌리 및 근경(根莖)을 강활(羌活)이라 하며 약용한다. 봄, 가을에 뿌리 및 근경을 캐어 줄기, 잎, 잔뿌리를 제거하고 햇볕에 말리거나 불에 쬐어 말린다.

② 효능/효과 : 발표산한, 거풍습, 지통, 이관절하는 효능이 있다. 풍한감모, 두통무한, 중풍불어, 풍한습비, 항강근급, 골절산동, 풍수부종, 옹저창독을 치료한다.

③ 용법/용량 : 6~15g을 달여서 복용한다. 또는 환제나 산제로 하여 복용한다.

005 개구리발톱

활용방안

- 전초는 천규(天葵), 덩이 뿌리는 천규자(天葵子), 종자는 천년모자시종자(千年耗子屎種子)라 하며 약용한다.

(1) **천규(天葵)**
① 4~5월 개화시에 채취하여 햇볕에 건조한다.
② 효능/효과 : 소종, 해독, 이수의 효능이 있다. 한센병, 산기, 종독, 소변불리, 뱀에 물렸을 때, 요로결석을 치료한다.
③ 용법/용량 : 9~15g을 달여서 복용한다.
  외용 : 짓찧어서 붙인다.

(2) **천년모자시종자(千年耗子屎種子)**
① 약효 : 유선염, 창독, 부인혈붕, 대하, 소아경련을 치료한다.
② 용법/용량 : 9~15g을 달여서 복용하거나 분말하여 복용한다.
  외용 : 짓찧어서 붙인다.

006 개구리밥

활용방안

- 전초를 부평(浮萍)이라 하며 약용한다.

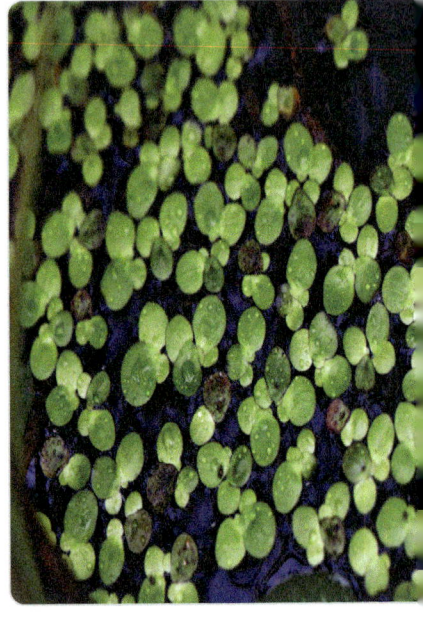

① 6~9월에 채취하여 햇볕에 건조한다.
② 효능/효과 : 발한거풍, 이수, 청열, 해독의 효능이 있다. 유행성 열병, 발진이 안 될 때, 풍열은 진, 피부소양, 소종, 융폐, 창선, 단독, 화상을 치료한다.
③ 용법/용량 : 3~6g(생것은 15~30g)을 달여 복용한다. 또는 짓찧어서 즙으로 복용하며 환제, 산제로 쓴다.

007 개구리자리

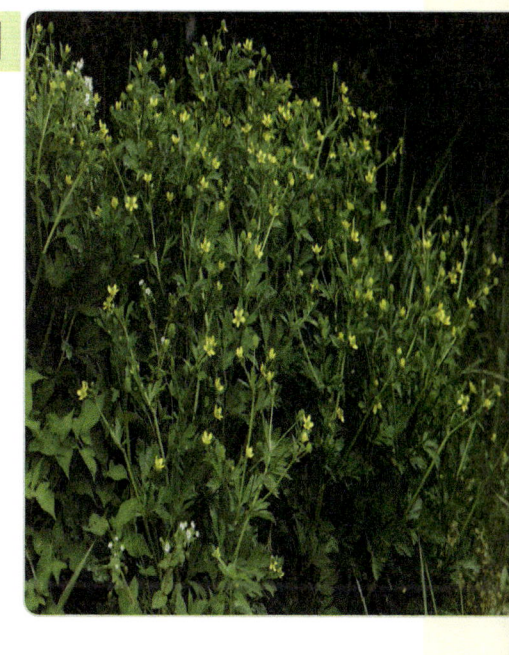

활용방안

- 전초는 석룡예(石龍芮), 과실은 석룡예자(石龍芮子)이며 약용한다.

(1) **석룡예(石龍芮)**
① 개구리자리의 전초로 개화기에 채취하여 햇볕에 말린다.
② 효능/효과 : 옹절종독, 결핵, 말라리아, 하지궤양, 회충, 충치를 치료한다.
③ 용법/용량 : 3~9g을 달여 복용한다.
 외용 : 짓찧어서 붙이거나 졸여서 고(膏)로 환부에 바른다.

(2) **석룡예자(石龍芮子)**
① 4~7월에 채취한다.
② 효능/효과 : 심열번갈, 음허실정, 풍한습비를 치료한다. 석룡예자는 음정을 보호하고 풍조를 제거하는 약이다.

008 개똥쑥

활용방안

- 전초(全草)는 황화호(黃花蒿), 과실은 황화호자(黃花蒿子)라 하며 약용한다.

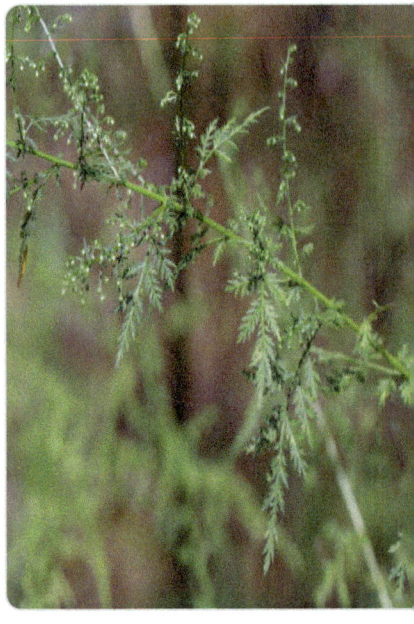

(1) 황화호(黃花蒿)
① 가을에 채취하여 잘라서 그대로 햇볕에 말린다.
② 효능/효과 : 청열, 거풍, 항산화, 항염, 항암, 면역조절효과, 지양의 효능이 있다. 서체, 말라리아, 조열(정시각 발열), 소아경련, 열(熱)로 인한 설사, 악창, 개선을 치료한다.
③ 용법/용량 : 3~10g을 달여서 복용한다.
  외용 : 짓찧어서 바른다.

(2) 황화호자(黃花蒿子)
① 효능/효과 : 피로를 치료하며 하기, 개위, 지도한의 효능이 있다.
② 용법/용량 : 3~10g을 달여서 복용한다.

009 개망초

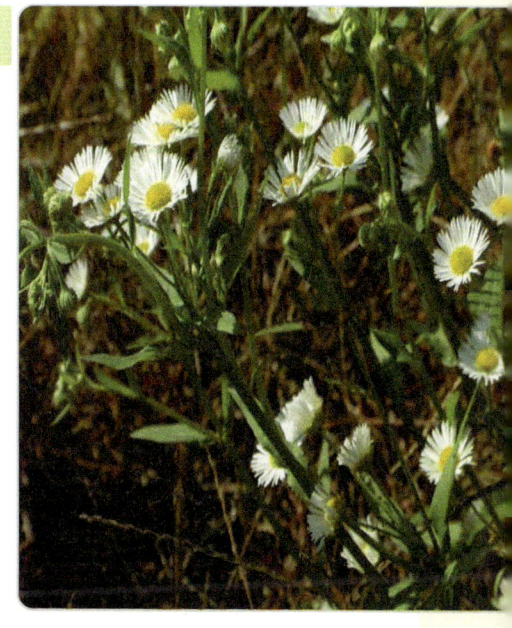

활용방안

- 뿌리잎을 나물로 한다.
- 전초(全草) 및 뿌리를 일년봉(一年蓬)이라 하며 약용한다.
① 개화 전에 채취하여 햇볕에 말린다.
② 효능/효과 : 청열, 해독하며 소화를 도와주는 효능이 있다. 소화불량, 장염의 설사, 전염성 간염, 임파절염, 혈뇨를 치료한다.
③ 용법/용량 : 15~30g을 달여서 복용한다. 혹은 즙을 내어서 복용한다.

010 개맨드라미

활용방안

- 경엽(莖葉) 및 뿌리는 청상(靑箱), 종자는 청상자(靑箱子), 꽃차례는 청상화(靑箱花)라 하며 약용한다.

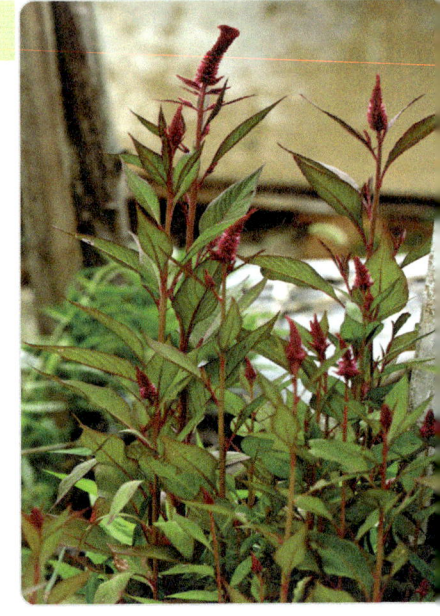

(1) **청상(靑箱)**

① 효능/효과 : 조습, 청열, 살충, 지혈의 효능이 있다. 풍소신양, 창개, 치창, 금창출혈을 치료한다.

② 용법/용량 : 생것은 30~60g을 달여 복용하거나 짓찧어서 복용한다.
외용 : 짓찧어서 붙인다.

(2) **청상자(靑箱子)**

① 8~10월에 채취한다.

② 효능/효과 : 강장, 소염, 해열약으로 거풍열, 청간화의 효능이 있다. 목적종통, 예장, 고혈압, 두통, 비출혈, 풍열에 의한 피부소양증, 개라를 치료한다.

③ 용법/용량 : 9~15g을 달여 복용한다.

011 개미취

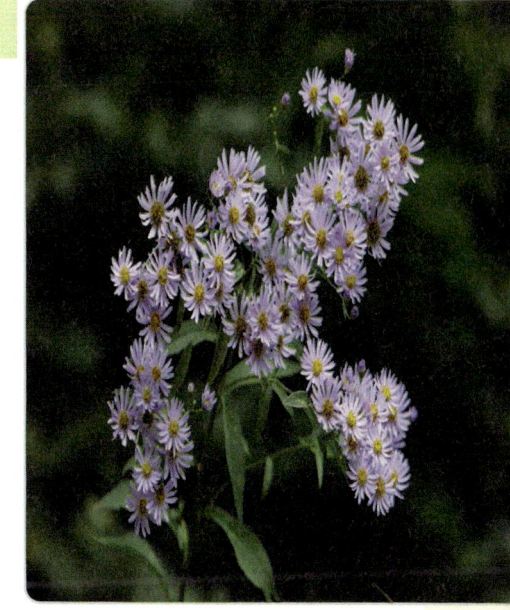

활용방안

- 식용으로는 매우 좋은 재료로서 어린 순을 나물로 한다.
- 개미취의 뿌리 및 근경(根莖)을 자완(紫菀) 이라 하며 약용한다.

① 봄, 가을에 채취하여 경엽(莖葉)이나 진흙을 떨어내고 햇볕에 말리던가 수염뿌리를 엮어 올려서 햇볕에 말린다.
② 효능/효과 : 온폐, 하기, 소담, 지해의 효능이 있다. 풍한에 의한 해수, 천식, 허로에 의한 해수로 농혈을 토하는 증상, 후비, 소변불통을 치료한다.
③ 용법/용량 : 5~10g을 달여서 복용한다. 또 환제, 산제로도 사용한다.

012 개박하

활용방안

- 전초(全草)를 가형개(假荊芥)라 하며 약용한다.

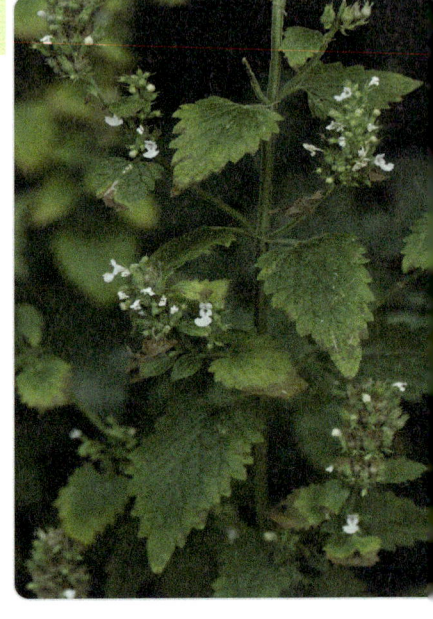

① 효능/효과 : 거풍, 발한, 해열, 투진, 지혈 등의 효능이 있다. 상풍에 의한 감기, 두통, 발열, 악한, 인후종통, 결막염, 마진의 경과부전을 치료한다. 또 새까맣게 될 때까지 볶아서 토혈, 비출혈, 혈변에 사용한다. 그 밖에 산어, 소종, 지통, 타박상, 외상출혈, 독사에 의한 교상을 치료한다.

② 용법/용량 : 3~6g을 달여서 복용한다.

외용 : 짓찧어서 바른다.

013 개불알풀

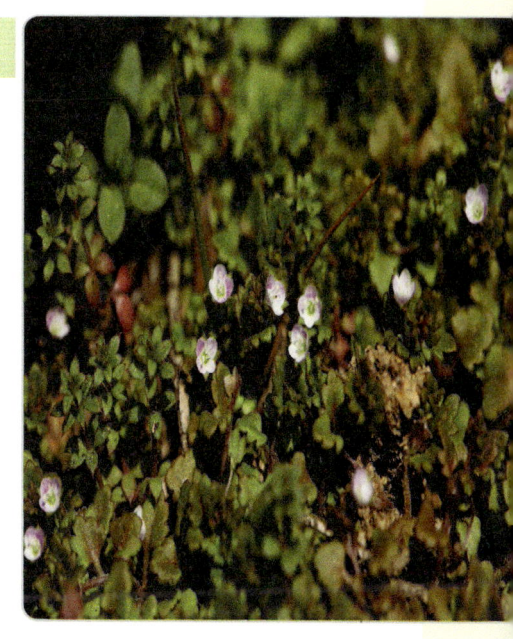

활용방안

- 전초(全草)를 파파납(婆婆納)이라 하며 약용한다.

① 3~4월에 채취하여 햇볕에 말리던가 또는 신선한 생채로 사용한다.
② 효능/효과 : 산기(Hernia), 요통, 백대를 치료한다.
③ 용법/용량 : 15~30g(신선한 것은 60~90g)을 달이거나 짓찧어 즙을 만들어 복용한다.

특징

개불알풀은 열매 모양에서 붙여진 이름이다.

014 개비름

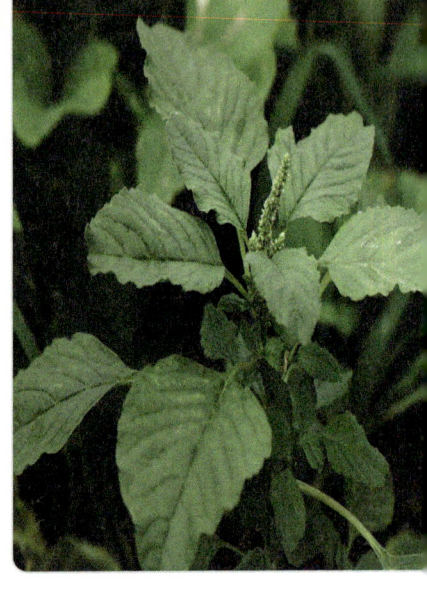

활용방안

- 어린 순을 나물로 한다.
- 개비름/청비름의 전초 또는 뿌리을 백현(白莧)이라 하며 약용한다.

① 봄, 가을에 채취하여 햇볕에 말린다.
② 효능/효과 : 청열, 해독의 효능이 있다. 창종, 치조농루(齒槽膿漏), 독충교상을 치료한다.
③ 용법/용량 : 30~60g을 달여서 복용한다.
  외용 : 달인 액(液)으로 씻거나 짓찧어서 붙인다. 또는 강한 불로 태워서 가루로 만들어 문지른다.

015 개산초

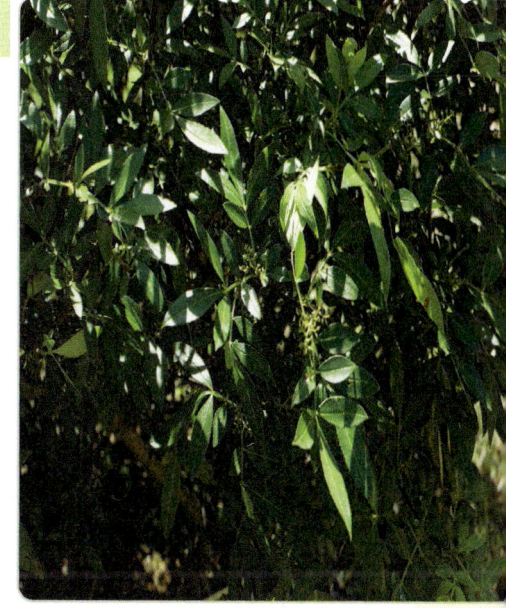

활용방안

- 과실은 죽엽초(竹葉椒), 뿌리는 죽엽초근(竹葉椒根), 잎은 죽엽초엽(竹葉椒葉)이라 하며 약용한다.

(1) 죽엽초(竹葉椒)
① 연중 수시로 채취한다.
② 효능/효과 : 온중, 산한, 살충의 효능이 있다. 회충으로 인한 복통, 치통, 습창, 흉복냉통을 치료한다. 6~9g을 달여서 또는 분말로 1.5~3g을 복용한다. 달인 액(液)으로 씻는다.

(2) 죽엽초근(竹葉椒根)
① 연중 수시로 채취하여 햇볕에 말린다.
② 효능/효과 : 거풍, 산한, 활혈, 지통의 효능이 있다. 두통, 감모, 해수, 토사, 류머티성 관절염, 타박상, 치통을 치료한다.
③ 용법/용량 : 15~30g을 달이거나 술에 담가서 복용한다.
외용 : 짓찧어서 도포하거나 분말로 살포한다.

016 개쇠뜨기

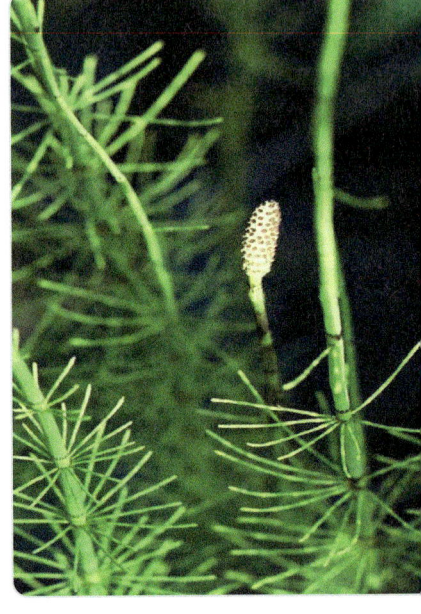

활용방안

- 전초(全草)를 골절초(骨節草)라 하며 약용한다.

① 전초를 여름에 채취한다.
② 효능/효과 : 소풍, 명목, 활혈, 서근의 효능이 있다. 바람을 쐬면 눈물이 심하게 나는 증상, 눈이 흐려지고 잘보이지 않는 증상, 타박상, 장풍, 혈치 등을 치료한다. 또 해열, 이수(해기, 지혈의 효능이 있다. 접골, 장풍치루, 혈리, 붕중을 치료한다.
③ 용법/용량 : 6~15g(생것은 15~30g)을 달여서 복용한다.
④ 금기 : 음허화왕인 사람은 복용을 금한다.

특징

쇠뜨기와 비슷하지만 엽초가 2배정도 길며 열편 가장자리가 백색 막질이고 포자낭수가 영양경 끝에 달리는 것이 다르다.

017 개연꽃

활용방안

- 개연꽃의 종자를 평봉초자(萍蓬草子), 뿌리를 평봉초근(萍蓬草根)이라 하며 약용한다.

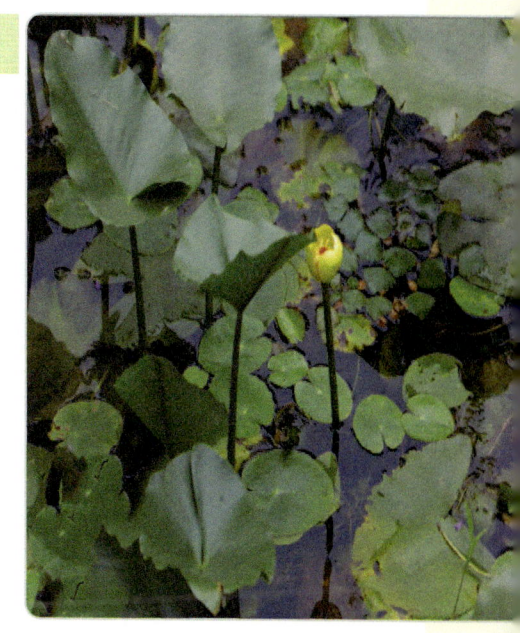

(1) **평봉초자(萍蓬草子)**

① 효능/효과 : 조비, 후장, 자양강장, 건위, 조경의 효능이 있다. 체허소약, 소화불량, 월경불순, 산전산후의 출혈, 기타 부인병을 치료한다.

② 용법/용량 : 9~15g을 달여서 복용한다.

(2) **평봉초근(萍蓬草根)**

① 근경을 가을에 채취한다.

② 효능/효과 : 보허, 건위, 조경의 효능이 있다. 병후쇠약, 소화불량, 월경불순을 치료한다.

③ 용법/용량 : 9~15g을 달여서 복용한다.

018 개자리

활용방안

- 개자리/자주개자리의 전초(全草)를 목숙(苜蓿), 뿌리는 목숙근(苜蓿根)이라 하며 약용한다.

(1) **목숙**(苜蓿)
① 여름, 가을에 채취하여 햇볕에 말리거나 신선한 것 그대로 쓴다.

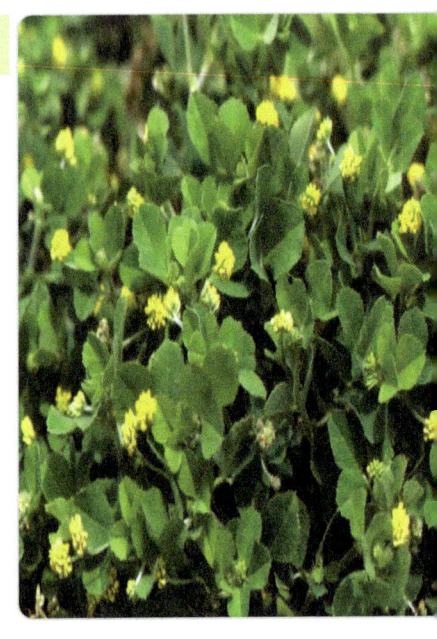

② 효능/효과 : 비위를 다스리고 대장, 소장을 이롭게 하고 방광결석을 내리게 하는 효능이 있다. 오장을 이롭게하고 악성열독사기를 제거하고 요산성 방광결석을 치료한다. 방광결석에 신선한 개자리 120~150g을 생즙을 내어 복용한다.

③ 용법/용량 : 90~150g을 즙을 내어 복용하거나 6~9g을 가루 내어 복용한다.

019 갯금불초

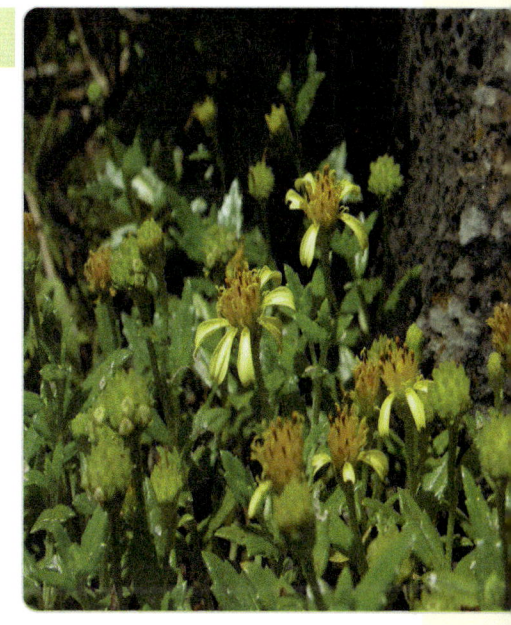

활용방안

- 한바에서 전초(全草)를 노지국(鹵地菊)이라 하며 약용한다.

① 6~7월에 채취하여 햇볕에 말린다.
② 효능/효과 : 청열, 해독의 효능이 있다. 편도선염, 후비(목의 마비), 디프테리아, 백일해, 폐열천해, 비출혈, 옹종을 치료한다.
③ 용법/용량 : 10~18g(신선한 것은 30~60g)을 달이던가 짓찧어 낸 즙을 복용한다.
  외용 : 짓찧어서 바른다.

특징

꽃이 금불초와 비슷하여 갯금불초라고 한다.

020 갯기름나물

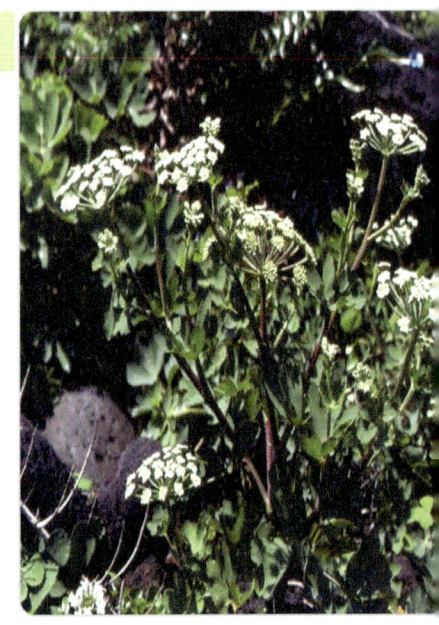

활용방안

- 어린 순, 연한 잎, 열매, 뿌리를 식용하는데 엽축은 살짝 데쳐서 나물로 무치거나 볶아서 먹는다.
- 뿌리는 방풍(防風), 잎은 방풍엽(防風葉), 꽃은 방풍화(防風花)라 하며 약용한다.

(1) 방풍(防風)

① 봄, 가을에 채취하여 경엽(莖葉)을 제거하고 햇볕에 말린다.
② 효능/효과 : 발표, 거풍, 승습, 지통의 효능이 있다. 외감풍한, 두통, 목현, 수근경직, 풍한습비, 근골산통, 사지급통연급, 파상풍을 치료한다.
③ 용법/용량 : 4.5~9g을 달여서 복용한다. 또는 환제, 산제로 하여 쓴다.
외용 : 분말을 조합하여 도포한다.

(2) 방풍엽(防風葉)
① 약효 : 중풍으로 인한 열로 땀이 많이 나는 것을 치료한다.
② 용법/용량 : 3~9g을 달여서 복용한다.

(3) 방풍화(防風花)
① 효능/효과 : 심복통, 사지구급, 행이부득, 경맥허리, 근골간동통을 치료한다.
② 용법/용량 : 0.5~4.5g을 달여서 복용한다.

특징

희뿌연 회록색의 잎에 연잎처럼 물방울이 떨어지면 데굴데굴 구르는 것이 독특하며 잎의 생김은 목단잎 같고 미나리과 식물 특유의 향취도 있는 산나물이다.

021 갯방풍

활용방안

- 건조시킨 뿌리는 목욕재로써 혈액순환을 좋게 한다.
- 뿌리를 북사삼(北沙蔘)이라 하며 약용한다.

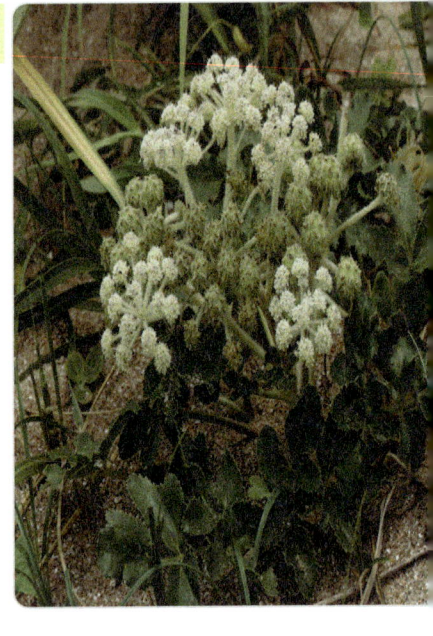

① 9~10월경에 채취하여 지상경 및 수염뿌리를 제거하고 씻어 끓는 물에 담가서 외피를 벗기고 햇볕에 말린다.
② 효능/효과 : 양음, 청폐, 거담, 지해의 효능이 있다. 폐열조해, 음상인건, 구갈을 치료한다.
③ 용법/용량 : 9~15g을 달여서 복용한다. 또는 졸여서 고제로 하거나 혹은 환제로 하여 쓴다.

특징

한방에서 방풍과 약의 효능이 같으므로 방풍대용으로 쓰는 약초로 알려져 있다.

022 갯사상자

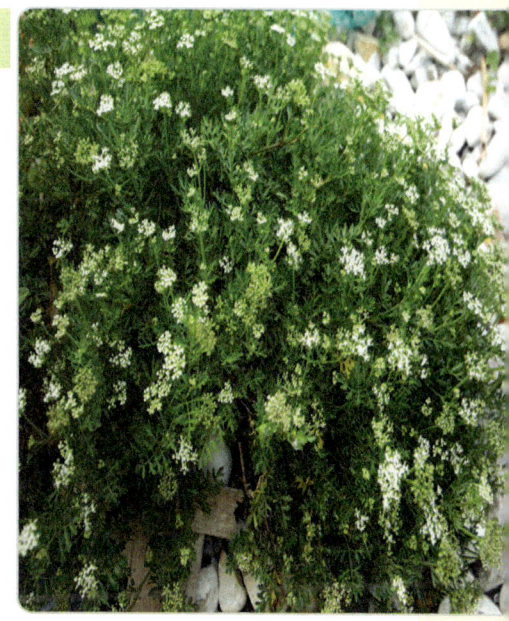

활용방안

- 과실을 사상자(蛇床子)라 하며 약용한다.

① 열매가 노랗게 익으면 전주(全株)를 베어 열매만 떨어 햇볕에 말린다.
② 효능/효과 : 온신, 장양, 거풍, 습조살충의 효능이 있다. 음낭습양, 여자대하음양, 부인음중종통, 자궁한냉불임, 풍습비통, 개선습창을 치료한다.
③ 용법/용량 : 3~9g을 달여서 복용하거나 환제로 하여 복용한다.
외용 : 달인 액(液)으로 훈세하거나 좌약으로 한다. 분말을 살포하거나 조합하여 도포한다.

023 거지덩굴

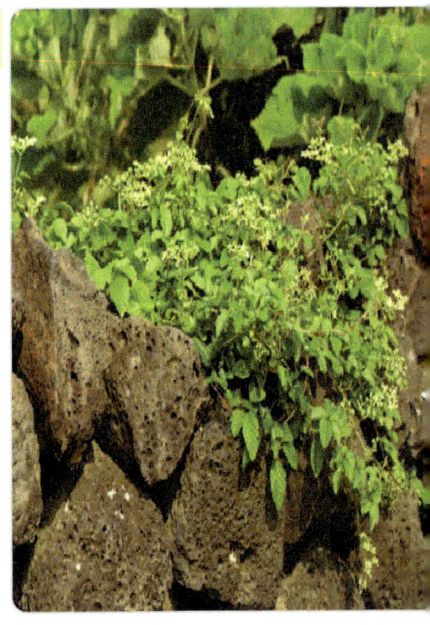

활용방안

- 전초(全草) 또는 근경(根莖)을 오렴매(烏蘞莓)라고 하며 약용한다.

① 여름, 가을에 채취하여 햇볕에 말린다.
② 효능/효과 : 소염, 해독, 진통, 이뇨제로서 청열, 이습, 해독, 소종의 효능이 있다. 옹종, 정창, 유행성 이하선염, 단독, 류머티즘 통증, 황달, 전염하리중, 혈뇨 백탁을 치료한다.
③ 용법/용량 : 15~30g을 달여서 또는 분말하거나 술(酒)에 적셔서 복용한다. 혹은 짓찧어서 즙을 내어 복용해도 좋다.
외용 : 짓찧어서 환부에 도포한다.

024 겨우살이

활용방안

- 한방에서 열매를 약용으로 쓰며 특히 뽕나무에서 자라는 겨우살이는 상상기생(桑上寄生), 지엽(枝葉)을 상기생(桑寄生)이라 하며 약용한다.

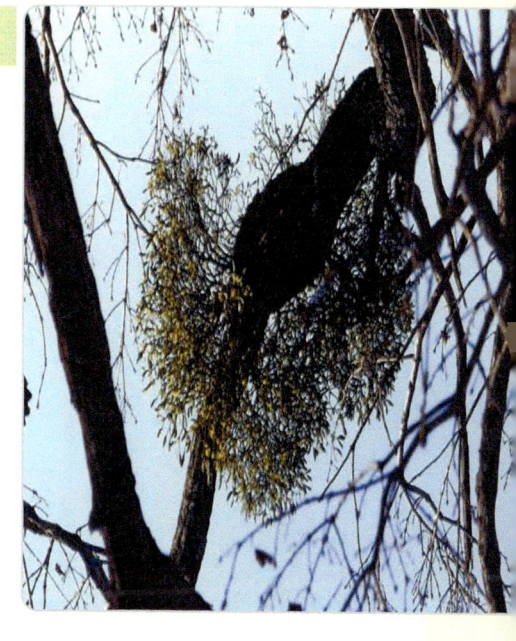

① 초봄에서 겨울 사이에 채취하여 거친 가지를 제거하고 그늘이나 햇볕에 말린다.
② 효능/효과 : 보간신, 강근골, 거풍습, 익혈, 항암, 안태의 효능이 있다. 요슬산통, 편고(반신불수), 각기, 풍한습비, 태루혈붕, 산후 유즙분비부진을 다스리며 울혈성신염, 월경곤란, 객혈, 심장질환 및 조기폐병, 자궁탈수를 치료한다.
③ 용법/용량 : 9~18g을 달여 복용하거나 산제로 하며 또는 생즙, 술에 담가 복용한다.

025 겨울딸기

활용방안

- 잎 및 전초(全草)는 한매엽(寒苺葉), 뿌리는 한매근(寒苺根)이라 하며 약용한다.

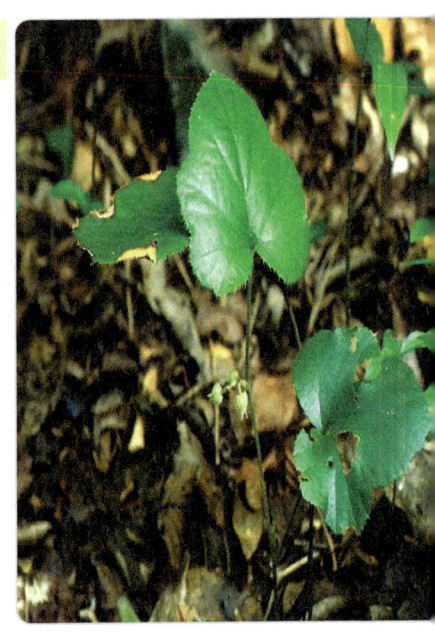

(1) 한매엽(寒苺葉)
① 효능/효과 : 보음, 익정의 효능이 있다. 강장제로 쓰인다.
② 용법/용량 : 9~15g(신선한 잎은 30~60g)을 달여서 복용한다.
외용 : 황수창에 신선한 잎을 짓찧어서 환부에 붙인다.

(2) 한매근(寒苺根)
① 효능/효과 : 청열, 해독, 활혈, 지통의 효능이 있다. 위통토산, 황달형 간염, 구토, 하리, 백대하, 치창을 치료한다.
② 용법/용량 : 9~15g(생것은 30~60g)을 달여서 복용한다.

026 고들빼기

활용방안

- 식용으로 이용하며 김치로도 만들어 먹는다.
- 어린싹을 고접자(苦蝶子)라 하며 약용한다.

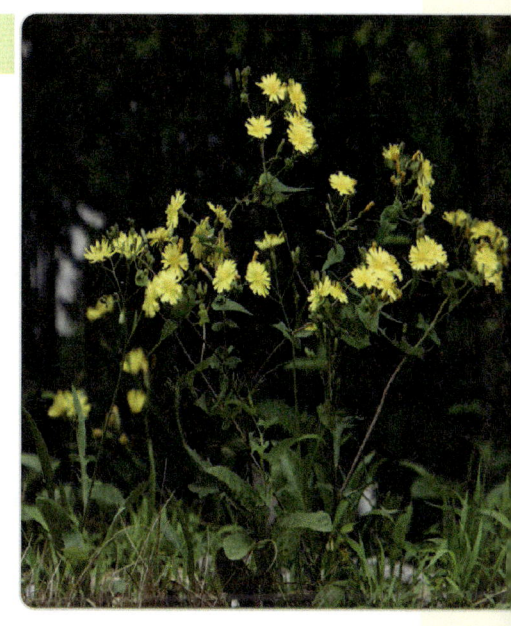

① 여름에 채취하여 햇볕에 말린다.
② 효능/효과 : 청열, 해독, 배농, 지통의 효능이 있다. 충수염, 장염, 이질, 각종 화농성염증, 토혈, 비출혈, 두통, 치통, 흉통, 복통, 황수창, 치창을 치료한다.
③ 용법/용량 : 10~15g을 달여서 복용한다. 또는 정제를 만들어 1~2정을 복용한다.
  외용 : 달인 액(液)으로 훈세하거나 혹은 분말을 만들어 고루 도포한다.

특징

흔한 들풀이지만 쓴나물이라고도 하고 황화채(黃花菜)라고도 한다.

027 고란초

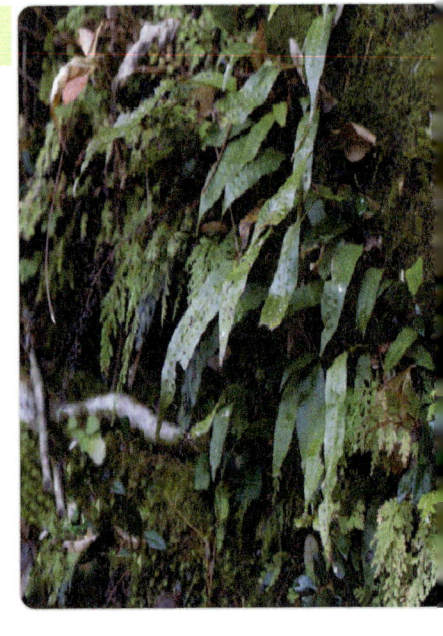

활용방안

- 고란초의 전초 또는 뿌리를 포함한 전초를 아장금성초(鵝掌金星草)라고 하며 가을에 채취하여 햇볕에 말린다.

① 효능/효과 : 청열, 양혈, 이뇨, 해독의 효능이 있다. 상한열병, 번갈, 경풍, 편도선염, 세균성이질, 만성간염, 혈임, 혈변, 옹종이나 정창을 치료한다. 또 학질, 풍기를 받아서 발한 종창, 유행병이나를 치료하고 사풍, 급성유선염, 열창, 소아의 두창으로 인한 안감을 치료한다.

② 용법/용량 : 6~15g(생것이면 30~60g)을 달여서 복용하나. 가루를 만들거나 술에 담근다.

외용 : 짓찧어서 바른다.

028 고본

활용방안

- 개발나물/고본/처녀바디의 근경(根莖)및 뿌리를 고본(藁本)이라 하며 약용한다.

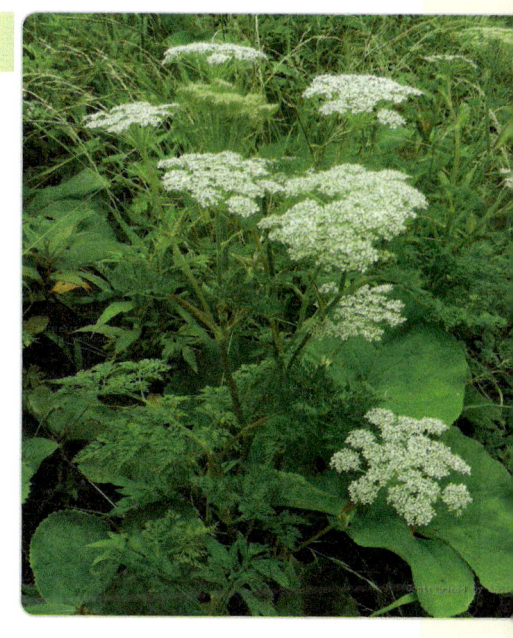

① 봄, 가을에 캐어 경엽(莖葉)과 진흙을 제거하고 햇볕에 말린다.
② 효능/효과 : 발표산한, 거풍지통의 효능이 있다. 풍한두통, 두정통, 한습복통, 설사, 산하, 풍습통양, 두통목종, 골동 및 춘하의 상한를 치료한다.
③ 용법/용량 : 고본 8~12g과 물 500cc를 넣고 달여서 복용한다.

029 고삼

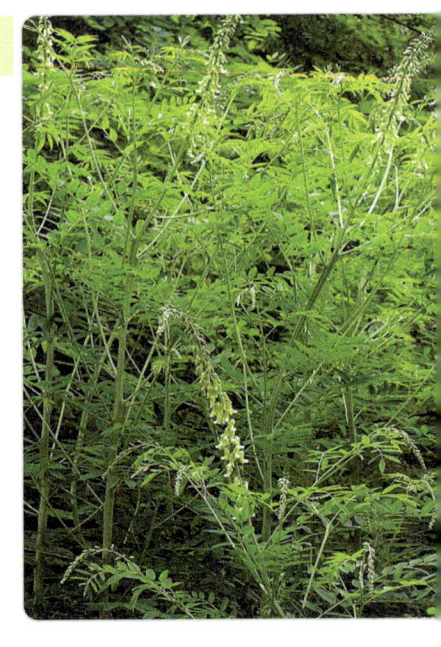

활용방안

- 뿌리는 고삼(苦蔘), 종자는 고삼실(苦蔘實)이라 하며 약용한다.

고삼(苦蔘)

① 봄과 가을에 채취하는데 가을에 채취한 것이 약효가 가장 좋다. 뿌리를 캐어 근두(根頭)와 수염뿌리를 제거하고 깨끗이 씻어서 햇볕에 말린다. 신선한 뿌리를 얇게 썰어서 말린 것을 고삼편(苦蔘片)이라 한다.

② 효능/효과 : 청열, 조습, 살충의 효능이 있다. 열독혈리, 장풍하혈, 황달, 적백대하, 소아폐렴, 감적, 급성편도선염, 치루, 탈항, 피부소양, 개라악창, 음창, 습양, 화상 등을 치료한다.

③ 용법/용량 : 4.5~9g을 달여서 복용한다.

외용 : 달인 액(液)으로 씻는다.

030 고수

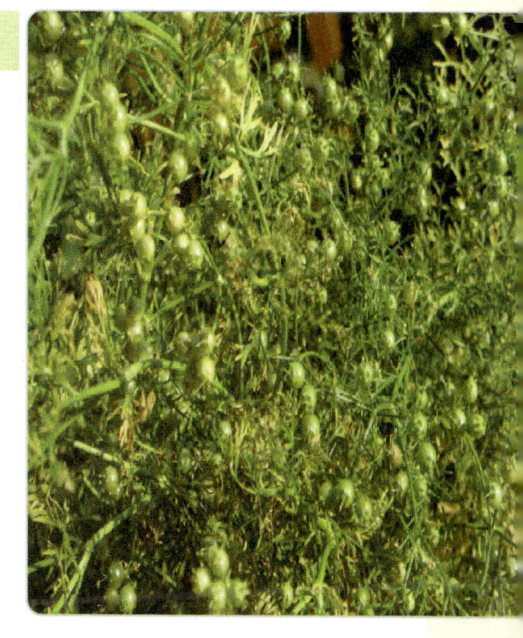

활용방안

- 전초는 호유(胡荽), 과실은 호유자(胡荽子)라 하며 약용한다.

호유(胡荽)

① 뿌리가 달린 전초를 봄에 채취하여 깨끗이 씻어 햇볕에 말린다.
② 약효 : 발한, 투진, 소식, 하기의 효능이 있다. 마진에서 발진이 안 되는 것, 음식의 소화흡수불량을 치료한다.
③ 용법/용량 : 9~15g(생것은 30~60g)을 달이거나 생즙을 내어 복용한다.

  외용 : 달인 액(液)으로 훈세한다. 또는 짓찧어 도포한다.

031 고추나물

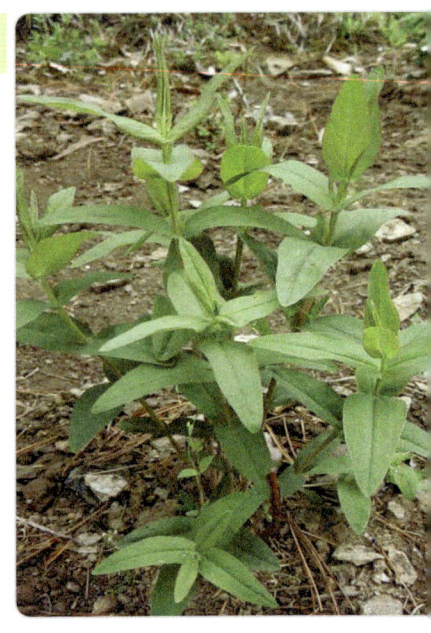

활용방안

- 어린 순은 식용으로 사용한다.
- 전초(全草)를 소련교(小連翹)라 하며 약용한다.

① 6~8월에 채취하여 햇볕에 말린다.
② 효능/효과 : 활혈, 지혈, 조경, 통유, 소종, 지통의 효능이 있다. 토혈, 비출혈, 자궁출혈, 월경불순, 유즙불통, 절종(작은 부스럼), 타박상, 창상출혈을 치료한다.
③ 용법/용량 : 15~30g 달여서 복용한다.
   외용 : 짓찧어서 도포한다.

032 곡정초

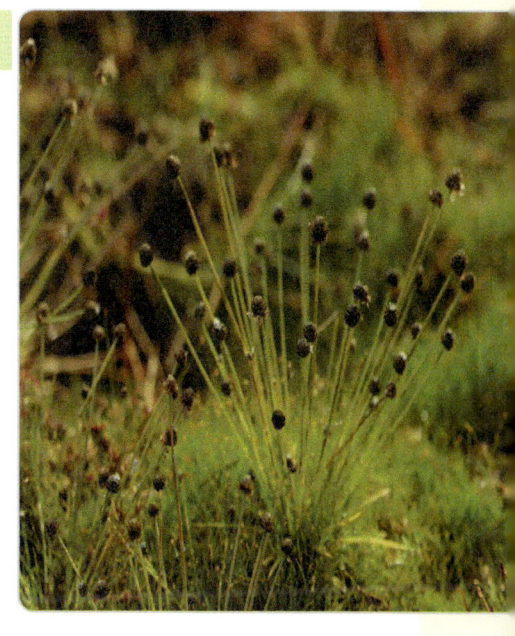

활용방안

- 꽃차례(花序)를 곡정초(穀精草)라 하며 약용한다.

① 화경(花莖)에 달린 화서(花序)를 7~8월에 뽑아 깨끗이 해서 햇볕에 말린다.
② 효능/효과 : 거풍산열하고 명목퇴예의 효능이 있다. 목예, 작맹, 두통, 치통, 후비, 비출혈을 치료한다.
③ 용법/용량 : 9~12g을 달여 복용한다. 또는 환제, 산제로 복용한다.
외용 : 소존성(燒存性)으로 하여 가루 내어 살포한다.

033 골담초

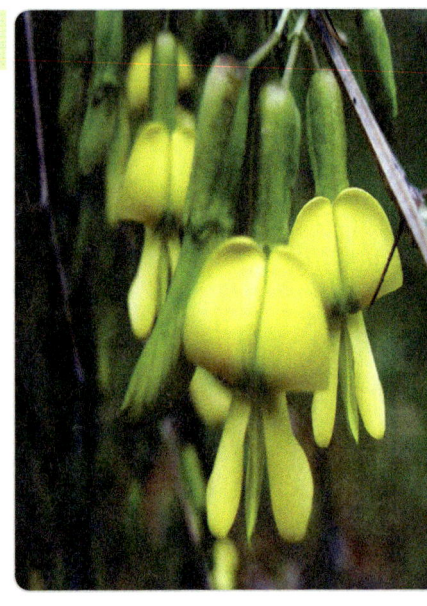

활용방안

- 골담초/참골담초의 꽃은 금작화(金雀花), 근피(根皮)는 금작근(金雀根)이라 하며 약용한다.

(1) 금작화(金雀花)
① 5월 중순에 채취하여 햇볕에 말려서 이용한다.
② 효능/효과 : 자음, 화혈, 건비의 효능이 있다. 해수, 부인의 기허백대, 소아감적, 급성유선염, 타박상을 치료한다.
③ 용법/용량 : 3~15g을 달여서 복용한다. 곱게 갈아 산제로 복용한다.

(2) 금작근(金雀根)
① 연중 수시로 캐내서 진흙을 씻고 수염뿌리와 흑갈색의 전피(栓皮)를 벗겨내고 신선한 것으로 쓰거나 햇볕에 말린다. 또는 목심(木心)을 제거하고 근피(根皮)를 썰어서 말린다.
② 효능/효과 : 청폐, 익비, 활혈, 통맥의 효능이 있다. 해수, 고혈압, 부인백대, 혈붕, 관절동통, 타박상을 치료한다.
③ 용법/용량 : 15~30g을 달여서 복용한다.

034 골등골나물

활용방안

- 어린 순을 나물로 이용한다.
- 뿌리를 칭간승마(秤杆升麻)라 하며 약용한다.

① 가을에 채취하여 햇볕에 말린다.

② 효능/효과 : 감기, 말라리아, 일사병, 기관지염, 고혈압, 신장염, 당뇨병, 월경불순, 산후수종, 급성위장염, 장(腸)의 기생충병을 치료한다. 또 한(寒)을 표출(表出)하고 열(熱)을 퇴치(退治)한다.

③ 용법/용량 : 10~12g을 달여서 복용한다.

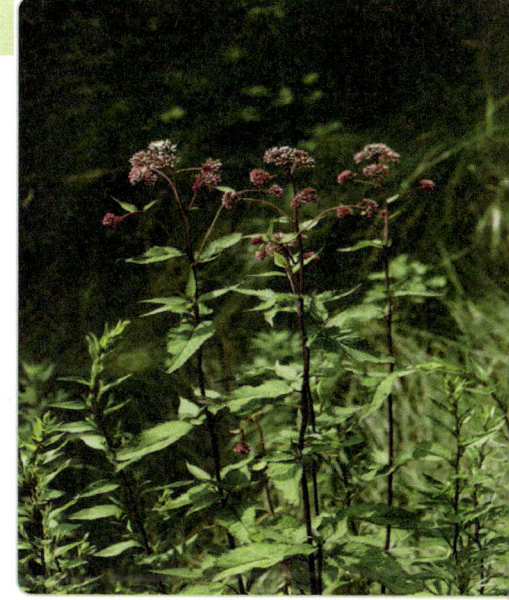

035 골무꽃

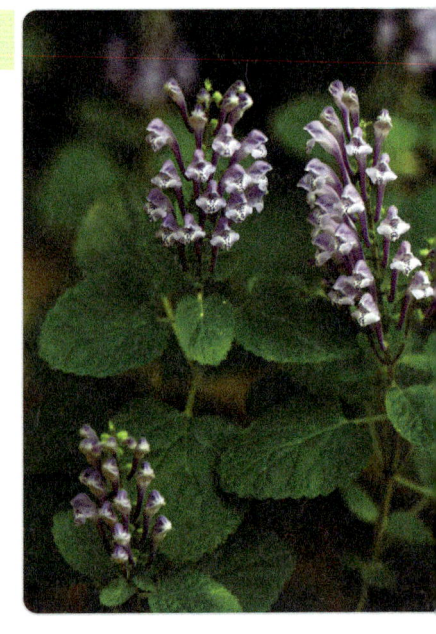

활용방안

- 골무꽃/들깨잎골무꽃/산골무꽃의 전초를 한신초(韓信草)라 하며 약용한다.

① 5~6월에 꽃이 피었을때 채취하여 햇볕에 말려 썰어서 쓰거나 생으로 쓰기도 한다.

② 약효 : 거풍, 활혈, 해독, 지통의 효능이 있다. 타박상, 토혈, 해혈, 급성 인후질환, 치통을 치료한다.

③ 용법/용량 : 6~10g(짓찧어 낸 즙인 경우는 30~60g)을 달여서 복용한다.

외용 : 짓찧어서 바른다.

036 골풀

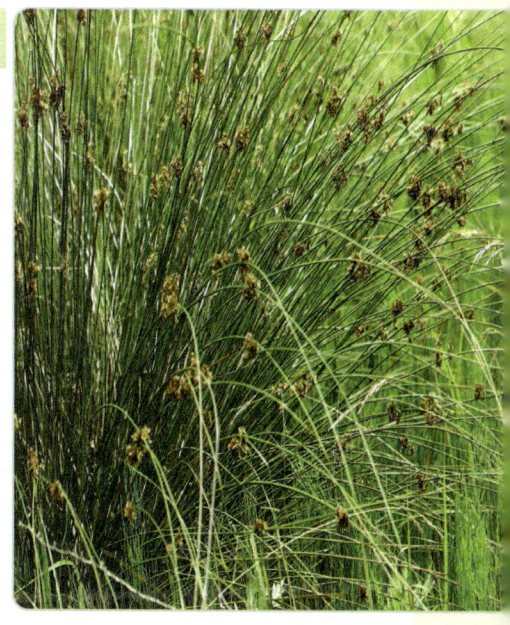

활용방안

- 경수(莖髓) 또는 전초는 등심초(燈心草), 뿌리 및 근경(根莖)은 등심초근(燈心草根)이라 하며 약용한다.

등심초(燈心草)

① 경수 및 전초를 8~9월경에 베어서 그대로 햇볕에 말린다. 또는 경피(莖皮)를 세로로 잘라서 표피는 버리고 심을 햇볕에 말린다.

② 효능/효과 : 이뇨약으로서 청심, 강화, 이뇨, 통림의 효능이 있다. 임병, 수종, 소변불리, 황달로 인한 습열, 심번불면, 편도선염, 소아경기, 비뇨기계의 염증, 창상을 치료한다.

③ 용법/용량 : 1.5~3g(생용시에는 15~30g 단위)을 달여서 또는 환제, 산제로 복용한다.

외용 : 소존성(燒存性)을 가루로 만들어 환부에 살포하거나 또는 목안에 불어 넣는다.

037 곰취

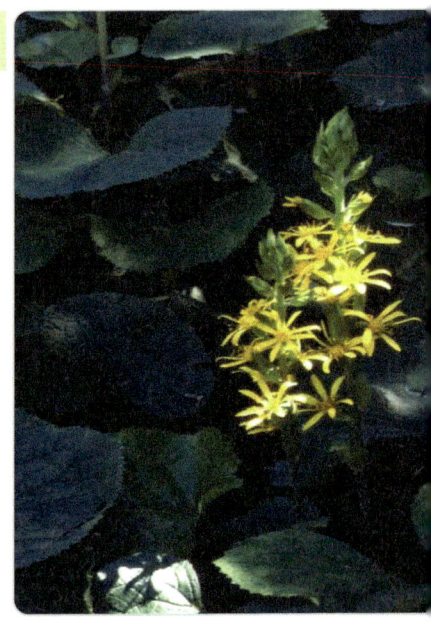

활용방안

- 어린 순은 생채로, 성숙한 식물체는 데쳐서 나물 등으로 이용한다.
- 뿌리 및 근경(根莖)을 호로칠(胡蘆七)이라 하며 약용한다.
① 여름부터 가을에 걸쳐 채취하여 햇볕에 말린다.
② 효능/효과 : 이기, 활혈, 지통, 지해, 거담의 효능이 있다. 타박상, 노상, 요퇴통, 해수기천, 백일해, 폐옹객혈을 치료한다.
③ 용법/용량 : 3~10g을 달여서 복용하던가 분말을 만들어 충복한다.

038 관중

활용방안

- 참새발고사리/털고사리/청나래고사리/새깃아재비/고비의 근경(根莖)을 관중(貫中)이라 하며 약용한다.

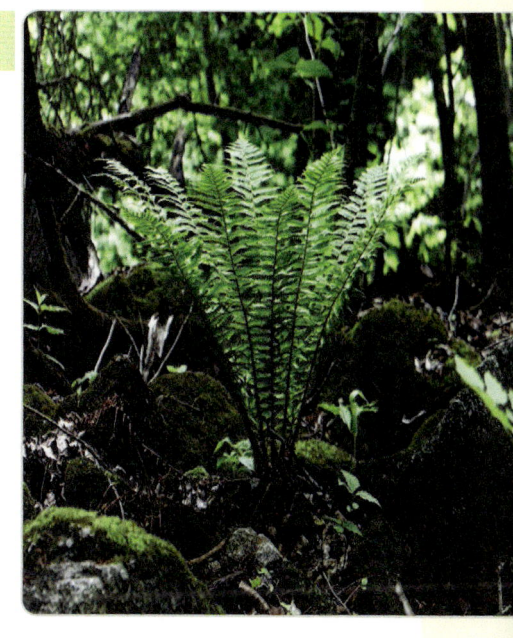

① 봄, 가을에 캐어서 엽병, 수염뿌리를 제거하고 흙을 털어 깨끗이 씻어 햇볕에서 말린다.

② 효능/효과 : 구충작용, 항(抗)비루스 작용, 항균작용, 회충, 조충, 요충, 청열, 해독, 양혈, 지혈의 효능이 있다. 유생성감기, 유행성B형뇌염, 유행성이하선염 등의 전염병을 예방한다.

③ 독성 : 면마(뿌리를 칭한다)는 독성이 있으므로 사용하지 않는다. 수의근(隨意筋)을 마비시키고 위장을 자극하며 심한 경우에는 구토, 설사, 시력장애 등을 일으키고, 결국 실명에 이른다. 임산부, 허약환자, 소아, 실질기관의 질병환자, 소화기관 궤양환자는 모두 사용을 금한다.

④ 용법/용량 : 4.5~9g을 달이거나 또는 환제, 산제로 복용한다.

039 광대나물

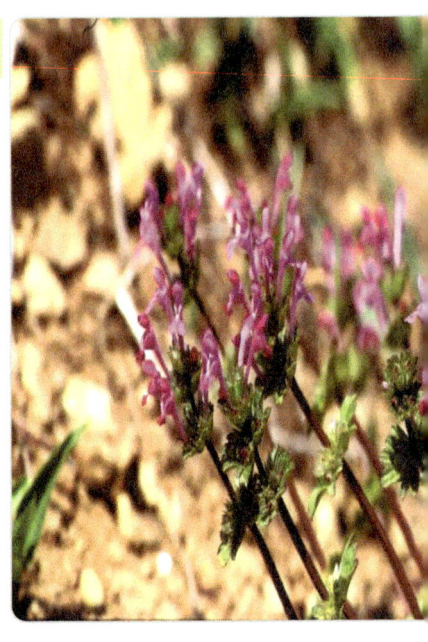

활용방안

- 연한 어린 순은 식용한다.
- 전주(全株)를 보개초(寶蓋草)라 하며 약용한다.

① 여름에 채취한다.
② 효능/효과 : 거풍, 통락, 소종, 지통의 효능이 있다. 근골동통, 사지마목, 타박상을 치료한다.
③ 용법/용량 : 9~15g을 달여서 복용하던가 산제로 만들어 복용한다.
외용 : 짓찧어서 바른다.

040 광대수염

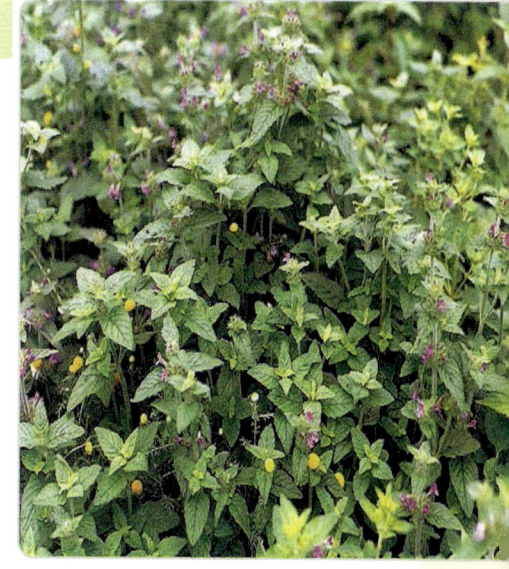

활용방안

- 전초는 야지마(野芝麻), 뿌리는 야지마근(野芝麻根)이라 하며 약용한다.

(1) 야지마(野芝麻)

① 5~6월에 꽃 또는 전초를 채취하여 그늘에서 말린다.
② 효능/효과 : 해혈, 혈림, 대하, 월경불순, 소아허열, 타박상, 종독을 치료한다.
③ 용법/용량 : 10~15g을 달이거나 또는 가루를 만들어 복용한다.
   외용 : 신선한 것을 짓찧어서 바르거나 또는 가루를 만들어 고루 바른다.

(2) 야지마근(野芝麻根)

① 5~6월에 채취한다.
② 효능/효과 : 청간, 이습, 활혈, 소종의 효능이 있다. 현기증, 간염, 폐결핵, 신염에 의한 부종, 백대, 감적, 치창, 종독을 치료한다.
③ 용법/용량 : 9~15g을 달여서 복용한다. 또 3~10g(생것은 30~60g)을 가루를 만들어 복용한다.
   외용 : 짓찧어서 바른다.

041 괴불주머니

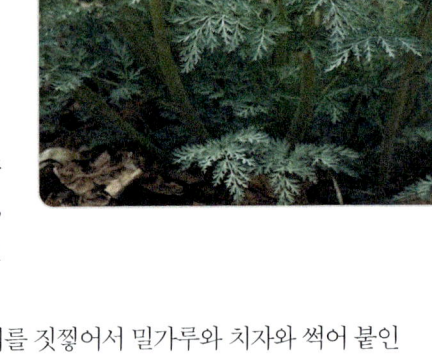

활용방안

- 괴불주머니/눈괴불주머니의 뿌리를 국화황련(菊花黃連)이라 하며 약용한다.

① 봄에 캐어 지상부위를 제거하고 깨끗이 씻어 햇볕에 말린다.
② 효능/효과 : 청열, 발독, 소종의 효능이 있다. 옹창, 열절, 무명종독, 급성결막염을 치료한다.
③ 용법/용량 : 타박상에 뿌리를 짓찧어서 밀가루와 치자와 썩어 붙인다.

042 구릿대

활용방안

- 뿌리는 백지(白芷), 잎은 백지엽(白芷葉)이라 하며 약용한다.

(1) **백지(白芷)**

① 경엽이 누렇게 말랐을 때 뿌리를 캐어 줄기와 잔뿌리를 제거하고 햇볕에 말려 충해를 입지 않도록 보관한다.

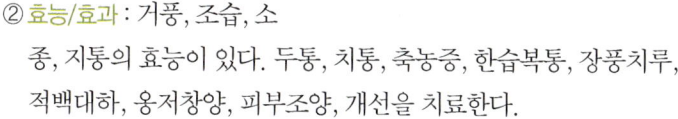

② 효능/효과 : 거풍, 조습, 소종, 지통의 효능이 있다. 두통, 치통, 축농증, 한습복통, 장풍치루, 적백대하, 옹저창양, 피부조양, 개선을 치료한다.

③ 용법/용량 : 3~6g을 달여서 복용하거나 환제, 산제로 하여 복용한다.
외용 : 분말을 살포하거나 조합하여 도포한다.

(2) **백지엽(白芷葉)**

① 효능/효과 : 단독, 성홍열중독에 잎을 달인 물로 목욕한다.

043 구슬꽃나무

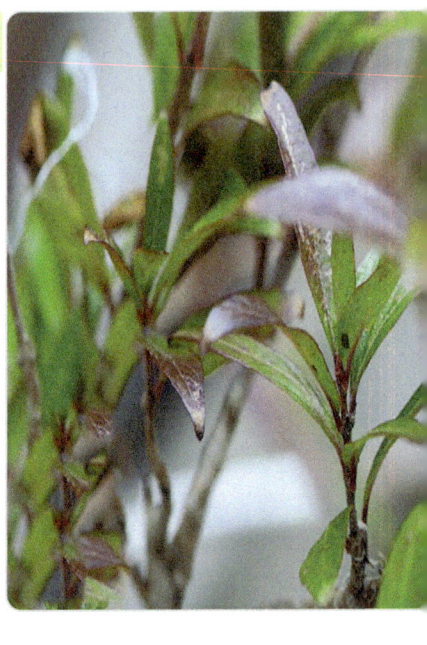

활용방안

- 경엽 또는 화과서(花果序)를 수양매(水楊梅), 뿌리는 수양매근(水楊梅根)이라 하며 약용한다.

(1) 수양매(水楊梅)

① 봄과 가을에 경엽을, 10월 전후에 과서(果序)를 채취하여 햇볕에 말린다.
② 효능/효과 : 청열, 해독의 효능이 있다. 치통, 습진, 외상출혈을 치료한다.
③ 용법/용량 : 15~30g을 달여서 복용하거나 달인 물로 양치질한다.
   외용 : 짓찧어서 붙인다.

(2) 수양매근(水楊梅根)

① 연중 수시로 채취한다.
② 효능/효과 : 청열, 소종, 산어, 활혈의 효능이 있다. 폐열해수를 치료한다.
③ 용법/용량 : 30~60g을 달여서 복용한다.
   외용 : 짓찧어서 붙인다.

044 구슬붕이

활용방안

- 전초(全草)를 석용담(石龍膽)이라 하며 약용한다.

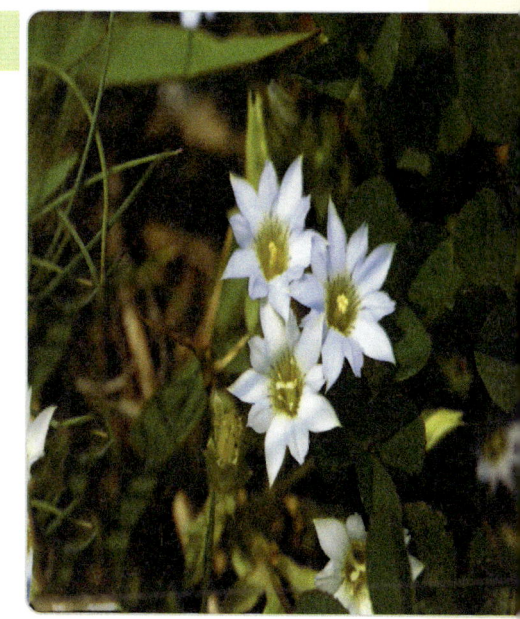

① 늦은 봄에서 초여름에 걸쳐 이미 개화하고 있는 것을 채취하여 햇볕에 말리던가 또는 신선한 것을 사용한다.
② 효능/효과 : 청열, 해독의 효능이 있다. 장옹, 옹종, 목적종통을 치료한다. 또 일체의 악창, 무명종독 및 급성결막염을 치료한다.
③ 용법/용량 : 3~12g(생것이면 15~30g)을 달여서 복용한다.
   외용 : 가루를 만들어 조절해서 바른다.

045 구절초

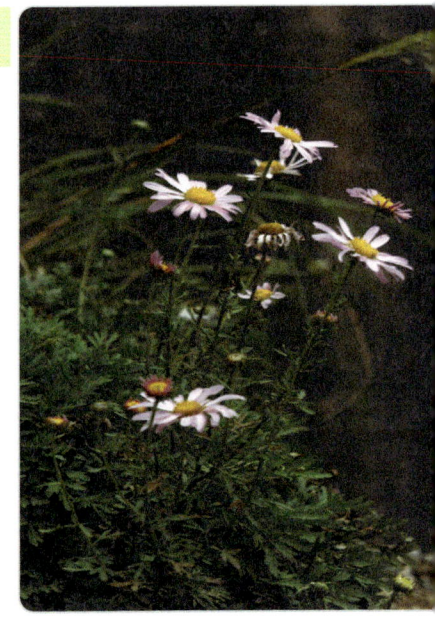

활용방안

- 구절초/산구절초/바위구절초의 전초를 구절초(九折草)라 하며 약용한다.

① 개화 직전에 채취하여 햇볕에 건조하여 그대로 쓰거나 술에 볶아서 쓴다.
② 효능/효과 : 온중, 조경, 소화의 효능이 있다. 월경불순, 불임증, 위냉, 갱년기 예방과 개선, 정력 증강, 염증치료, 고혈압, 기관지 질환 예방, 소화불량을 치료한다.
③ 용법/용량 : 30~60g을 달여서 복용한다.

046 금낭화

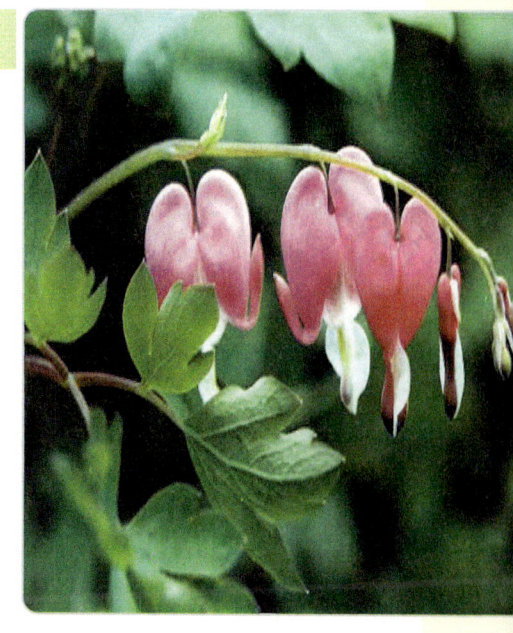

활용방안

- 식물체가 경화되기 전에 채취하여 삶아서 말린후 묵나물로 이용한다.
- 근경(根莖)을 하포모단근(荷包牡丹根)이라 하며 약용한다.

① 효능/효과 : 거풍(祛風), 화혈산혈(和血散血), 소창독(消瘡毒)의 효능이 있다.

② 용법/용량 : 뿌리로 즙을 내어 술에 타 마시면 매우 취(醉)하는데 이것은 쇠붙이에 의한 상처의 치료에 매우뛰어나다.

047 금잔화

활용방안

- 금잔화의 전초(全草) 및 꽃은 금잔초(金盞草), 뿌리는 금잔초근(金盞草根)이라 하며 약용한다.

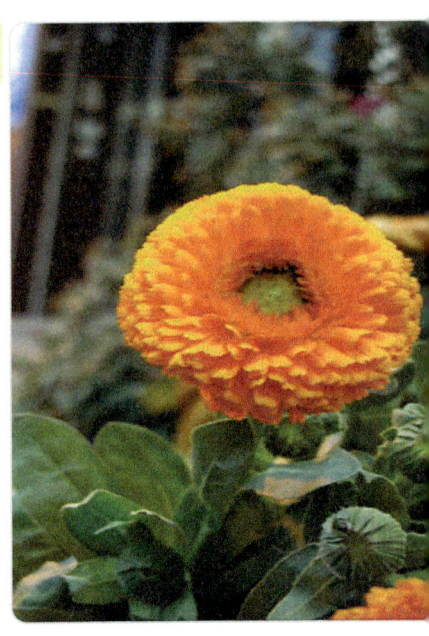

(1) 금잔초(金盞草)
① 여름에 채취한다.
② 약효 : 이뇨, 발한, 흥분, 완하, 통경의 효능이 있다. 장·치출혈이 멈추지 않는 것을 치료하며 혈압을 강하시킨다.
③ 용법/용량 : 2~5g을 달여서 복용한다.
   외용 : 생즙을 바른다.

(2) 금잔초근(金盞草根)
산기를 치료한다.

048 금창초

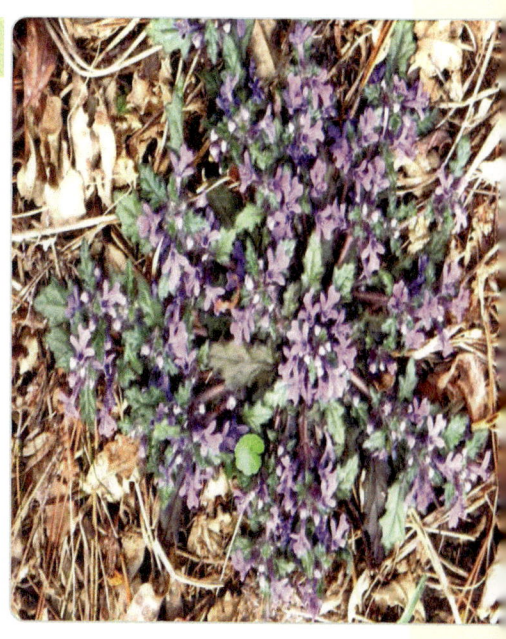

활용방안

- 전초(全草)를 백모하고초(白毛夏枯草)라 하며 약용한다.

① 5~6월 또는 9~10월에 전초를 채취하여 햇볕에 말리거나 신선한 것을 사용한다.

② 효능/효과 : 지해, 화담, 청열, 양혈, 소종, 해독의 효능이 있다. 기관지염, 토혈, 비출혈, 적리, 임병, 인후종통, 옹종, 타박상을 치료한다.

③ 용법/용량 : 9~15g(생것은 6~9g)을 달여서 복용한다. 또 짓찧어서 즙을 내던가 가루를 만든다.

외용 : 짓찧어서 바르거나 즙으로 양치질한다.

049 기름나물

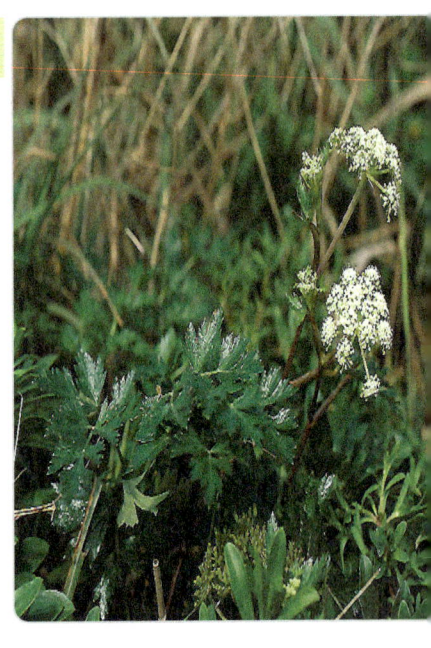

활용방안

- 어린 부분을 나물로 한다.
- 뿌리를 석방풍(石防風)이라 하며 약용한다.

① 가을, 겨울에 채취하여 깨끗이 씻어 햇볕에 말린다.
② 효능/효과 : 감모, 기관지염, 해수, 임산부의 해수, 두풍현통, 흉협창만, 천식을 치료한다.
③ 용법/용량 : 3~9g을 달여서 복용한다.

특징

중국에서는 인삼 대용으로 사용할 만큼 약성이 뛰어나다.

050 기린초

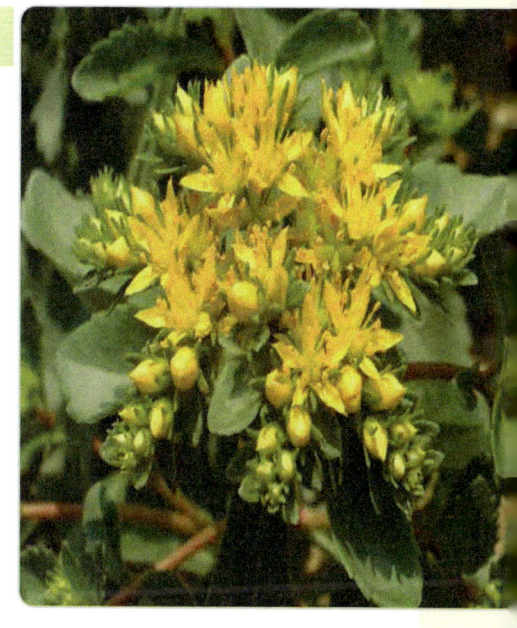

활용방안

- 기린초/속리기린초의 전초(全草) 또는 뿌리를 비채(費菜)라 하며 약용한다.

① 봄, 가을에 채취하여 신선한 것을 쓰거나 또는 햇볕에 말린다.
② 효능/효과 : 활혈, 지혈, 이습, 소종, 영심, 해독의 효능이 있다. 타박상, 해수 시 출혈, 토혈, 혈변, 심계, 옹종을 치료한다.
③ 용법/용량 : 4.5~9g(생것은 30~60g)을 달여서 복용한다.
   외용 : 짓찧어서 붙인다.

051 까실쑥부쟁이

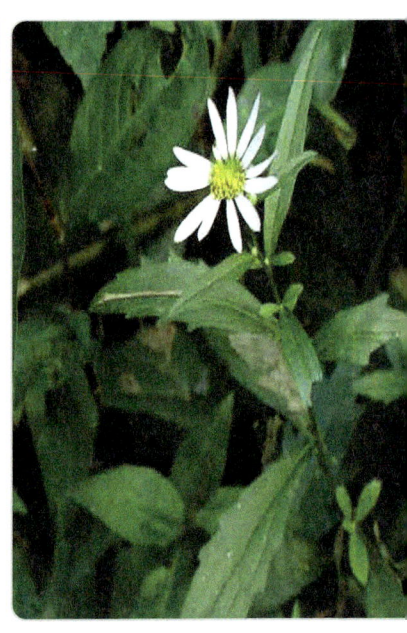

활용방안

- 어린순을 나물로 한다.
- 까실쑥부쟁이/쑥부쟁이의 뿌리가 달린 전초(全草)를 산백국(山白菊)이라 하며 약용한다.

① 여름과 가을에 채취하여 신선한 것으로 사용하던가 햇볕에 말린다.
② 효능/효과 : 거풍, 청열, 해독, 거담, 지해의 효능이 있다. 풍열감기, 편도선염, 기관지염, 독사교상, 벌에 쏘인 자상을 치료한다.
③ 용법/용량 : 15~60g을 달이던가 짓찧어낸 즙을 복용한다.
  외용 : 짓찧어서 도포한다.

052 까치수영

활용방안

- 어린 순을 생으로 먹거나 나물로 한다.
- 까치수영/큰까치수영의 뿌리가 달린 전초(全草)를 낭미파화(狼尾巴花)라 하며 약용한다.

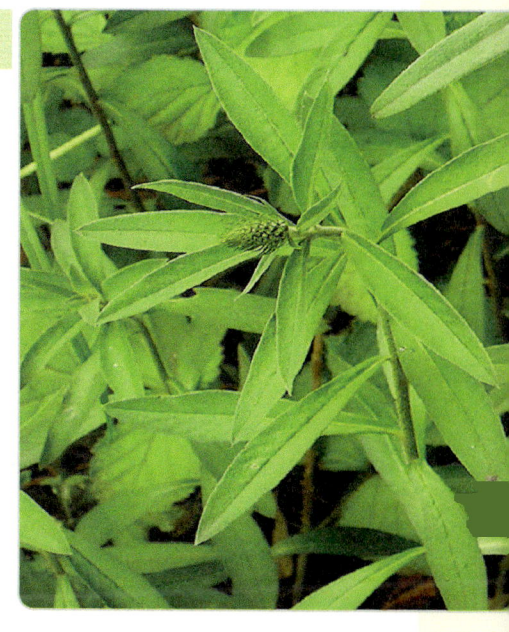

① 개화기인 여름철에 뿌리채 캐어서 그늘에서 말리거나 신선한 그대로 쓴다.
② 효능/효과 : 조경, 산어혈, 청열, 소종의 효능이 있다. 월경불순, 월경통, 감모풍열, 인후종통, 화농성 유선염, 타박상, 염좌를 치료한다.
③ 용법/용량 : 9~15g을 달여서 복용하거나 술에 담가 복용한다.
  외용 : 짓찧어서 붙이거나 분말을 만들어서 살포한다.

053 깨풀

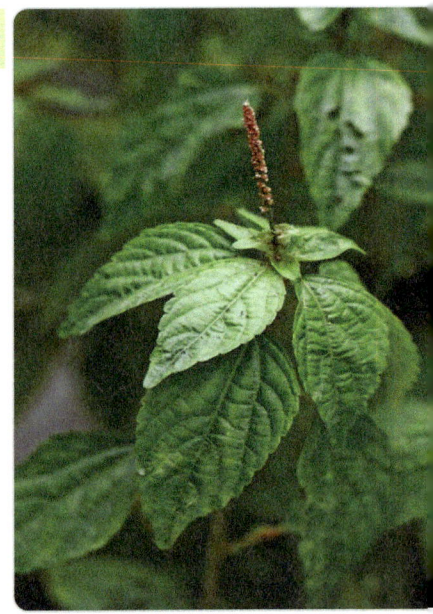

활용방안

- 어린 순을 식용으로 이용한다.
- 전초(全草)를 철현(铁苋)이라 하며 약용한다.

① 5~6월에 채취하여 흙을 잘 털어내고 햇볕에 말린다.
② 효능/효과 : 청열, 이수, 살충, 지혈의 효능이 있다. 세균성하리, 복하, 해수토혈, 변혈, 자궁출혈, 감적, 복창, 피부염, 습진, 창상출혈을 치료한다.
③ 용법/용량 : 9~15g(생것은 30~60g)을 달여서 복용한다.
외용 : 짓찧어서 붙인다.

054 깽깽이풀

활용방안

- 근경(根莖)을 선황련(鮮黃連)이라 하며 약용한다.

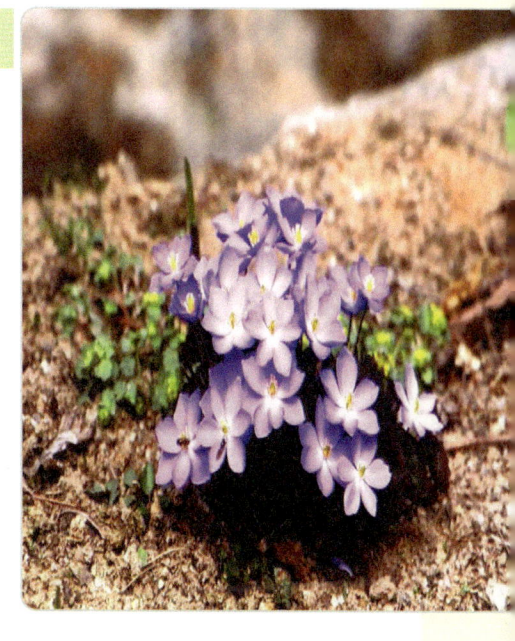

① 9~10월에 채취하여 지상부위와 수염뿌리를 제거하고 햇볕에 말린다.
② 효능/효과 : 청열, 해독, 건위의 효능이 있다. 하리, 발열번조, 구설생창, 안결막염, 편도선염, 식욕감퇴, 오심구토, 비출혈, 토혈, 장염, 복사, 이질을 치료한다.
③ 용법/용량 : 3~6g을 달여서 복용한다.
  외용 : 달인 액(液)으로 세안한다.

055 꼬리진달래

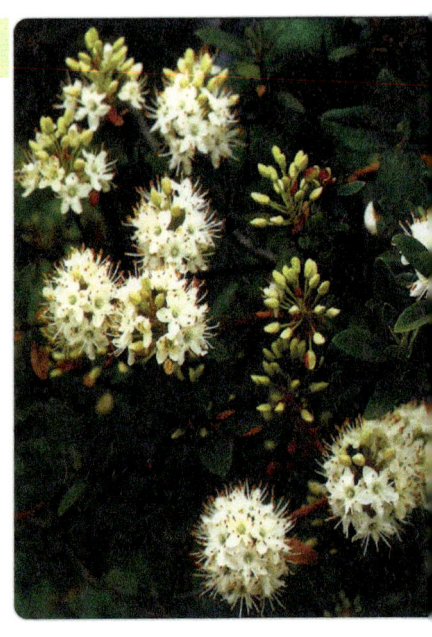

활용방안

- 지엽(枝葉) 또는 꽃을 조산백(照山白)이라 하며 약용한다.

① 여름과 가을에 채취하여 햇볕에 말린다.
② 효능/효과 : 거풍, 활혈, 소종의 효능이 있다. 기관지염, 이질, 산후신체의 동통, 골절을 치료한다.
③ 용법/용량 : 3~6g을 달여서 복용한다.
  외용 : 짓찧어서 바른다.

056 꼭두서니

활용방안

- 연한 식물체는 나물로 한다.
- 꼭두서니/큰꼭두서니/갈퀴꼭두서니의 뿌리 및 근경(根莖)은 천초근(茜草根), 경엽(莖葉)은 천초경(茜草莖)이라 하며 약용한다.

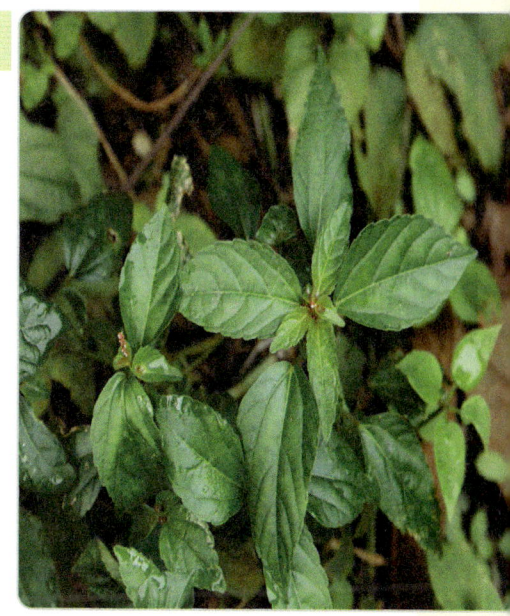

천초근(茜草根)

① 봄 또는 가을에 채취하여 경묘(莖苗), 진흙를 제거하고 햇볕에 말린다. 보통 가을에 채취한 것이 양질이다.
② 효능/효과 : 행혈, 지혈, 통경활락, 지해, 거담의 효능이 있다. 토혈, 비출혈, 요혈, 변혈, 혈붕, 월경폐지, 풍습비통, 타박상, 어체종통, 황달, 만성기관지염을 치료한다.
③ 용법/용량 : 6~9g을 달이거나 환제, 산제로 하여 복용한다.

057 꽃꿩의다리

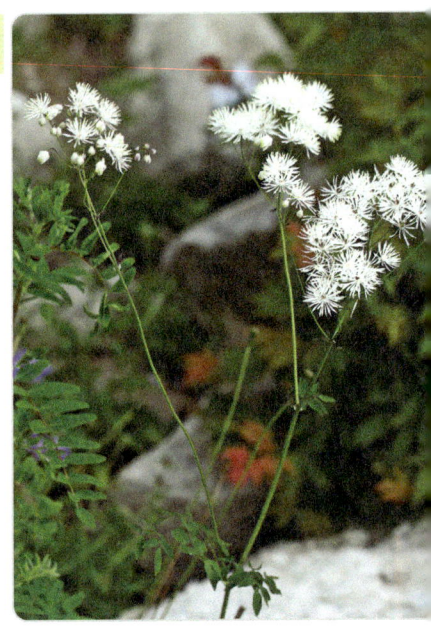

활용방안

- 뿌리를 판예당송초(瓣藥唐松草)라 하며 약용한다.

① 가을에 캐서 진흙을 제거하고 생용(生用)하거나 햇볕에 말린다.
② 효능/효과 : 청열, 해독의 효능이 있다. 적백리, 옹종창절, 삼음창, 삼출성 피부염을 치료한다.
③ 용법/용량 : 3~9g을 달여 복용한다.
   외용 : 분말하여 살포하거나 조합하여 붙인다.

058 꽃다지

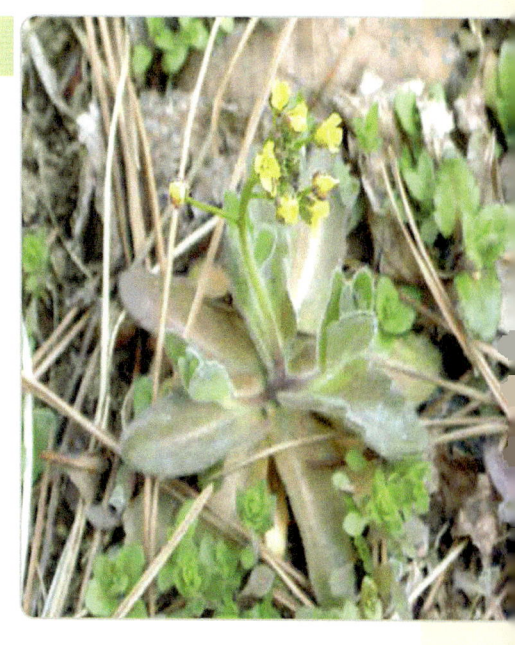

활용방안

- 어린 순을 나물로 식용한다.
- 다닥냉이/콩다닥냉이/꽃다지/재쑥의 종자를 정력자(葶藶子)라 하며 약용한다.

① 여름에 과실이 성숙하였을 때 전초를 채취하여 햇볕에 말려서 종자를 떨어내어 체로 쳐서 불순물을 제거한다.
② 효능/효과 : 하기, 행수의 효능이 있다. 폐폐색, 담음해수, 수종창만, 적취, 결기, 음식으로 인한 한열을 치료한다.
③ 용법/용량 : 4.5~9g을 달여서 복용한다. 환제, 산제로 복용한다.
   외용 : 분말을 조합하여 붙이거나 또는 달인 액(液)으로 씻는다.

059 꽃대

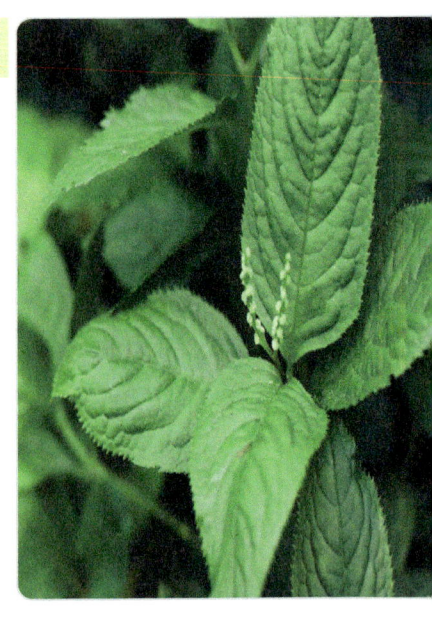

활용방안

- 뿌리는 급기(及己), 경엽(茎葉)은 대엽사괴와(對葉四塊瓦)라 하며 약용한다.

(1) 급기(及己)

① 봄 개화 전에 캐어서 경묘(茎苗), 진흙 등을 제거하고 그늘에서 말린다.
② 효능/효과 : 활혈, 산담의 효능이 있다. 타박상, 창개, 절종, 무월경을 치료한다.
③ 용법/용량 : 0.3~0.9g을 달여서 복용한다.
   외용 : 달인 액(液)으로 씻거나 분말을 조합하여 붙인다.

(2) 대엽사괴와(對葉四塊瓦)

① 봄, 여름에 채취한다.
② 효능/효과 : 거풍, 산한, 활혈, 소종, 해독의 효능이 있다. 감모, 해천, 류머티즘에 의한 동통, 타박상, 옹저창절, 월경불순을 치료한다.
③ 용법/용량 : 6~9g을 달여서 복용한다. 또는 즙을 내거나 술에 담가 복용한다.

060 꽃마리

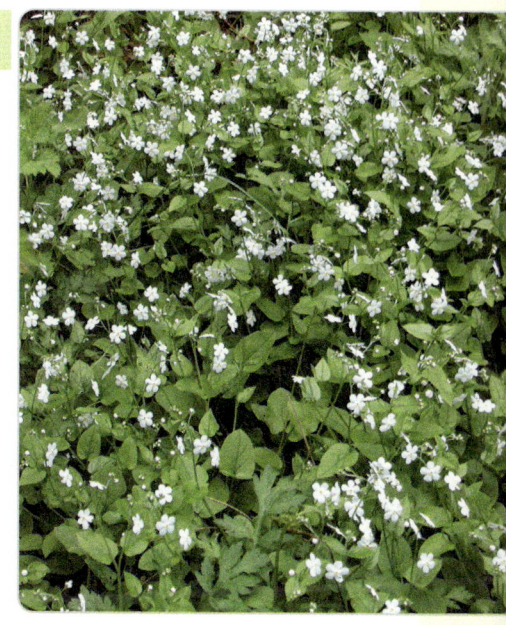

활용방안

- 어린순을 나물로 한다.
- 전초(全草)를 부지채(附地菜)라 하며 약용한다.

① 초여름 개화시에 채취하여 햇볕에 말린다.
② 효능/효과 : 유뇨, 적백리, 발배, 수족마비를 치료한다.
③ 용법/용량 : 15~30g을 달여서 복용한다. 짓찧어 낸 즙 또는 술에 담근 것을 사용한다.
외용 : 짓찧어서 바르던가 또는 가루를 만들어 환부에 문질러 바른다.

061 꽃싸리

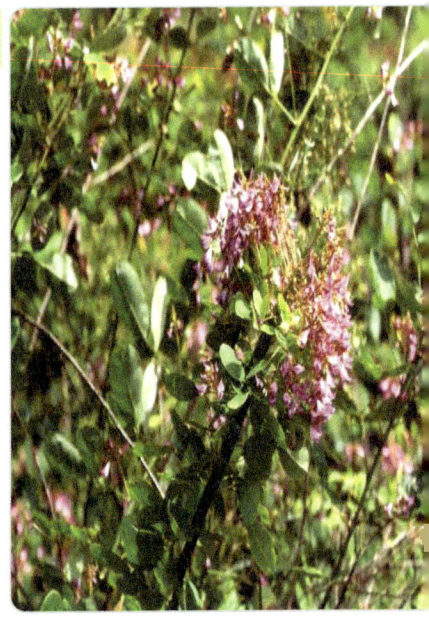

활용방안

- 뿌리를 장근초(壯筋草)라 하며 약용한다.

① 여름에서 가을 사이에 캐서 깨끗이 씻어 끊어 가지고 햇볕에 말린다.
② 효능/효과 : 서근, 활혈의 효능이 있다. 지체마비, 반신불수를 치료한다.
③ 용법/용량 : 6~9g을 달여서 복용하거나 술에 담가 복용한다.

062 꽃층층이꽃

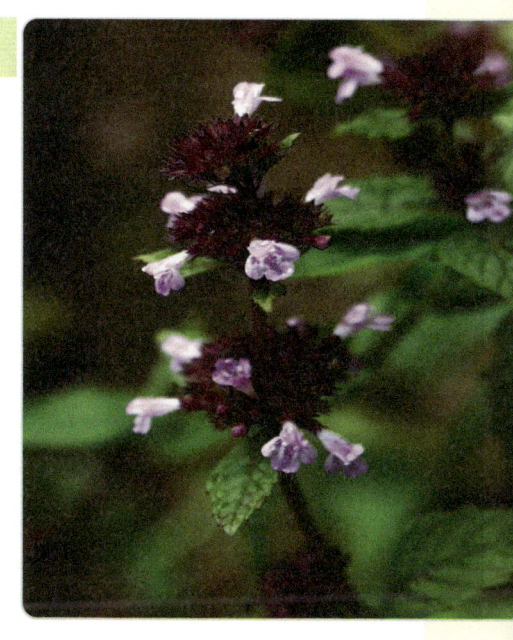

활용방안

- 어린잎과 줄기는 식용한다.
- 층층이꽃/산층층이꽃의 전초(全草)를 풍륜채(風輪菜)라 하며 약용한다.

① 가을에 뿌리채 채취하여 햇볕에서 건조한다.
② 효능/효과 : 소풍, 청열, 해독, 소종의 효능이 있다. 감기, 서체, 급성담낭염, 간염, 장염, 이질, 이하선염, 유선염, 아토피성피부염, 급성결막염을 치료한다.
③ 용법/용량 : 9~15g을 달여서 복용한다.
  외용 : 짓찧어서 바르거나 달인 액(液)으로 씻는다.

063 꽃향유

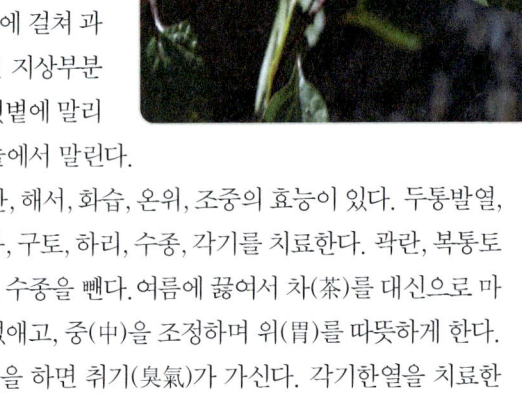

활용방안

- 전초를 향료로 이용할 수 있다.
- 꽃향유/애기향유/가는잎향유/향유의 전초(全草)를 향유(香薷)라 하며 약용한다.

① 여름부터 가을에 걸쳐 과실이 성숙하면 지상부분을 절취하여 햇볕에 말리거나 또는 그늘에서 말린다.

② 효능/효과 : 발한, 해서, 화습, 온위, 조중의 효능이 있다. 두통발열, 악한무한, 복통, 구토, 하리, 수종, 각기를 치료한다. 곽란, 복통토하를 치료하고 수종을 뺀다. 여름에 끓여서 차(茶)를 대신으로 마시면 열병을 없애고, 중(中)을 조정하며 위(胃)를 따뜻하게 한다. 즙으로 양치질을 하면 취기(臭氣)가 가신다. 각기한열을 치료한다.

③ 용법/용량 : 3~10g을 달이거나 또는 가루를 만들어 복용한다.

064 꿀풀

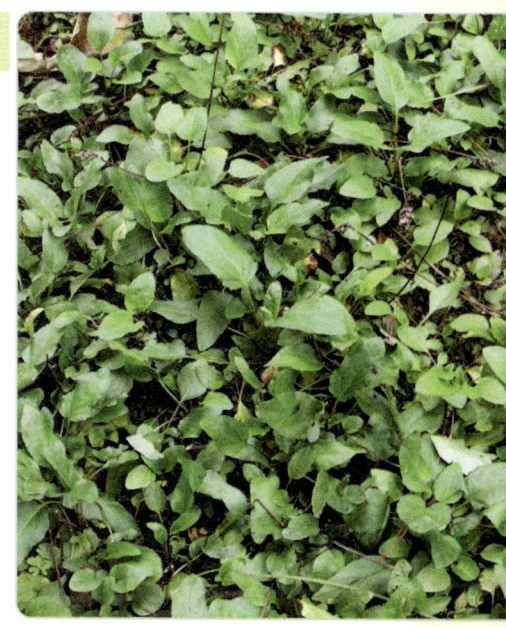

활용방안

- 꿀풀/두메꿀풀/흰꿀풀의 과수는 하고초(夏枯草), 전초를 증류해서 만든 방향수는 하고초로(夏枯草露)라 하며 약용한다.

(1) 하고초(夏枯草)

① 여름에 과수가 반쯤 시들면 채취하여 햇볕에 말린다.
② 효능/효과 : 청간, 산결, 소종, 이뇨, 혈압강하, 급성유선염, 유방암, 현기증, 안면마비, 근골동통, 폐결핵, 급성 황달형전염성 간염, 혈붕, 대하를 치료한다.
③ 용법/용량 : 6~15g을 달여서 복용한다. 또 바짝 졸여서 고제 또는 환제, 산제로 만들어 복용한다.
  외용 : 달인 액(液)으로 씻거나 짓찧어서 바른다.

(2) 하고초로(夏枯草露)

① 효능/효과 : 서루목통, 수명 등을 치료한다.
② 용법/용량 :30~60g을 약한 불에 달여서 따뜻할 때 복용한다.

065 꿩의다리아재비

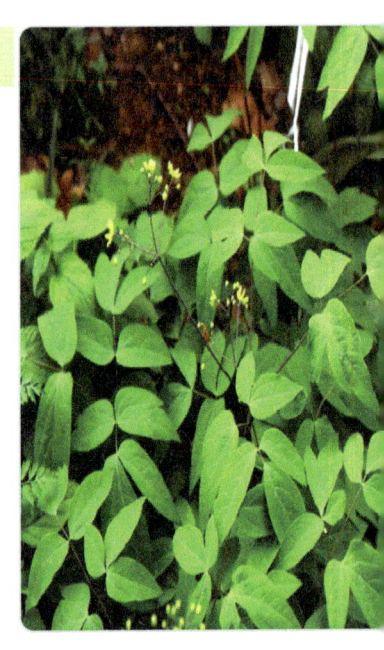

활용방안

- 어린 식물을 나물로 한다.
- 근경(根莖) 및 뿌리를 홍모칠(紅毛漆)이라 하며 약용한다.

① 8~9월에 채취하여 줄기, 잎 등을 제거하고 깨끗이 하여 햇볕에 말린다.
② 효능/효과 : 거풍, 통락, 활혈, 조경의 효능이 있다. 풍습근골동통, 타박상, 월경불순, 월경시의 하복통, 관절염, 노상, 편도선염, 고혈압을 치료한다.
③ 용법/용량 : 9~15g을 달여 복용하거나 술에 담가 복용한다.

066 꿩의밥

활용방안

- 뿌리를 죽절향부(竹節香附)라 하며 약용한다.

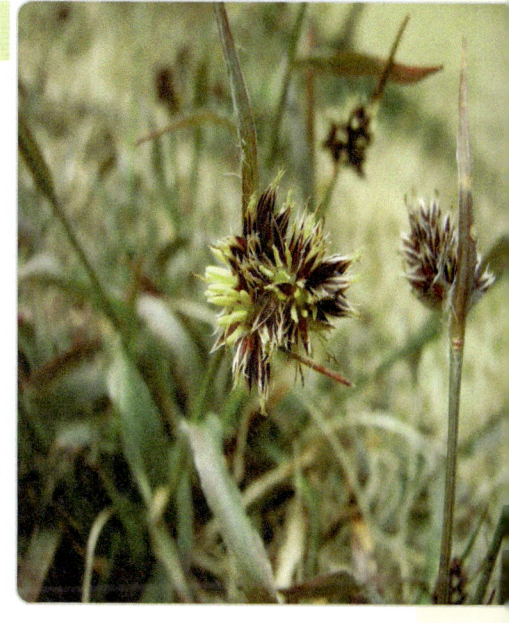

① 여름에 채취하여 줄기와 수염뿌리를 제거하고 햇볕에 말린다.
② 효능/효과 : 거풍습, 소옹종의 효능이 있다. 풍한습비, 상풍감모, 풍담, 사지경련, 골절동통, 옹종, 금창을 치료한다.
③ 용법/용량 : 1.5~3g을 달이거나 환제, 산제로 하여 복용한다.
  외용 : 분말을 환부에 살포하거나 고제로 하여 붙인다.

067 꿩의비름

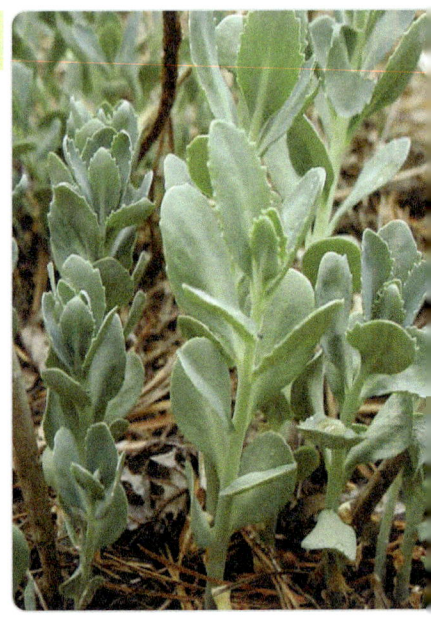

활용방안

- 연한 부분을 나물로 한다.
- 꿩의비름/큰꿩의비름의 전초(全草)를 경천(景天)이라 하며 약용한다.

① 전초를 7~8월에 채취한다.
② 효능/효과 : 청열, 해독, 지혈의 효능이 있다. 단독, 유풍, 번열, 경광, 객혈, 토혈, 종독, 풍진, 칠창, 목충혈동통, 외상출혈 등을 치료한다.
③ 용법/용량 : 15~30g을 달여서 복용하거나 즙을 내어 복용하며 또는 산제로 복용한다.

외용 : 짓찧어서 붙이거나 달인 액(液)으로 씻는다.

068 끈끈이귀개

활용방안

- 전초(全草)는 모고채(茅膏菜), 덩이줄기는 모고채근(茅膏菜根)이라 하며 약용한다.

(1) 모고채(茅膏菜)

① 5~6월에 채취하여 신선한 생것으로 쓰거나 햇볕에 말린다.

② 효능/효과 : 위통, 적백리, 소아감적, 타박상을 치료한다. 3~9g을 달이거나 분말로 복용한다. 또는 술에 담가 복용한다.

외용 : 짓찧어서 도포한다.

(2) 모고채근(茅膏菜根)

① 여름에서 가을에 채취하여 모래흙에 묻어서 신선하게 저장하거나 햇볕에 말린다.

② 효능/효과 : 근골동통, 요통, 편두통, 학질, 각막혼탁, 타박상을 치료한다. 청열, 이습, 거풍, 행혈, 지통하는 효능이 있다.

③ 용법/용량 : 산제로 만들어서 1회 1g씩 복용한다.

069 나비나물

활용방안

- 뿌리 또는 새잎을 왜두채(歪頭菜)라고 하며 약용한다.

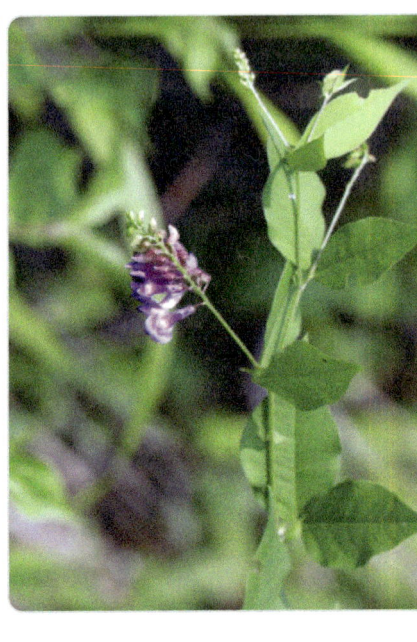

① 뿌리 및 약엽을 가을에 채취한다.
② 효능/효과 : 보허하는 효능이 있다. 숙취해소, 이뇨, 현기증, 피로회복에 효능이 있다.
③ 용법/용량 : 노상에는 15g을 술 30g에 쪄서 1일 3회 복용하며, 두운에는 약엽 9g과 계란을 함께 쪄서 먹는다.

특징

나비나물은 드물게 콩과식물이면서도 순과 꽃봉오리를 나물로 이용하는 귀한 산채의 하나다.

070 나팔꽃

활용방안

- 종자를 견우자(牽牛子)라 하며 약용한다.

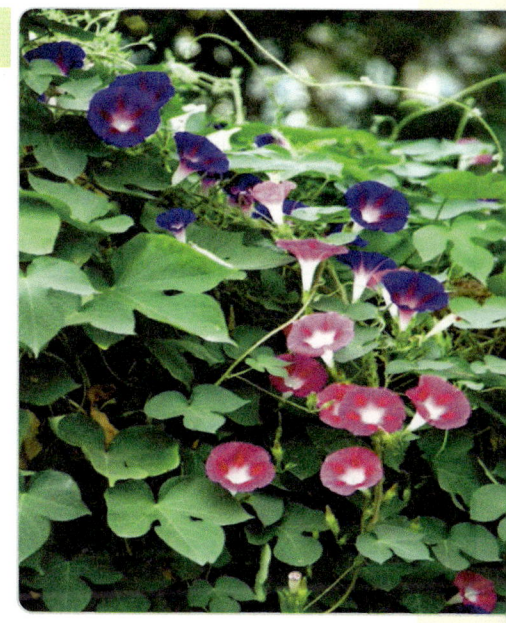

① 7~10월 과실이 익었을 때 덩굴에서 잘라내어 쪼개서 종자를 꺼내어 햇볕에 말린다.
② 효능/효과 : 사수, 강기, 살충의 효능이 있다. 부종, 천만, 담음, 각기, 충적식체(기생충에 의한 소화불량), 대변비결을 치료한다.
③ 용법/용량 : 0.3~1g을 환제 또는 산제로 만들거나 또는 5~10g을 달여서 복용한다.

071 낙지다리

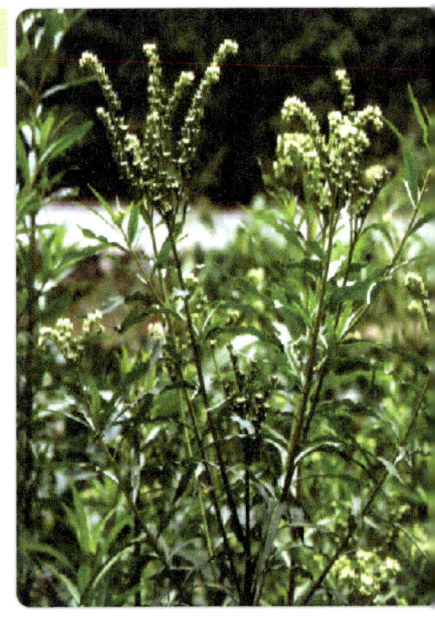

활용방안

- 전초(全草)를 수택란(水澤蘭)이라 하며 약용한다.

① 가을 이후에 전초를 베어서 햇볕에 말린다.
② 효능/효과 : 활혈, 행수의 효능이 있다. 월경폐지, 수종, 혈붕(자궁출혈), 대하, 타박상을 치료한다.
③ 용법/용량 : 15~30g을 달여서 복용한다.
외용 : 짓찧어서 붙인다.

072 남천

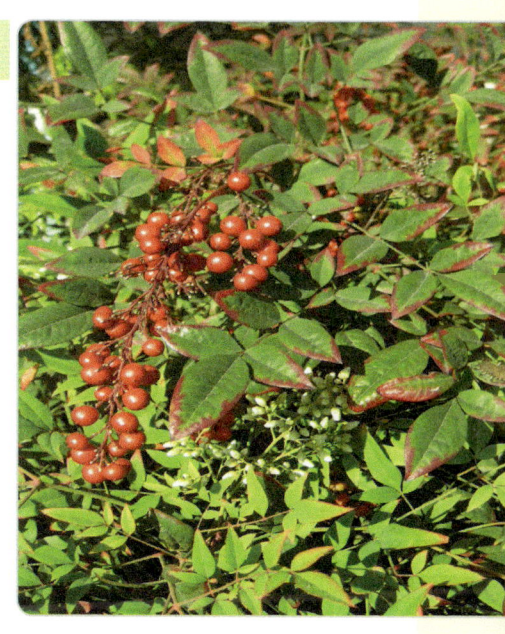

활용방안

- 과실은 남천죽자(南天竹子), 잎은 남천죽엽(南天竹葉), 줄기는 남천죽경(南天竹梗), 뿌리는 남천죽근(南天竹根)이라고 하여 약용한다.

(1) 남천죽자(南天竹子)

① 가을에 과실이 성숙하였을 때 또는 다음해 봄에 따서 햇볕에 말려서 충해를 입지 않도록 건조한 곳에 보관한다.

② 효능/효과 : 지해, 청간, 명목의 효능이 있다. 진해약으로서 염폐, 만성해수, 천식, 백일해, 말라리아, 하감궤란을 치료한다.

③ 용법/용량 : 6~15g을 달여 복용한다. 또는 소존성으로 분말하여 복용한다.

외용 : 짓찧어서 붙이거나 또는 소존성으로 분말하여 도포한다.

(2) 남천죽엽(南天竹葉)

① 효능/효과 : 감모, 백일해, 목적종통, 나력, 혈뇨, 소아의 감질, 말라리아, 타박상을 치료한다.

② 용법/용량 : 9~15g을 달여 복용한다.

외용 : 짓찧어서 붙이거나 달인 액(液)으로 씻는다.

(3) 남천죽경(南天竹梗)

① 효능/효과 : 지해정천하고, 강장흥분 작용을 한다.

(4) 남천죽근(南天竹根)

① 9~10월에 뿌리를 채취한다.

② 효능/효과 : 거풍, 청열, 제습, 화담의 효능이 있다. 풍열두통, 폐열해수, 습열황달, 류머티성 마비통, 급성결막염, 창양, 나력, 상습성 구토, 창선개라, 좌골신경통을 치료한다.

③ 용법/용량 : 신선한 것 30~60g을 달여 복용한다. 또는 술에 담가 복용한다.

외용 : 달인 액(液)으로 환부를 씻거나 점안한다.

073 낭독

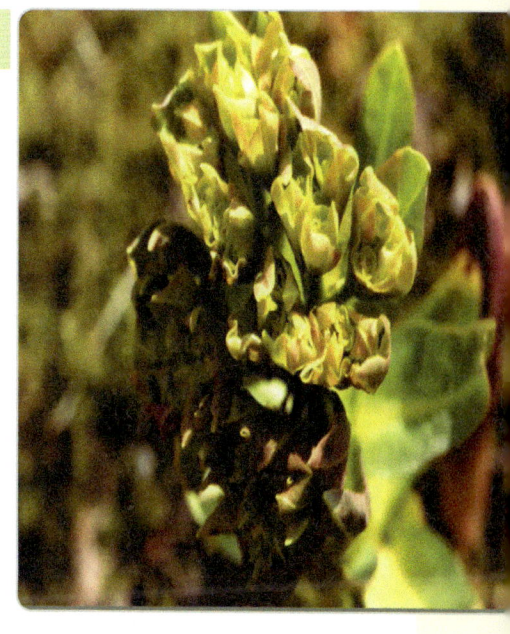

활용방안

- 뿌리를 낭독(狼毒)이라 하며 약용한다.

① 봄, 가을에 뿌리를 캐어 경엽(莖葉)을 제거하고 깨끗이 씻어 햇볕에 말린다.
② 효능/효과 : 축수, 거담, 파적, 살충의 효능이 있다. 수종으로 인한 복창, 심복동통, 만성기관지염, 해수, 천식, 결핵, 개선, 치창 등을 치료한다.
③ 법/용량 : 0.9~2.4g을 달여서 마시거나 혹은 환제, 산제로 하여 복용한다.
   외용 : 갈아서 낸 즙을 바르거나 혹은 분말을 조합하여 붙인다.

074 낭아초

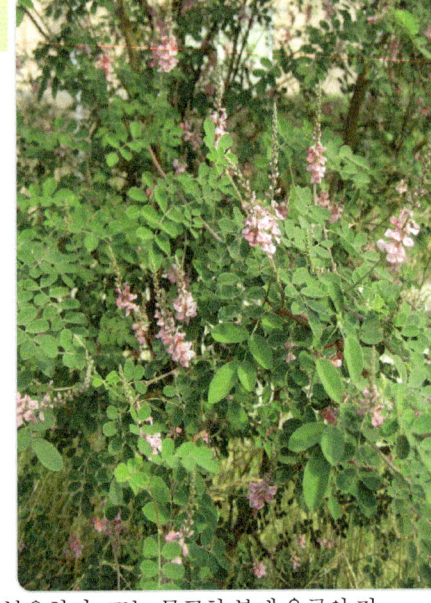

활용방안

- 전초는 일미약(一味藥), 뿌리는 일미약근(一味藥根)이라 하며 약용한다.

(1) 일미약(一味藥)
① 9~10월에 채취한다.
② 효능/효과 : 이수, 소창의 효능이 있다. 나력, 치창, 한기를 받아서 나오는 해수를 치료한다.
③ 용법/용량 : 9~30g을 달여서 복용한다. 또는 뭉근한 불에 육류와 같이 삶아서 먹는다.

(2) 일미약근(一味藥根)
① 연중 수시로 채취한다.
② 효능/효과 : 활혈, 거어, 해독의 효능이 있다. 소염, 진해, 정장의 목적으로 쓰이며 해천, 편도선염, 정창, 나력, 치창, 타박상을 치료한다.
③ 용법/용량 : 신선한 것 60~180g을 달여서 복용한다. 또는 술에 담가 복용한다.

075 냉이

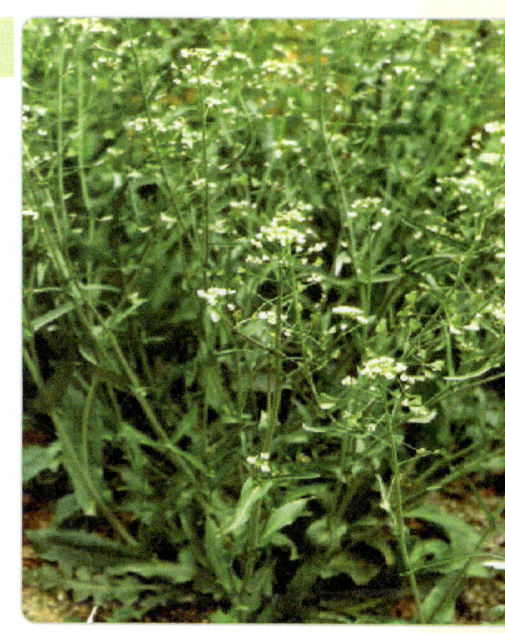

활용방안

- 전초는 제채(薺菜), 꽃차례는 제채화(薺菜花), 종자는 제채자(薺菜子)라 하며 약용한다.

(1) 제채(薺菜)

① 뿌리를 포함한 전초를 5~6월 개화시에 캐어 깨끗이 씻어서 햇볕에 말린다.
② 효능/효과 : 화비, 이수, 지혈, 명목의 효능이 있다. 이질, 수종, 임병, 유미뇨, 토혈, 혈변, 혈붕, 월경과다, 목적동통을 치료한다.
③ 용법/용량 : 9~15g(신선한 것은 30~60g)을 달여서 복용한다. 또는 환제, 산제로 복용한다.
외용 : 분말을 조합하여 붙인다. 짓찧어서 붙이거나 즙을 내어서 점안한다.

(2) 제채화(薺菜花)

① 효능/효과 : 이질, 붕루를 치료한다. 그늘에서 건조하여 가루 내어 대조의 전액으로 1일 6g씩 복용하면 구리가 치유되고 소아의 유적을 치료할 수 있다. 소존성으로 분말하여 복용하면 적백리가 낫는다.

② 용법/용량 : 9~15g을 달여서 복용하거나 분말하여 복용한다.

(3) 제채자(薺菜子)

① 여름에 과실이 익으면 과지를 채취하여 햇볕에 말려서 종자만 떨어낸다.

② 효능/효과 : 거풍, 명목의 효능이 있다. 목통, 녹내장, 각막편운을 치료한다.

③ 용법/용량 : 3~15g을 달여서 복용한다.

076 냉초

활용방안

- 어린 순은 식용한다.
- 냉초/털냉초의 전초(全草)를 참룡검(斬龍劍)이라 하며 약용한다.

① 여름과 가을에 채취하여 진흙을 털고 잘게 썰어서 햇볕에 말린다.
② 효능/효과 : 거풍, 제습, 해독, 지통의 효능이 있다. 풍습요슬통, 근육통, 감기, 유행성감기, 방광염, 폐결핵해수, 절상출혈, 독사교상, 독충에 의한 자상을 치료한다.
③ 용법/용량 : 달여서 6~12g을 복용한다.
　외용 : 짓찧어서 바른다.

077 넓은잎말

활용방안

- 전초(全草)를 산수초(酸水草)라 하며 약용한다.

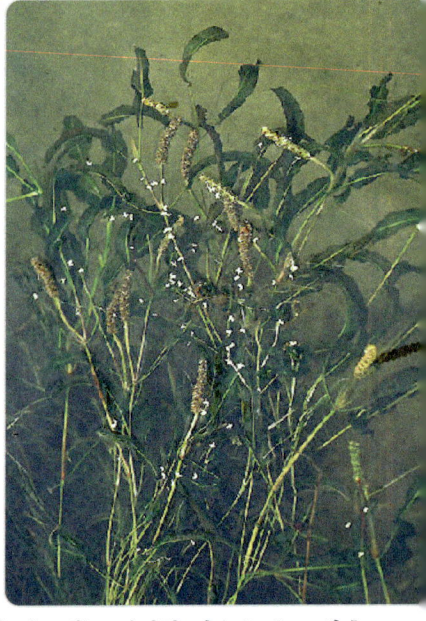

① 여름, 가을에 채취하여 깨끗한 물로 씻어서 햇볕에 말린다.
② 효능/효과 : 삼습, 해표의 효능이 있다. 습진, 피부소양을 다스리는데 응용한다.
③ 용법/용량 : 습진, 피부소양의 치료에는 신선한 산수초 60g, 창출 9g, 황백 6g, 지부자 9g을 달여 복용한다. 또는 신선한 산수초와 황백 적량을 달여서 환부를 씻는다.

078 노루오줌

활용방안

- 전초는 소승마(小升麻), 뿌리줄기는 적승마(赤升麻)라 하며 약용한다.

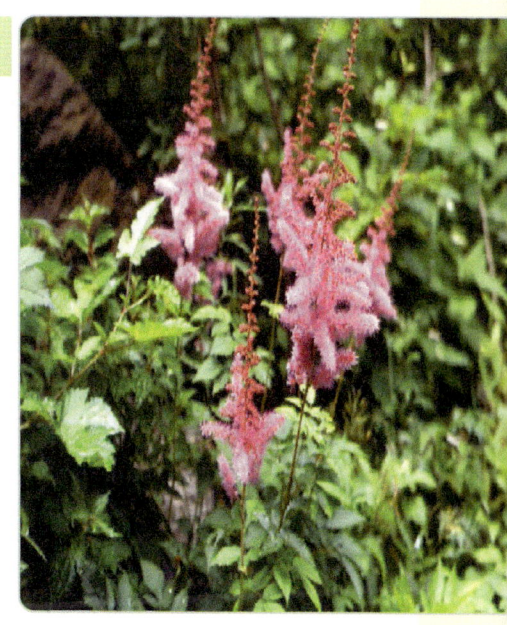

(1) 소승마(小升麻)
① 가을에 채취하여 햇볕에 말린다.
② 효능/효과 : 거풍, 청열, 지해, 해서, 두신동통를 치료한다.
③ 용법/용량 : 15~24g을 달여서 복용한다. 또는 술에 담가서 복용한다.

(2) 적승마(赤升麻)
① 여름, 가을철에 채취하여 수염뿌리, 비늘조각, 융털 등을 제거하고 신선한 것을 쓰거나 햇볕에 말린다.
② 효능/효과 : 활혈, 거어, 청열, 해독, 진경, 지통의 효능이 있다. 과도의 노상, 근골산통, 타박상, 관절통, 위통, 수술후동통, 사교상 등을 치료한다.
③ 용법/용량 : 9~15g(생것은 15~30g)을 달여서 복용한다.

079 노박덩굴

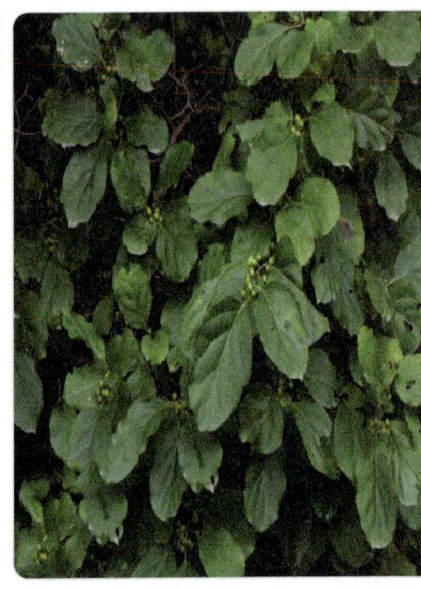

활용방안

- 만경(蔓莖)은 남사등(南蛇藤), 뿌리는 남사등근(南蛇藤根), 잎은 남사등엽(南蛇藤葉)이라 하며 약용한다.

(1) 남사등(南蛇藤)

① 가을에서 겨울에 채취하여 햇볕에 말린다.
② 효능/효과 : 근골동통, 사지마비, 소아경기, 콜레라, 장티프스, 이질, 두운통, 치통, 구토를 치료한다.
③ 용법/용량 : 9-15g을 달여 복용한다.

(2) 남사등근(南蛇藤根)

① 8~10월에 채취하여 깨끗이 씻어 햇볕에 말린다.
② 효능/효과 : 거풍승습, 행기산혈, 소종해독의 효능이 있다. 류머티즘에 의한 근골통, 타박상, 사기에 의한 구토, 복통, 종독(腫毒)을 치료한다.
③ 용법/용량 : 15-30g을 달여 복용하거나 술에 담가 복용한다.

080 누린내풀

활용방안

- 피임제, 이뇨제, 기관지염, 복통에 약효로 쓰인다.
- 전초(全草)를 화골단(化骨丹)이라 하며 약용한다.

① 개화기인 7~8월에 채취해서 그늘에서 건조한다.
② 효능/효과 : 해열, 지해의 효능이 있다. 감모두통, 해수, 백일해, 임파선염, 목예를 치료한다.
③ 용법/용량 : 3~12g을 달여서 복용한다.

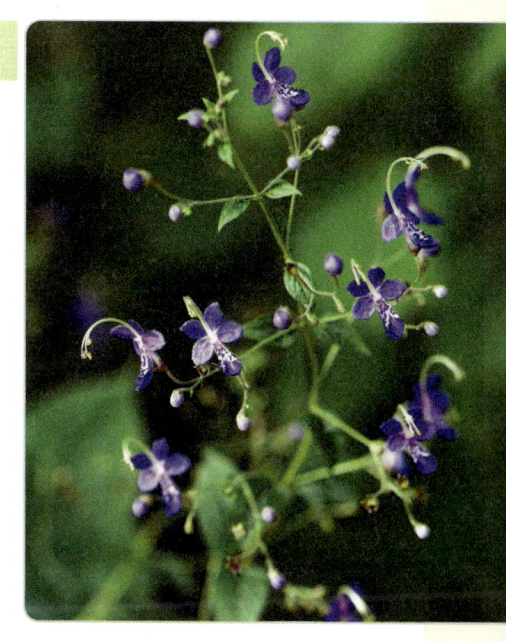

특징

고약한 냄새를 풍기며 꽃이 필 때는 냄새가 더욱 강하다.

081 능소화

활용방안

- 꽃은 능소화(凌宵花), 뿌리는 자위근(紫葳根), 잎과 줄기는 자위경엽(紫葳莖葉)이라 하며 약용한다.

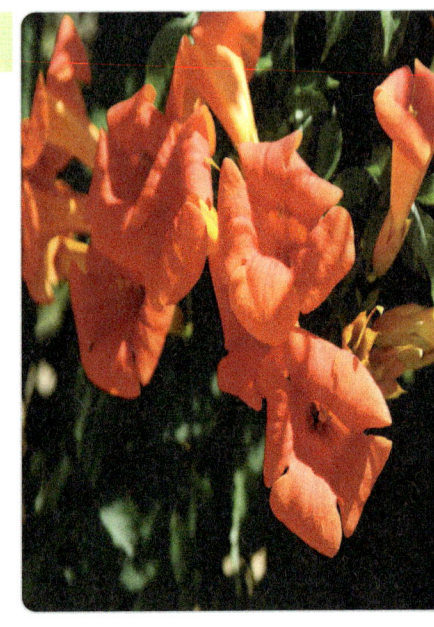

(1) 능소화(凌宵花)

① 7~9월 맑은 날을 골라서 막 피기 시작한 꽃을 채취해서 햇볕에 말린다.

② 효능/효과 : 양혈, 거어의 효능이 있다. 혈체, 월경폐지, 월경불순, 징하, 혈열풍양, 주사비를 치료한다. 또 부인의 산후질병 및 토혈, 붕중, 한열에 의하여 마르고 쇠약해지는 것을 치료한다.

③ 용법/용량 : 3~6g을 달여서 복용하거나 산제로 만들어 복용한다.
외용 : 가루를 만들어 바른다.

(2) 자위근(紫葳根)

① 연중 수시로 채취한다.

② 효능/효과 : 양혈, 거풍, 산어의 효능이 있다. 혈열생풍(혈분에 열

이 있어 모든 병의 원인인 풍이 생긴다), 피부소양, 풍진, 요각불수, 통풍을 치료한다.
③ 용법/용량 : 6~10g을 달여서 복용한다. 환제, 산제 또는 술에 담가서 복용한다.

⑶ **자위경엽(紫葳莖葉)**
양혈, 산어의 효능이 있다. 혈열생풍, 피부소양, 풍진, 손발이 저리며 나른하고 아픈 증상, 인후종통을 치료한다.
① 용법/용량 : 10~15g을 달여서 복용한다.

082 닥풀

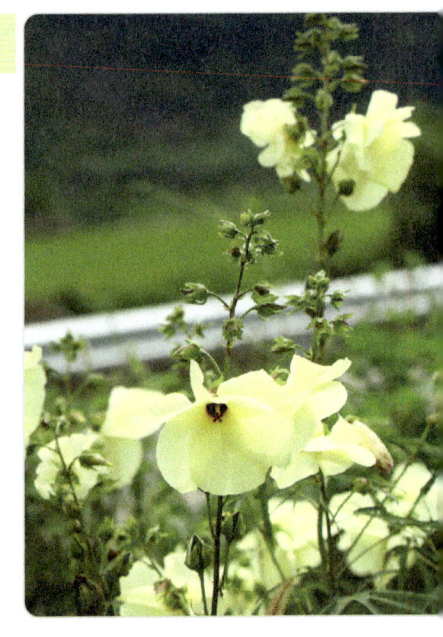

활용방안

- 꽃은 황촉규화(黃蜀葵花), 뿌리는 황촉규근(黃蜀葵根), 줄기는 황촉규경(黃蜀葵莖), 잎은 황촉규엽(黃蜀葵葉), 종자는 황촉규자(黃蜀葵子)라고 하여 약용한다.

(1) 황촉규화(黃蜀葵花)

① 여름에 꽃이 만개하였을 때 채취하여 햇볕에 말린다.
② 효능/효과 : 통림, 소종, 해독하는 효능이 있다. 임병, 옹저종, 화상을 치료한다.
③ 용법/용량 : 3~6g을 산제로 하여 복용한다.
  외용 : 분말하여 조합해서 붙이거나 또는 기름에 담가 도포한다. 임부의 복용은 금한다.

(2) 황촉규근(黃蜀葵根)

① 가을에 뿌리를 캐서 햇볕에 말린다.

② 효능/효과 : 이수, 산어, 소종, 해독의 효능이 있다. 임병, 부종, 유즙분비장애, 이하선염, 옹종 등을 치료한다.

③ 용법/용량 : 3~9g(생것은 15~30g)을 달여 복용한다.

외용 : 짓찧어서 붙인다. 임부의 복용을 금한다.

(3) 황촉규경(黃蜀葵莖)

① 줄기 또는 줄기껍질로 여름 또는 가을에 채취하여 햇볕에 말린다.

② 효능/효과 : 화혈, 사열을 제거하는 효능이 있다. 산욕열, 화상을 치료한다.

③ 용법/용량 : 15~30g을 달여 복용하거나 계란과 함께 삶아서 먹는다.

외용 : 기름에 담갔다가 바른다.

(4) 황촉규엽(黃蜀葵葉)

내복하면 해창독, 배농생기의 효능이 있다.

(5) 황촉규자(黃蜀葵子)

① 가을에 과실이 성숙되었을 때 채취한다.

② 효능/효과 : 이수, 소종, 유통의 효능이 있다. 임병, 부종, 유즙불통, 옹의 종창, 타박상, 골절을 치료한다.

③ 용법/용량 : 6~9g을 달이거나 또는 산제로 하여 복용한다.

외용 : 분말해서 조합하여 붙인다. 임산부에는 금한다.

083 단삼

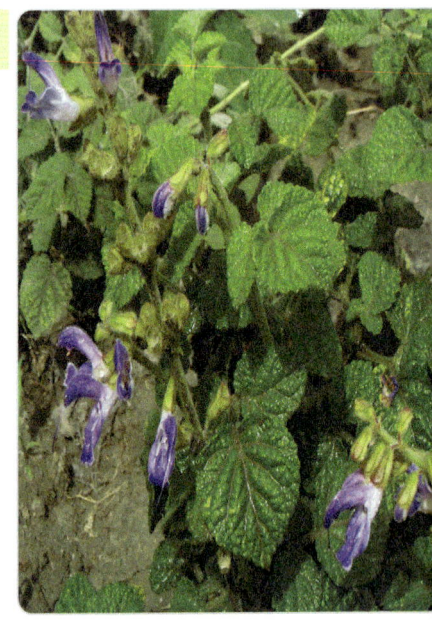

활용방안

- 뿌리를 단삼(丹參)이라 하며 약용한다.

① 11월 상순부터 다음해 3월 상순까지 채취하는데 11월 상순에 캐낸 것이 가장 좋다. 뿌리를 파내어 진흙이나 수염뿌리를 제거하고 햇볕에 말린다.

② 효능/효과 : 활혈, 거어, 청심제번, 양혈소옹, 배농지통의 효능이 있다. 심교통, 월경불순, 월경통, 월경폐지, 혈붕, 대하, 적취, 어혈복통, 관절통, 경계불면, 악창종독을 치료한다.

③ 용법/용량 : 5~15g을 달여서 복용하던가 환제, 산제로 만들어 복용한다.

외용 : 바짝 졸여서 고제로 만들어 바르거나 달인 액(液)으로 훈세한다.

084 단풍마

활용방안

- 덩이줄기를 황약자(黃藥子), 주엽(珠葉)은 황독령여자(黃獨零餘子)라고 하며 약용한다.

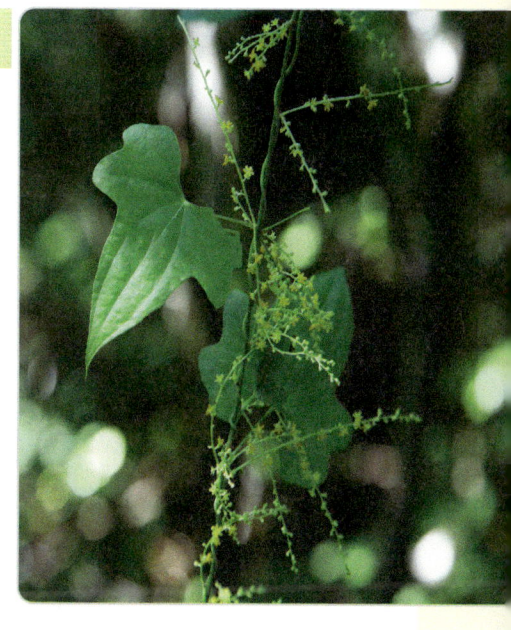

(1) 황약자(黃藥子)

① 9~11월경에 채취하는 것이 좋다. 줄기와 잎의 불순물을 제거하고 수염뿌리를 잘라내고 깨끗이 씻고 썰어서 햇볕에 말린다.

② 효능/효과 : 양혈, 강화, 소영, 해독의 효능이 있다. 토혈, 비출혈, 후비, 영기, 창옹, 누력을 치료한다.

③ 용법/용량 : 4.5~9g을 달여서 복용한다.

외용 : 짓찧어서 붙이거나 분말로 환부에 바른다.

(2) 황독령여자(黃獨零餘子)

① 7~8월 성숙시에 채취한다.

② 효능/효과 : 백일해, 해수, 두통을 치료한다. 생용하면 최토, 제약을 해독하고 달여 복용하면 열에 의한 해수도 치료한다.

085 달래

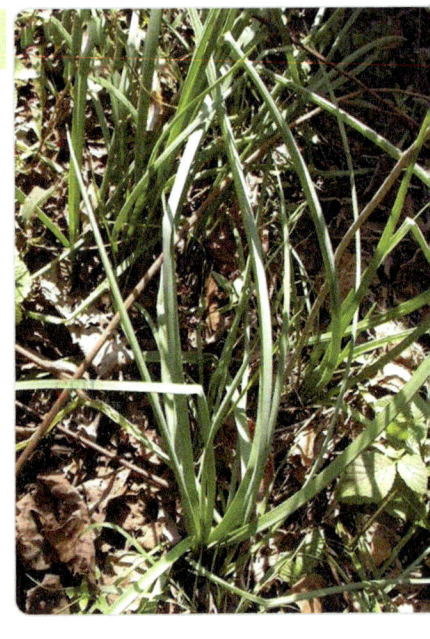

활용방안

- 비늘줄기와 더불어 연한 부분을 식용으로 한다.
- 비늘줄기는 해백 (薤白), 잎은 해엽(薤葉)이라 하며 약용한다.

(1) 해백 (薤白)
① 북부에서는 봄, 남부에서는 가을에 채취한다.
② 효능/효과 : 통양산결, 하기행대의 효능이 있다. 흉비동통, 담음협통 등의 증(症)에 효과가 양호하며 건구, 하리와 이급후중, 창절, 풍한수종을 치료한다.

외용 : 짓찧어 붙이거나 즙을 바른다.

(2) 해엽(薤葉)
개선의 치료에는 삶은 물로 씻거나, 짓찧어서 환부에 붙인다. 또 폐기천급을 치료한다.

086 닭의장풀

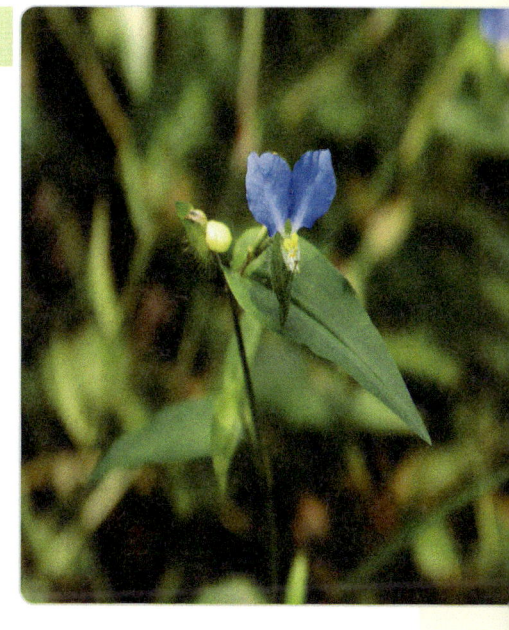

활용방안

- 어린순을 나물로 한다.
- 전초를 압척초(鴨跖草)라 하며 약용한다.

① 효능/효과 : 이수, 청열, 양혈, 해독의 효능이 있다. 수종, 각기, 소변불리, 감기, 단독, 이하선염, 황달성간염, 열리, 말라리아, 비출혈, 혈뇨, 혈붕, 백대, 인후종통, 옹저정창 등의 치유에 응용된다.

② 용법/용량 : 9~15g(신선한 것은 60~90g, 대량투여시에는 150~210g까지 쓸 수 있다)을 달여 복용한다. 또는 짓찧어 즙으로 복용한다.

외용 : 짓찧은 즙을 도포한다.

087 담배풀

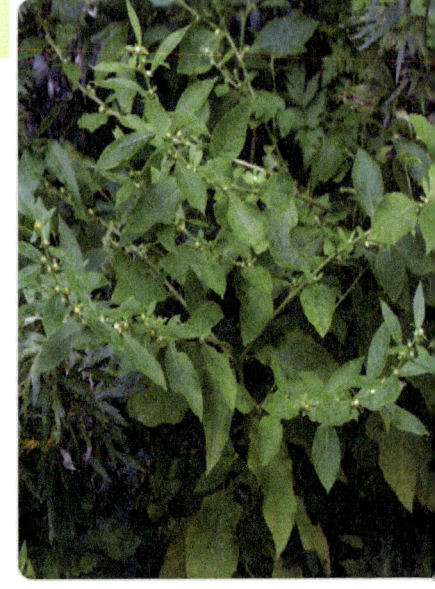

활용방안

- 뿌리, 줄기와 잎은 천명정(天名精), 과실은 학슬(鶴蝨)이라 하며 약용한다.

(1) 천명정(天名精)

① 가을에 채취하여 햇볕에 말린다.
② 효능/효과 : 거담, 청열, 지혈, 해독, 살충, 급성편도선염, 말라리아, 급성간염, 급·만성경련, 기생충으로 인한 복내의 경결, 비출혈, 피부소양을 치료한다.
③ 용법/용량 : 10~15g을 달여서 복용한다. 짓찧어 생즙으로 하던가 또는 환제, 산제로 한다.

(2) 학슬(鶴蝨)

① 가을에 과실이 익었을 때 채취하여 햇볕에 말린다.
② 효능/효과 : 살충작용이 있으며 복중에 기생충이 체적한 것으로 인한 복통을 치료한다. 또 주로 회충, 요충에 사용한다.
③ 용법/용량 : 10~15g을 달여서 복용하거나 환제, 산제로 하여 복용한다.

088 대극

활용방안

- 뿌리를 대극(大戟)이라 하며 약용한다.

① 봄 발아 전 또는 가을에 줄기와 잎이 고사(枯死)하였을 때 뿌리를 캐어 남아 있는 줄기와 수염뿌리를 제거하고 깨끗이 씻어서 햇볕에 말린다.

② 효능/효과 : 사수축음, 소종산결의 효능이 있다. 수종, 무열성방광마비,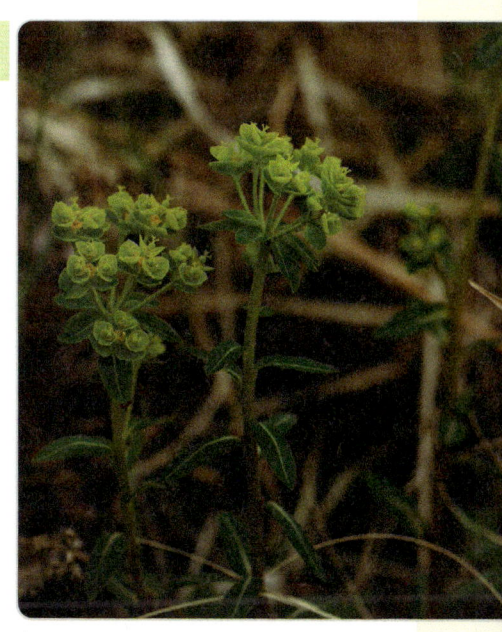
담음, 나력, 화농성 종양을 치료한다. 또 십이수, 내장종류에 의한 급격한 통증, 소화불량에 의한 위통, 위경련, 중풍으로 인한 피부동통, 구토를 치료한다.

③ 용법/용량 : 1.5~3g을 달여서 마시거나 환제, 산제로 하여 복용한다.
외용 : 달인 액(液)으로 훈세한다.

특징

유독 식물이므로 오용하지 않도록 주의한다.

089 대나물

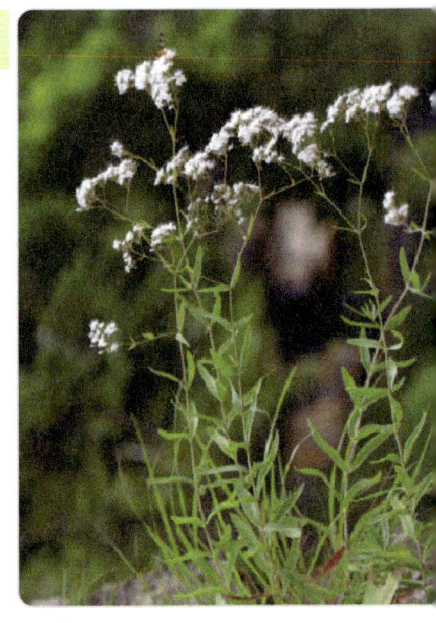

활용방안

- 어린 식물은 식용한다.
- 뿌리를 은시호(銀柴胡)라 하며 약용한다.

① 봄, 가을에 채취하여 잎, 줄기, 수염뿌리를 제거하고 깨끗이 씻어 햇볕에 말린다.

② 효능/효과 : 청열, 양혈의 효능이 있다. 허로기열, 골증, 노학, 수심작열, 도한, 소아오감, 이수를 치료한다.

③ 용법/용량 : 3~9g을 달여 복용하거나 환제, 산제로 복용한다.

090 댑싸리

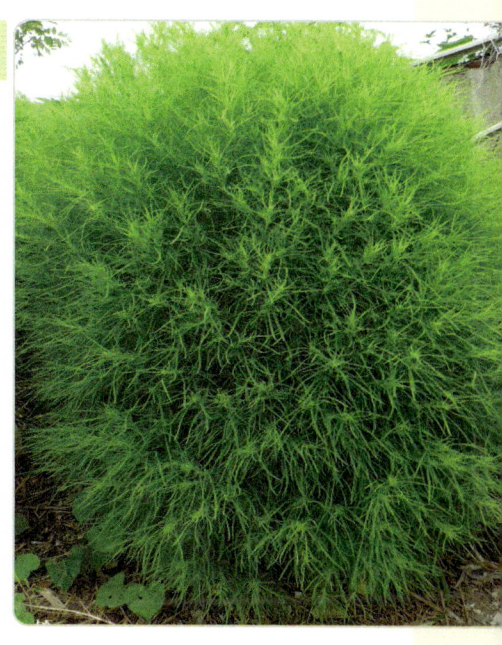

활용방안

- 종자는 지부자(地膚子), 어린 줄기잎은 지부묘(地膚苗)라 하며 약용한다.

지부자(地膚子)

① 가을에 과실이 성숙하면 전초를 베어 햇볕에 말린 다음 과실을 털어내, 줄기, 잎 등의 불순물을 제거하고 종자만 쓴다.

② 효능/효과 : 강장제, 소변을 잘나오게 하고, 청습열의 효능이 있다. 소변불리, 임병, 대하, 산기, 풍진, 창독, 개선, 음부습양을 치료한다.

③ 용법/용량 : 6~15g을 달여 복용하거나 또는 환제로 복용한다.

외용 : 전액(煎液 : 탕액(湯液)이나 약재의 액을 끓이는 것임)으로 환부를 씻는다.

091 댕댕이덩굴

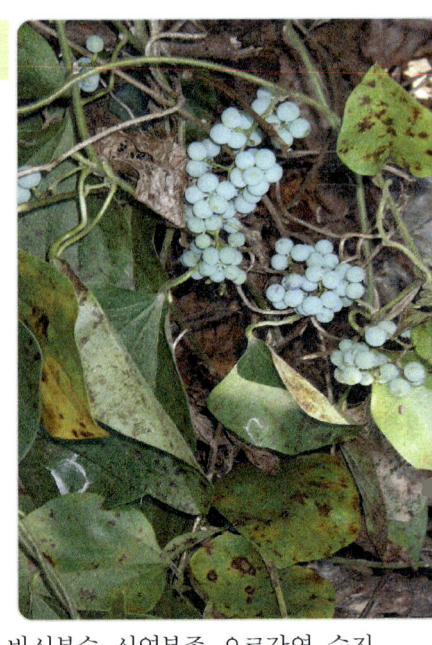

활용방안

- 뿌리는 목방기(木防己), 줄기와 잎은 청단향(靑檀香)이라 하며 약용한다.

(1) **목방기(木防己)**
① 가을에서 이듬해 봄에 캐어 수염뿌리를 제거하고 햇볕에 말린다.
② 효능/효과 : 소염, 이뇨, 진통약, 해독, 소종의 효능이 있다. 류머티성 관절통, 반신불수, 신염부종, 요로감염, 습진, 신경통을 치료한다.
③ 용법/용량 : 9~21g을 달이거나 또는 술에 담가 복용한다.

(2) **청단향(靑檀香)**
① 줄기와 잎을 10~11월에 채취한다.
② 효능/효과 : 풍을 치료하고, 이습, 소종의 효능이 있다. 제풍마비, 담습유주, 각슬소양, 위통, 발사, 기통을 치료한다.
③ 용법/용량 : 6~9g을 달여서 또는 술에 담가 복용한다.

092 더덕

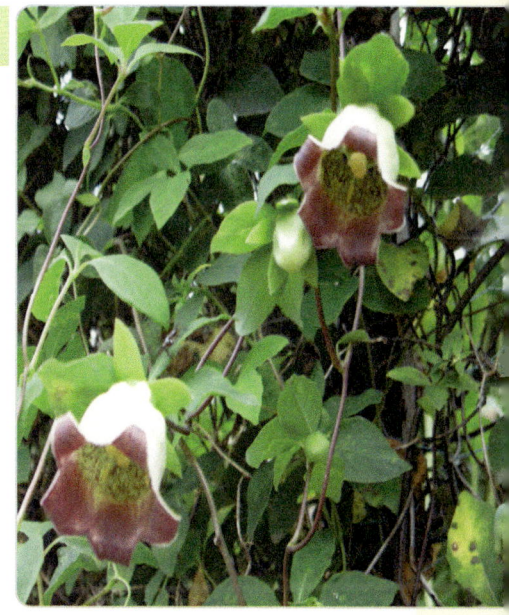

활용방안

- 뿌리는 식용으로 한다.
- 더덕술은 강장제로 정장제로도 약효를 빨리 나타내므로 즐겨 이용한다.
- 뿌리를 산해라(山海螺)라 하며 약용한다.

① 8~9월에 뿌리를 캐서 깨끗이 씻어 햇볕에 말린다.
② 효능/효과 : 소종, 해독, 고름을 빼내고, 가래를 없애주며, 하유즙의 효능이 있다. 폐농양, 폐괴저, 유선염, 양옹, 나력, 편도선염, 유즙부족, 백대를 치료한다.
③ 용법/용량 : 15~30g(생약은 50~120g)을 달여서 복용한다.
외용 : 짓찧어서 바른다.

093 덩굴별꽃

활용방안

- 어린순은 식용으로 이용한다.
- 전초(全草)를 화근초(和筋草)라 하며 약용한다.

① 효능/효과 : 대장과 소장을 이롭게하는 효능이 있다. 구토, 폐요, 풍한기통, 타박상을 치료한다.

② 용법/용량 : 구토의 치료에는 화근초 15g에 소금을 가하여 달여 복용한다. 폐뇨의 치료에는 화근초, 백모근, 지비파를 짓찧어 종이에 싸서 음경에 도포한다.

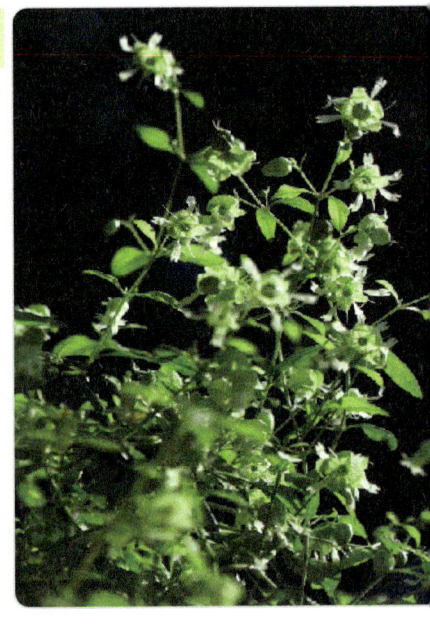

094 도깨비바늘

활용방안

- 어린 순을 식용으로 한다.
- 전초(全草)를 귀침초(鬼針草)라 하며 약용한다.

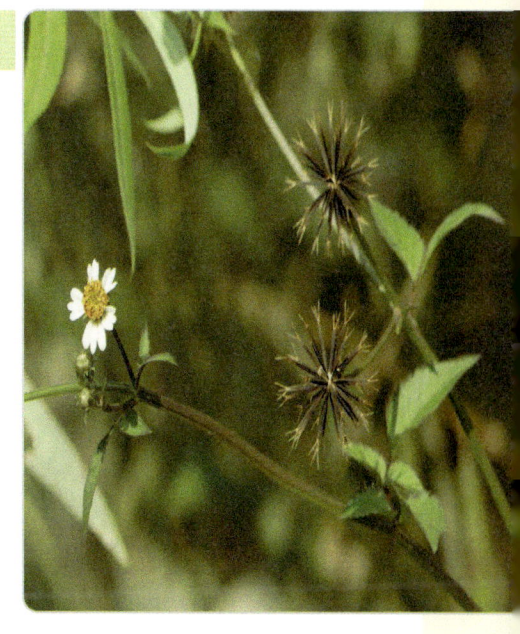

① 여름과 가을에 지상부분을 채취하여 햇볕에 말린다.
② 효능/효과 : 청열, 해독, 산어, 소종의 효능이 있다. 말라리아, 복사, 이질, 간염, 급성신염, 위병, 장옹, 인후종통, 타박상, 독사독충 물린데를 치료한다.
③ 용법/용량 : 15~30g(신선한 것은 30-60g)을 달여서 복용하던가 짓찧어 낸 즙을 복용한다.
  외용 : 짓찧어서 바르던가 달인 액(液)으로 쪄서 씻는다.

095 도꼬로마

활용방안

- 뿌리를 식용으로 하지만 쓴 맛이 있다.
- 덩이줄기를 비해(萆薢)라 하며 약용한다.

① 봄과 가을에 채취하여 깨끗이 씻어 수염뿌리를 제거하고 얇게 썰어 햇볕에 말린다.
② 효능/효과 : 거풍이습의 효능이 있다. 류머티성의 완비통, 요각동통, 소변불리, 임탁, 유정, 습열창독, 음경통, 치루괴창을 치료한다.
③ 용법/용량 : 9~15g을 달여서 또는 환제, 산제로 복용한다.

특징

둥근마와 비슷하나, 근경이 깊게 땅 속으로 뻗는 점이 크게 다르다.

096 도꼬마리

활용방안

- 줄기잎은 창이(蒼耳), 뿌리는 창이근(蒼耳根), 꽃은 창이화(蒼耳花), 총포(總苞)가 달린 과실은 창이자(蒼耳子)라 하며 약용한다.

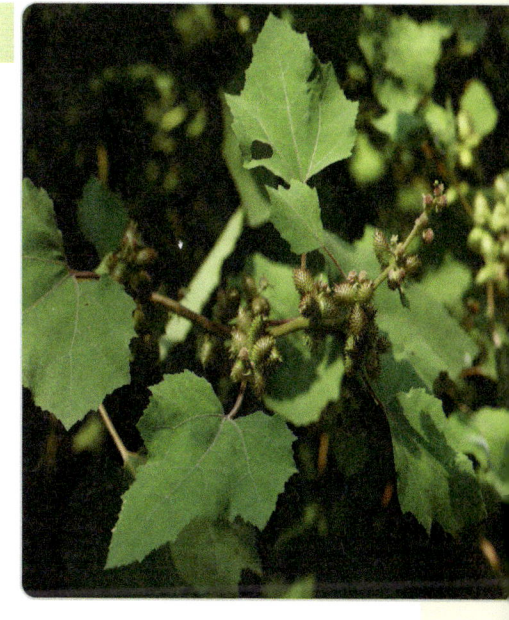

(1) 창이(蒼耳)
① 여름에 전초(全草)를 채취하여 흙을 털어내고 햇볕에 말린다.
② 효능/효과 : 거풍, 청열, 해독, 살충의 효능이 있다. 두풍, 두혼, 습비구련, 충혈된 눈, 각막혼탁, 열독창양, 피부소양을 치료한다.
③ 용법/용량 : 6~12g을 달여서 복용한다. 또는 짓찧어 낸 즙, 바짝 졸여서 고(膏)로 하던가 환제, 산제로 해서 복용한다.
외용 : 짓찧어 바르던가 약성이 남을 정도로 구워서 가루를 만들어 고루 바르거나 달인 액(液)으로 씻는다.

(2) 창이근(蒼耳根)

① 효능/효과 : 정창, 종기, 인두 및 하함임파선염종, 단독, 고혈압, 이질을 치료한다.

② 용법/용량 : 생것은 15~30g을 달여서 복용하던가 짓찧어 낸 생즙 또는 바짝 졸여서 고(膏)로 해서 복용한다.

외용 : 달인 액(液)으로 훈세하던가 또는 졸여서 만든 고를 바른다.

(3) 창이화(蒼耳花)

① 효능/효과 : 백라완양을 치료하며 백리를 치료한다.

② 용법/용량 : 10~20g을 달여서 복용한다.

외용 : 짓찧어서 바른다.

(4) 창이자(蒼耳子)

① 8~9월 과실이 익으면 따서 햇볕에 말린다.

② 효능/효과 : 산풍, 지통, 제습, 살충의 효능이 있다. 풍사, 두통, 축농증, 치통, 풍한으로 인하여 저린 것, 사지경련과 통증, 개라, 소양을 치료한다.

③ 용법/용량 : 5~10g을 달여서 복용하거나 또는 환제, 산제로 복용한다.

097 도라지

활용방안

- 뿌리는 길경(桔梗), 뿌리 줄기는 길경노두(桔梗蘆頭)라 하며 약용한다.

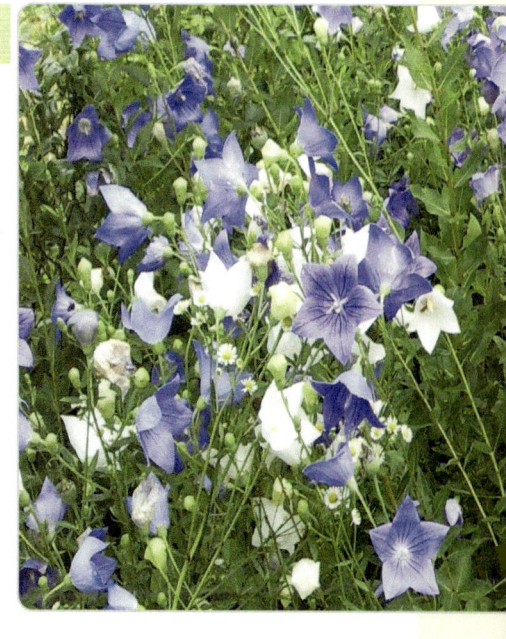

(1) 길경(桔梗)
① 봄, 가을에 채취하며 가을에 채취한 것이 약효가 가장좋다.
② 효능/효과 : 폐기선개, 거담, 배농의 효능이 있다. 외감해수, 인후종통, 흉만협통, 이질복통을 치료한다.
③ 용법/용량 : 3~6g을 달여서 복용한다. 혹은 환제나 산제로 해서 복용한다.

(2) 길경노두(桔梗蘆頭)
상격풍열담실에는 날 것을 가루로 만들어 3g을 끓는 물로 조복하고 가래를 토하게 한다.

098 독미나리

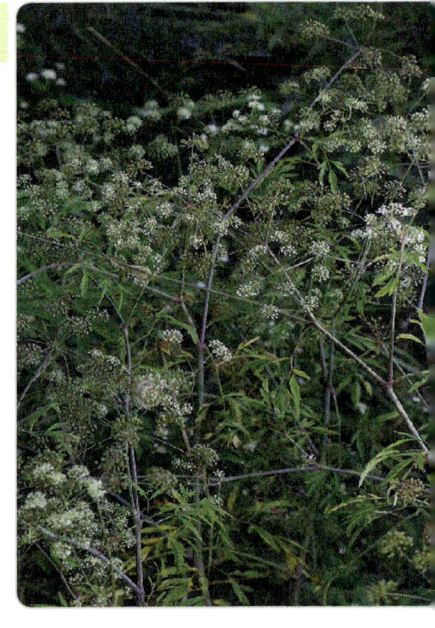

활용방안

- 뿌리를 독근근(毒芹根)이라 하며 약용한다.

① 뿌리를 캐어 깨끗이 씻어 햇볕에 말린다.
② 효능/효과 : 골수염의 치료에 쓴다.
③ 용법/용량 : 독근근 적량을 깨끗이 씻은 다음 돌절구에 짓찧어서 햇볕에 말린다. 이것을 고운 분말로 만들어 달걀흰자위로 개어 도포한다. 또는 신선한 것을 짓찧어서 달걀흰자위와 개어 도포해도 된다. 독성이 있으므로 내복을 금한다.

099 독활

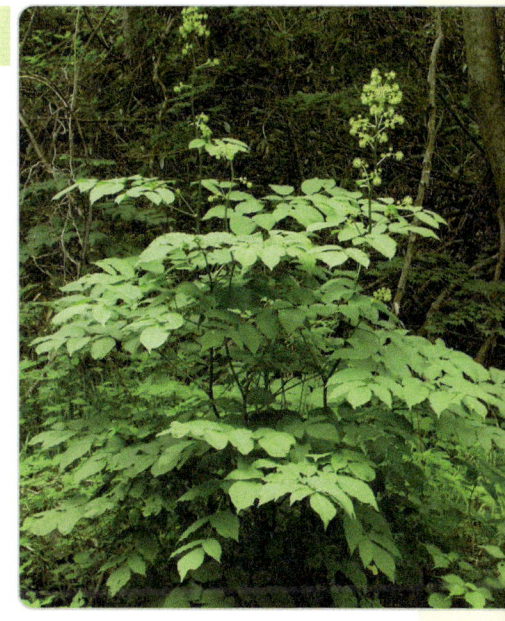

활용방안

- 어린 순은 데쳐서 먹는다.
- 뿌리 및 뿌리줄기를 독활(獨活)이라 한다.

① 가을에서 다음해 봄 사이에 채취하여 햇볕에 건조한다.

② 효능/효과 : 거풍, 화혈, 발한, 지통, 승습, 이뇨, 소종, 소풍, 보허 등의 효능이 있다. 감모, 두통, 편두통, 류머티즘, 신경통을 치료한다.

③ 용법/용량 : 6~12g을 달여 복용한다.

외용 : 전액으로 씻는다. 수족의 염좌에는 형개, 총백과 같이 달여서 씻는다. 편두통에는 토당귀 12g, 상기생 9g, 진봉 6g, 방풍 6g, 죽력 1잔을 넣고 달여 복용한다.

100 돌나물

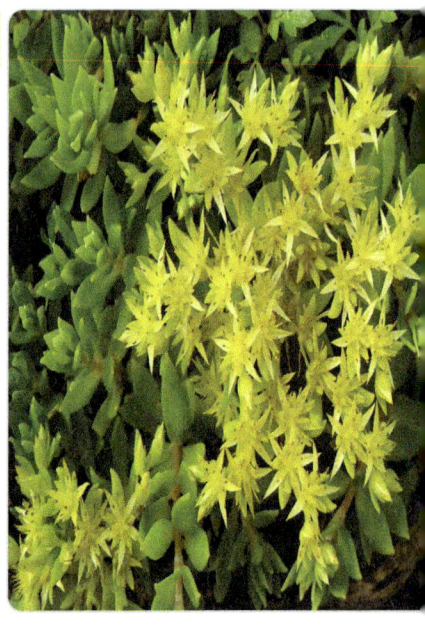

활용방안

- 이른 봄에 김치를 만들며 연한 순은 나물로 식용할 수 있다.
- 전초(全草)를 석지갑(石指甲)이라 하며 약용한다.

① 효능/효과 : 청열, 소종, 해독의 효능이 있다. 인후종통, 간염, 열로 인한 소변곤란, 옹종, 화상, 독사와 독충에 물린데를 치료한다.

③ 용법/용량 : 16~30g을 달여 복용한다.

외용 : 짓찧어서 붙인다.

특징

'돈나물'이라고도 하며, 산림경제의 산야채품부에 '석경(石菜)'이라 하여 수록되어 있을 정도로 식용한 역사가 오랜 우리의 고유 식품재료이면서도 재배 채소화 되지 못한 들풀이다.

101 돌마타리

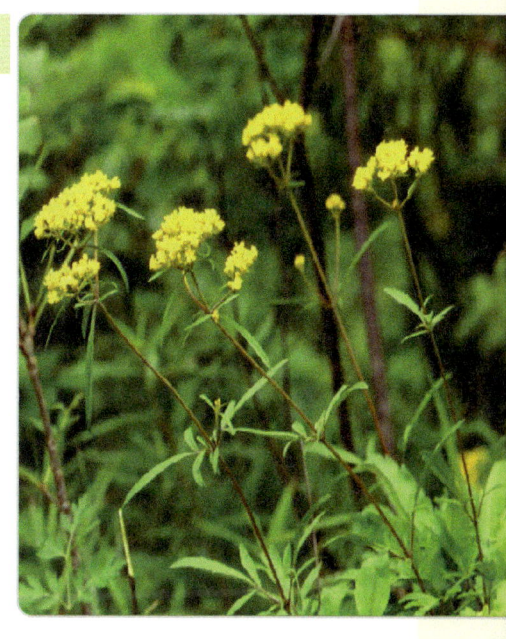

활용방안

- 향신료로 이용 가능하다.
- 전초(全草)를 암패장(岩敗醬)이라 하며 약용한다.

① 여름과 가을에 채취하여 햇볕에 말린다.
② 효능/효과 : 청열, 해독, 활혈, 배농의 효능이 있다. 장염, 이질, 충수염, 간염을 치료한다.
③ 용법/용량 : 6~15g을 달여서 복용한다.

특징

방향성 식물로 기온이 높을 수록 심한 고린내와 같은 냄새가 풍긴다.

102 돌외

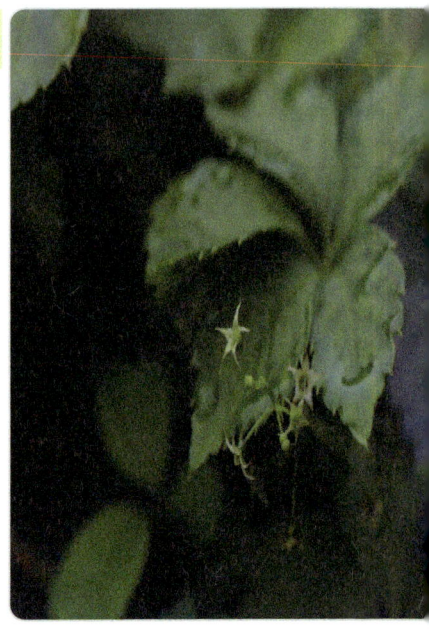

활용방안

- 뿌리줄기 와 전초(全草)를 칠엽담(七葉膽)이라 하며 약용한다.

① 9~10월에 채취하여 햇볕에 말린다.
② 효능/효과 : 소종, 해독, 만성기관지염, 지해, 거담의 효능이 있다.
③ 용법/용량 : 분말을 만들어 복용한다.

특징

한방에서는 칠엽담, 상품명은 덩굴차라고 하나 정확한 표현은 돌외라고 하는 것이 옳다. 오용하면 부작용으로 오심(惡心), 구토, 어지럼증, 복창, 이명 등이 나타난다.

103 돌콩

활용방안

- 줄기, 잎, 뿌리는 야대두 등(野大豆藤), 종자는 야료두(野料豆)라 하며 약용한다.

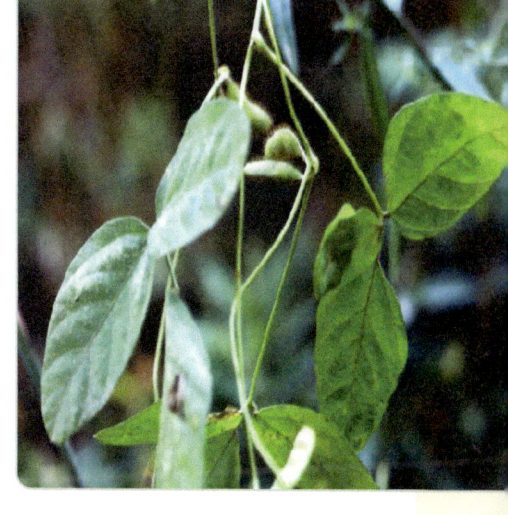

(1) 야대두등(野大豆藤)

① 가을철 개화 후에 채취하여 햇볕에 말린다.
② 효능/효과 : 건비의 효능이 있다. 도한, 상근을 치료한다.
③ 용법/용량 : 30~120g을 달여서 복용한다.
 외용 : 짓찧어서 붙이거나 분말을 만들어 조합하여 붙인다.

(2) 야료두(野料豆)

① 가을에 열매가 익었을 때 베어 종자만 취하여 건조한다.
② 효능/효과 : 보간, 신익, 거풍, 해독의 효능이 있다. 음휴목혼, 신허요통, 도한, 근골동통, 임산부의 휵닉, 소아의 감증을 치료한다.
③ 용법/용량 : 9~15g을 달여서 복용하거나 또는 환제, 산제로 하여 복용한다.

104 된장풀

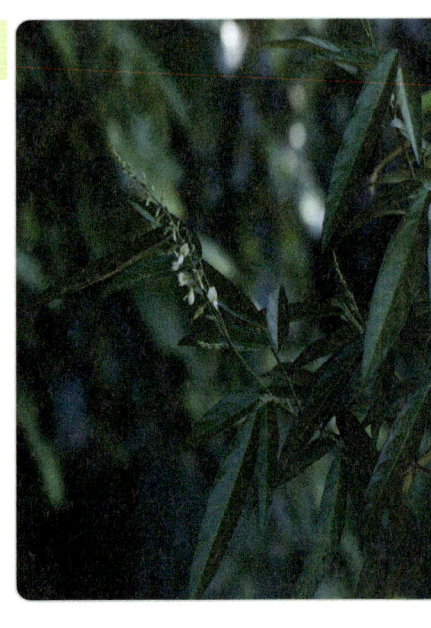

활용방안

- 된장에 잎과 줄기를 넣어 주면 구더기가 생기지 않는다.
- 전초는 청주항(靑酒缸), 뿌리는 청주항근(靑酒缸根)이라 하며 약용한다.

(1) 청주항(靑酒缸)

① 전초를 9~10월에 채취하여 햇볕에 말린다.
② 효능/효과 : 청열, 이습, 소적, 산어하는 효능이 있다. 해수토혈, 수종, 소아감적, 옹창궤양, 타박상을 치료한다.
③ 용법/용량 : 전액으로 씻는다. 짓찧어서 붙이거나 분말하여 붙인다.

(2) 청주항근(靑酒缸根)

① 9~10월에 채취하여 깨끗이 씻어 햇볕에 말린다.
② 효능/효과 : 거풍, 제습, 활혈, 해독의 효능이 있다. 류머티성 요통, 적백리, 황달형 간염, 종기, 나력, 타박상을 치료한다.
③ 용법/용량 : 15~30g을 달여서 복용한다. 또는 술에 담가 복용한다.
   외용 : 짓찧어서 붙이거나 전액(煎液)으로 씻는다.

105 두루미꽃

활용방안

- 관상용으로 사용된다.
- 전초(全草)를 이엽무학초(二葉舞鶴草)라 하며 약용한다.

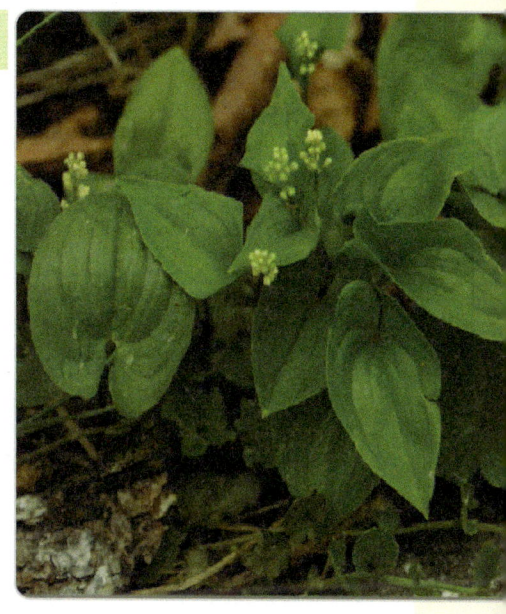

① 7~8월에 채취한다.
② 효능/효과 : 양혈, 지혈, 외상출혈, 토혈, 혈뇨, 월경과다 등을 치료한다.
③ 용법/용량 : 15~30g을 달여서 복용한다.
　외용 : 가루 내어 살포한다.

106 둥굴레

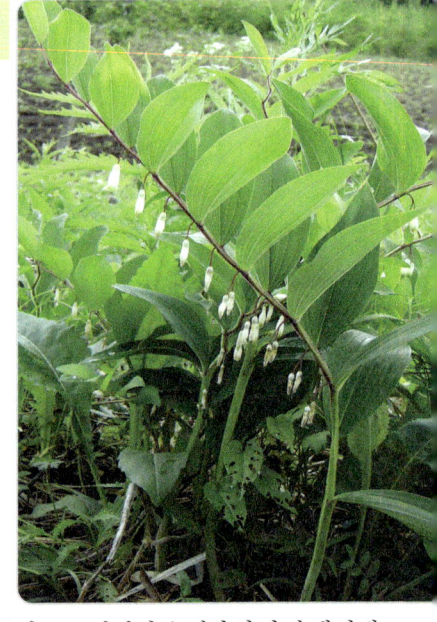

활용방안

- 둥굴레/퉁둥굴레의 뿌리줄기를 옥죽(玉竹)이라 하며 약용한다.

① 봄, 가을에 캐어 줄기, 잎. 수염뿌리 등을 제거하고 외표에서 점액이 삼출될 때까지 햇볕에 말린 다음에 가볍게 두드러서 털을 제거하고 다시 황색이 될 때까지 말린다. 그 다음에 문지르고 비벼서 손질하여 다시 햇볕에 말리는 것을 반복하면, 부드럽고 광택이 나며 딱딱한 심이 없어지게 되면 다시 햇볕에 말려 보관한다.

② 효능/효과 : 양음, 윤조, 제번, 생진, 지갈의 효능이 있다. 열병음상, 심한 갈증, 과로에 의한 발열, 식후에 곧 배고픔을 느끼는 것, 빈뇨, 운동장애, 질근결육을 치료한다. 장복하면 안색과 혈색을 좋게 한다.

③ 용법/용량 : 6~9g을 달여 복용하거나 또는 삶아서 항아리모양꽃부리가 되게 하거나 환제, 산제로 복용한다.

107 들깨풀

활용방안

- 전초(全草)를 석제녕(石薺薴)이라 하며 약용한다.

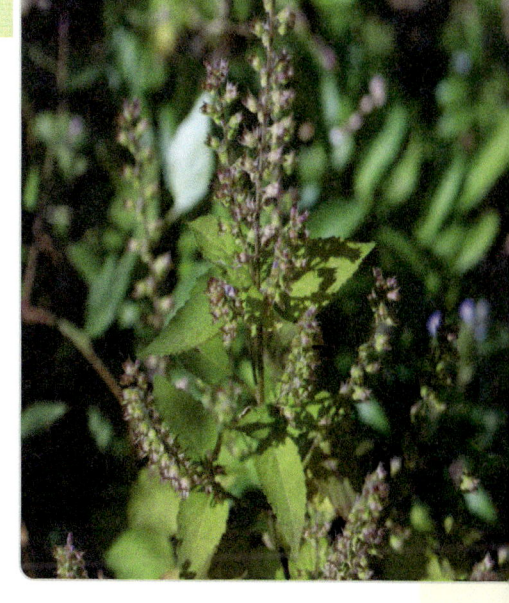

① 7~8월에 채취하여 햇볕에 말린다.
② 효능/효과 : 청서열, 거풍습, 소종, 해독의 효능이 있다. 서열사중, 비출혈, 혈리, 감기수, 만성기관지염, 옹저창종, 풍진, 땀띠를 치료한다.
③ 용법/용량 : 5~15g을 달여서 복용한다.
  외용 : 달인 액(液)으로 씻거나 짓찧어서 바른다.

108 등대풀

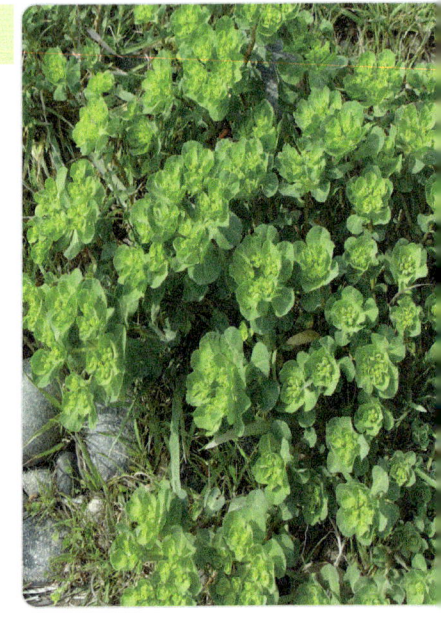

활용방안

- 전초(全草)를 택칠(澤漆)이라 하며 약용한다.

① 4~5월 개화시에 채취하여 햇볕에 말린다.
② 효능/효과 : 행수, 소담, 살충, 소독의 효능이 있다. 수기종만, 담음천해, 말라리아, 세균성하리, 나력, 선창, 결핵성치루, 골수염을 치료한다.
③ 용법/용량 : 3~9g을 달여 마시거나 또는 고제, 환제, 산제로 하여 복용한다.

외용 : 달인 액(液)으로 씻거나 고제를 붙이거나 분말을 만들어 조합하여 붙인다.

특징

유독 식물이므로 오용해서는 안된다.

109 등칡

활용방안

- 목질경(木質莖)을 관목통(關木通)이라 하며 약용한다.

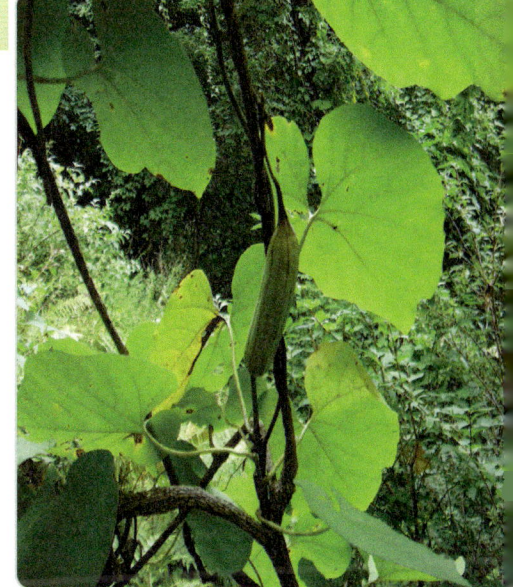

① 9월에서 다음년 3월 사이에 줄기를 베어서 적당한 길이로 잘라 외피를 제거하여 햇볕에 말리거나 불에 건조하여 곧게 손질하여 묶어서 보관한다.

② 효능/효과 : 강화, 강심, 이뇨, 소종의 효능이 있다. 심장쇠약, 소변불리, 소변적삽, 요로감염, 요독증, 구내염, 악성종양, 백대, 유즙불통을 치료한다.

③ 용법/용량 : 3~6g을 달여 복용한다.

특징

잎 모양이 칡과 비슷하게 생긴 목본성 식물이므로 등칡 이라고 하나 등나무와는 전혀 다른 식물이다.

110 딱지꽃

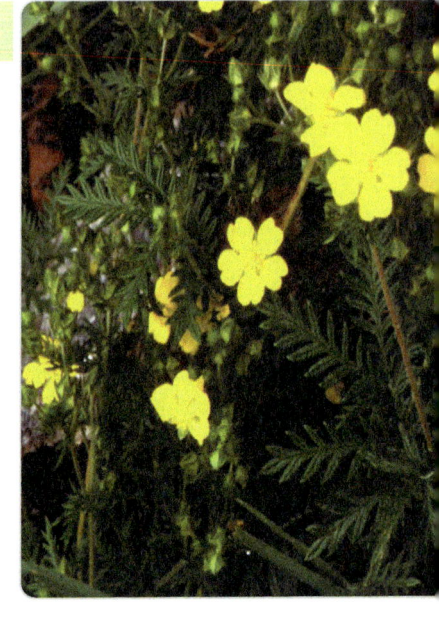

활용방안

- 어린 순을 나물로 한다.
- 딱지꽃/털딱지꽃의 뿌리 및 전초(全草)를 위릉채(萎陵菜)라 하며 약용한다.

① 4~10월에 뿌리가 달린 전초를 채취하여 화지와 과지를 제거하여 말리거나 지상부의 줄기와 잎을 모두 제거하고 뿌리만 쓴다.

② 효능/효과 : 거풍습, 해독의 효능이 있다. 이질, 류머티성 근골동통, 사지마비, 전간, 피부병를 치료한다.

③ 용법/용량 : 15~30g을 달여 복용하거나 또는 산제, 술에 담가 복용한다.

외용 : 전액으로 씻거나 분말로 살포하거나 조합하여 도포한다.

111 땅꽈리

활용방안

- 전초(全草) 및 과실을 천포자(天泡子)라 하며 약용한다.

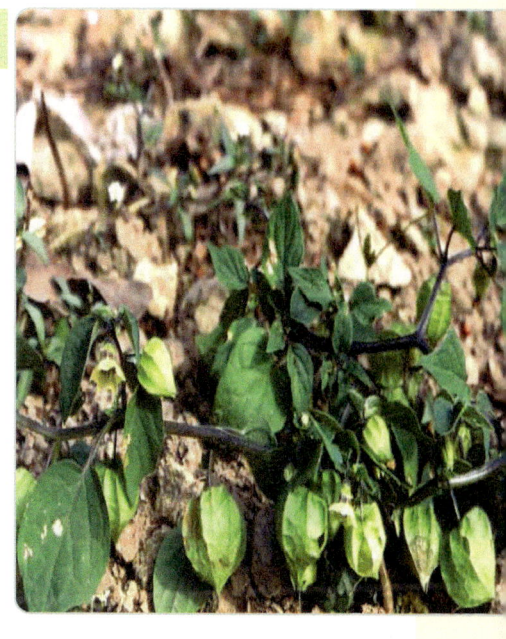

① 6~7월에 과실이 달린 전초를 채취하여 깨끗이 씻어서 신선한 것 그대로 사용하던가 햇볕에 말린다.
② 효능/효과 : 거습, 살충의 효능이 있다. 황달, 소변불리, 만성해수 및 천식, 감질, 나력, 수포창, 습창을 치료한다.
③ 용법/용량 : 15~30g을 달여서 복용한다.
　외용 : 가루를 만들어 골고루 바른다.

112 땅빈대

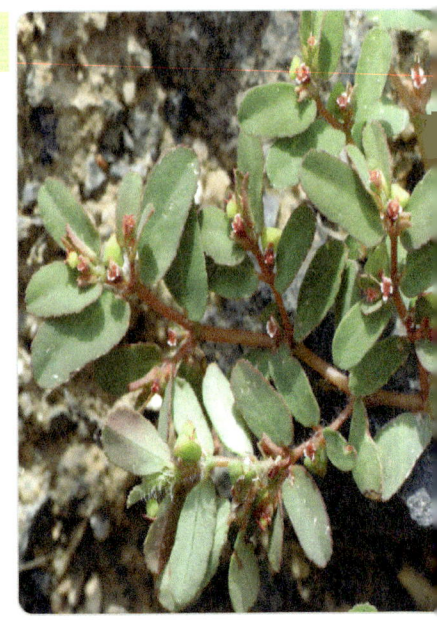

활용방안

- 땅빈대/애기땅빈대/큰 땅빈대의 전초(全草)를 지금초(地錦草)라 하며 약용한다.

① 여름, 가을에 채취하여 뿌리를 제거하고 햇볕에 말린다.

② 효능/효과 : 청열해독, 활혈지혈, 이습, 통유의 효능이 있다. 세균성하리, 장염, 해수시출혈, 혈변, 붕루, 외상출혈, 습열에 의한 황달, 유즙불통, 옹종정창, 타박상에 의한 종통을 치료한다.

③ 용법/용량 : 3~6g(생용시는 15~30g)을 달여서 마시거나 산제로 하여 복용한다.

외용 : 짓찧어서 붙이거나 분말로 하여 살포한다.

113 떡쑥

활용방안

- 전초(全草)를 서국초(鼠麴草)라 하며 약용한다.

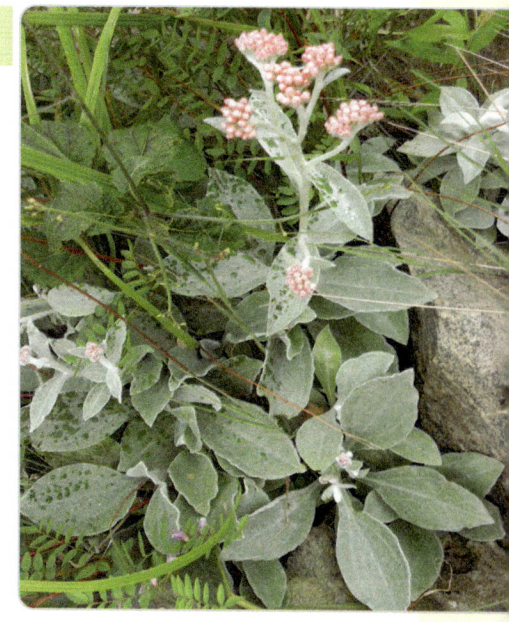

① 개화기에 채취하여 햇볕에 말린 다음 협잡물을 제거해서 건조한 곳에 저장한다.
② 효능/효과 : 화담, 지해, 거풍한의 효능이 있다. 해수시의 다담, 천식, 감기풍한, 잠두병, 근골동통, 백대, 옹양을 치료한다.
③ 용법/용량 : 6~15g을 달여서 복용한다. 혹은 가루를 만들거나 또는 술에 담가서 복용한다.

특징

떡쑥은 잎이 부옇게 털로 덮여 있고 쥐의 귀를 닮고 있으며, 꽃이 황색의 쌀알 같은 모양이라 누룩을 닮았다고 해서 서국초라 하는데 옛날에 이 풀로 떡을 만들어 먹어 떡쑥으로 불린다고 전한다.

114 뚜껑덩굴

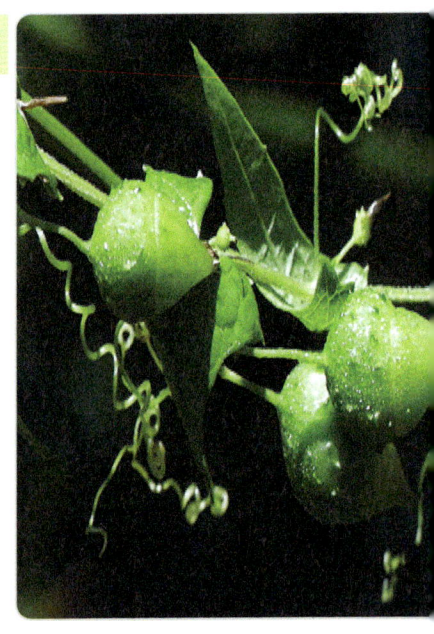

활용방안

- 잎 및 종자를 합자초(合子草)라 하며 약용한다.

① 10월경에 채취하여 햇볕에 말린다.
② 효능/효과 : 이뇨, 소종의 효능이 있다. 수종, 감적, 사교상을 치료한다.
③ 용법/용량 : 15-30g을 달여서 복용한다.
  외용 : 짓찧어서 붙이거나 달인 액(液)으로 훈세한다.

115 뚝갈

활용방안

- 어린 순을 나물로 한다.
- 뚝갈/마타리의 뿌리가 달린 전초(全草)는 패장(敗醬), 꽃대는 황굴화(黃屈花)라 하며 약용한다.

(1) 패장(敗醬)
① 여름에 채취하는데 전그루를 뽑아서 햇볕에 말린다.
② 효능/효과 : 청열, 해독, 배농파어의 효능이 있다. 충수염, 하리, 적백대하, 산후어체복통, 목적종통, 옹종개선을 치료한다.
③ 용법/용량 : 9~15g(생것은 60~120g)을 달여서 복용한다.
 외용 : 짓찧어서 붙인다.

(2) 황굴화(黃屈花)
꽃대로 월경불순을 치료한다. 3~6g을 술에 담가 복용한다.

116 띠

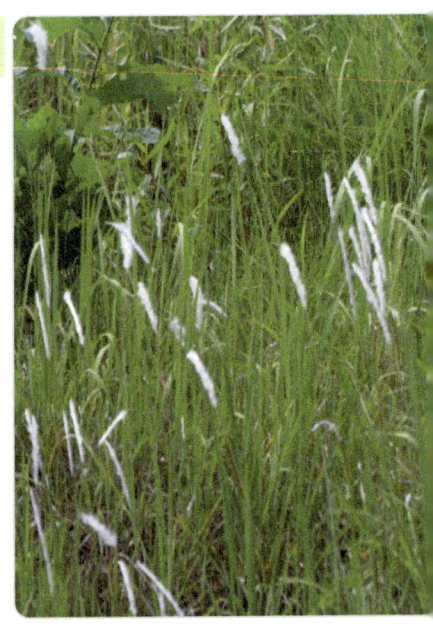

활용방안

- 화수는 단맛이 있어 먹을 수 있고 근경도 단맛이 있으므로 연한 것을 먹는다.
- 뿌리줄기는 백모근(白茅根), 처음나온 꽃차례는 백모침(白茅針), 잎은 백모엽(白茅葉), 화수는 백모화(白茅花)라 하며 약용한다.

(1) 백모근(白茅根)

① 봄, 가을에 채취하여 지상부분을 제거하고 깨끗하게 씻어 햇볕에 말린다.
② 효능/효과 : 양혈, 지혈, 청열, 이뇨의 효능이 있다. 열병번갈, 토혈, 비출혈, 폐열천식), 위열구토, 임병, 소변불통, 수종, 황달을 치료한다.
③ 용법/용량 : 9~15g(생것은 30~60g)을 달여 복용한다. 또 짓찧어서 즙을 내거나 가루로 복용한다.

(2) 백모침(白茅針)

① 효능/효과 : 지혈의 효능이 있다. 비출혈, 혈뇨, 대변하혈을 치료한다. 혈을 파하고 소갈을 치료 하며 악성창종에 주로 쓰인다. 신선한 것을 짓찧어 금창에 붙이면 지혈된다. 삶아 먹으면 비 출혈 및 폭하혈을 치료한다.

② 용법/용량 : 9~15g을 달여서 복용한다.

외용 : 짓찧어서 코를 막거나 환부에 붙인다.

(3) 백모엽(白茅葉)

① 연중 채취한다.

② 효능/효과 : 경락을 통하게 하는 효능이 있다. 풍습근골약과 배합하여 사용한다. 여성의 산후풍습통의 치유에는 노모초엽, 석창포, 진애엽을 달인 물로 씻는다.

(4) 백모화(白茅花)

① 4~5월에 꽃이 만개하기 전에 줄기째 따서 화수를 햇볕에 말린다.

② 효능/효과 : 지혈, 정통의 효능이 있다. 토혈, 비출혈, 도상, 구창을 치료한다.

③ 용법/용량 : 9~15g을 달여서 복용한다.

외용 : 습포하거나 코를 막는다.

117 마

활용방안

- 덩이줄기는 산약(山藥), 덩굴은 산약등(山藥藤), 살눈은 영여자(零餘子), 과실은 풍차아(風車兒)라 하며 약용한다.

(1) 산약(山藥)
① 11~12월에 채취한다.
② 효능/효과 : 자양, 강장, 강정, 지사약으로서 건비, 보폐, 보신, 익정의 효능이 있다. 식욕부진, 신체허약에서 오는 해수, 소갈, 유정, 대하, 빈뇨를 치료한다.
③ 용법/용량 : 9~18g을 달여서 복용하거나 또는 환제, 산제로 쓴다.
외용 : 생것은 짓찧어서 환부에 바른다.

(2) 산약등(山藥藤)
① 9~10월에 뿌리와 함께 채취해서 햇볕에 말린다.
② 효능/효과 : 피부습진, 단독을 치료한다
③ 용법/용량 : 전액으로 훈세하거나 짓찧어서 환부에 바른다.

118 마디풀

활용방안

- 어린 잎을 식용으로 한다.
- 전초(全草)를 편축(萹蓄)이라 하며 약용한다.

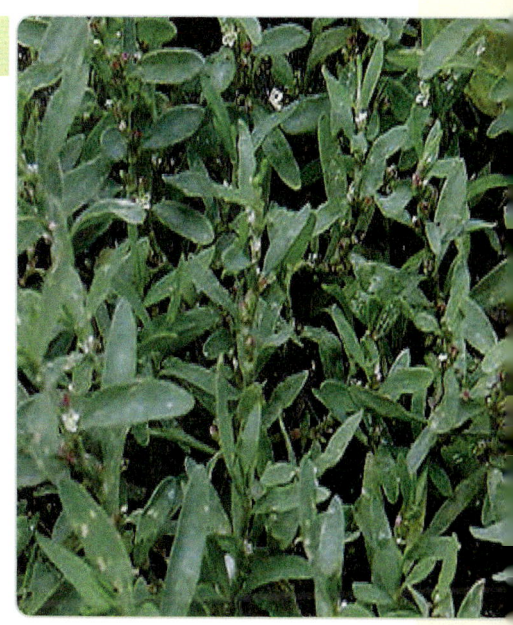

① 6~7월초(망종~소한) 개화시에 채취, 햇볕에 말린다.
② 약효 : 이뇨, 청열, 살충의 효능이 있다. 열림, 배뇨곤란, 황달, 여자음부의 소양증, 백대, 회충, 감적, 치창, 습진을 치료한다.
③ 용법/용량 : 6~9g을 달여서, 또는 짓찧어서 즙을 복용한다.
외용 : 짓찧어서 도포한다.

119 마름

활용방안

- 열매는 쪄서 먹거나 강장제로 약용한다.
- 마름/애기마름의 과육은 능(菱), 줄기는 능경(菱莖), 잎은 능엽(菱葉), 과병(果柄)은 능체(菱蒂), 과피(果皮)는 능각(菱殼), 과육의 전분은 능분(菱粉)이라 하며 약용한다.

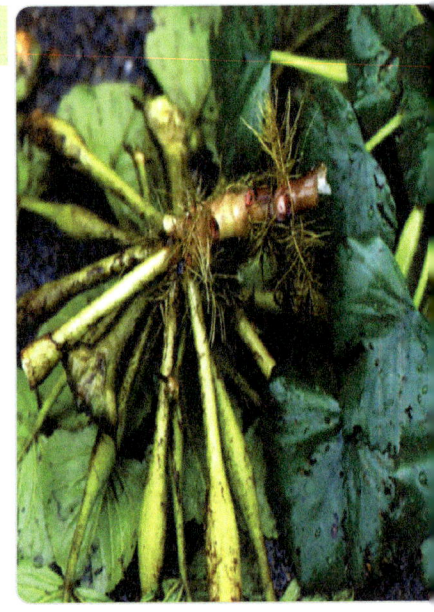

(1) 능(菱)

① 9~10월에 성숙한 과실을 채취한다.

② 효능/효과 : 생것을 먹으면 청서해열, 제번지갈하는 효능이 있다. 삶아 익혀서 먹으면 익기, 건비의 효능이 있다. 모든 요퇴근골통, 신체의 사지마비, 풍습입규증을 치료하고 열독, 주독, 사망독(조류의 전즙독)을 해독한다.

③ 용법/용량 : 생식하거나 삶아서 먹는다.

(2) 능경(菱莖)

① 줄기를 개화시에 채취한다.
② 약효 : 위궤양 및 다발성의 사마귀를 치료한다.
③ 용법/용량 : 신선 한 것 30-45g을 달여서 복용한다.
　외용 : 짓찧어서 붙이거나 문지른다.

(3) 능엽(菱葉)

① 효능/효과 : 잎을 햇볕에 말려서 분말로 하여 소아의 주마감(뇌부의 한에 의한 괴감)에 붙이고 소아의 두창을 다스리고 시력을 증강한다.
② 용법/용량 : 3~4.5g을 달여서 복용한다.
　외용 : 짓찧어서 고루 한다.

(4) 능체(菱蒂)

위궤양, 사마귀를 치료한다. 사마귀에는 환부에 능체를 선수로 1~2번 붙이면 자연히 떨어진다. 〈 외용〉 환부를 문지르거나 즙을 도포한다.

(5) 능각(菱殼)

① 약효 : 설사, 탈항, 치창, 정종, 천포창을 다스린다.
② 용법/용량 : 달여 복용 한다.
　외용 : 소존성을 분말로 하여 조합하여 붙인다.

(6) 능분(菱粉)

보비위, 청서, 익기, 해독, 강장의 효능 이 있다.

120 마편초

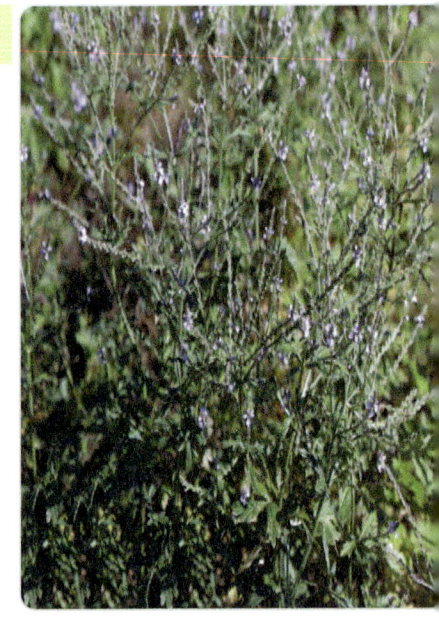

활용방안

- 전초(全草)를 마편초(馬鞭草)라 하며 약용한다.

① 전초 혹은 뿌리가 붙은 전초를 7~10월에 걸쳐 개화 시에 채취하여 햇볕에 말린다.
② 효능/효과 : 청열해독, 활혈, 거어, 이수, 소종의 효능이 있다. 외감발열, 습열황달, 수종, 이질, 말라리아, 디프테리아, 후비, 임병, 무월경, 징하, 옹종창독, 아감, 치근막염, 치주염을 치료한다.
③ 용법/용량 : 15~30g을 달여서 복용한다. (짓찧어 낸 즙으로 신선한 것은 30~60g). 환제, 산제로서 사용된다.
  외용 : 짓찧어 바르거나 액(液)으로 씻는다.

121 만년청

활용방안

- 뿌리 및 근경 만년청근(萬年青根), 잎은 만년청엽(萬年青葉), 꽃은 만년청화(萬年青花)라 하며 약용한다.

만년청근(萬年青根)

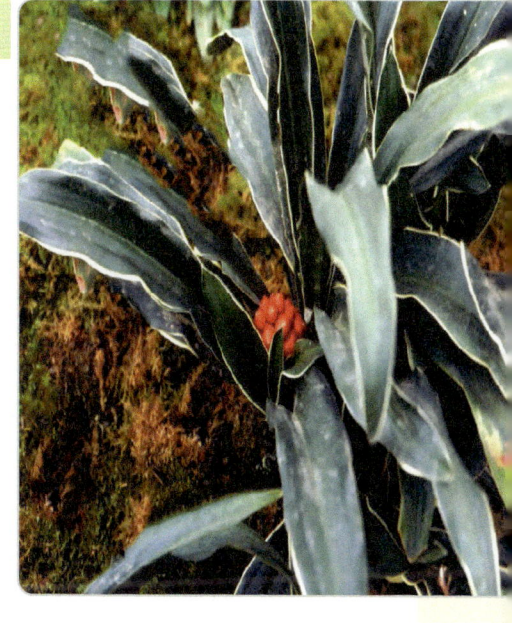

① 뿌리와 근경을 연중 채취하며 수염뿌리 등을 제거하고 깨끗이 씻어 햇볕 또는 불에 쬐어 말린다. 햇볕에 말린 것은 백색, 불에 쬐어 말린 것은 홍색인 것이 품질이 좋다고 한다.

② 효능/효과 : 강심이뇨, 청열해독, 지혈의 효능이 있다. 심력쇠갈, 인후종통, 디프테리아, 수종, 팽장, 객혈, 토혈, 정창, 단독, 뱀에 물렸을 때 등을 치료한다.

③ 용법/용량 : 3~9g(생것은 30~60g)을 달여 마시거나 분말로 또는 짓찧어서 생즙을 복용한다.

외용 : 짓찧어서 즙을 도포하거나 코를 막는다. 또 전액으로 훈세한다.

122 만리화

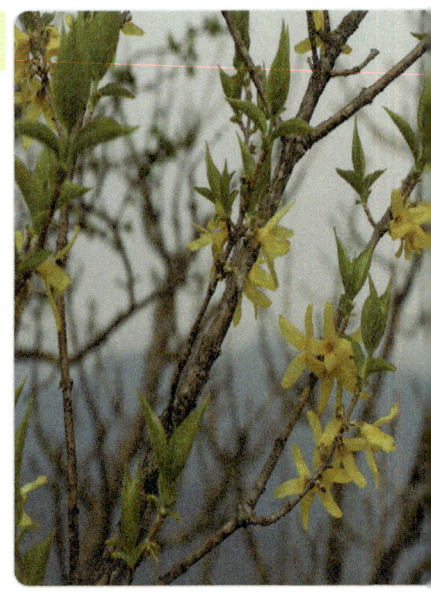

활용방안

- 만리화의 과실을 연교(連翹), 뿌리는 연교근(連翹根), 줄기잎은 연교경엽(連翹莖葉)이라 하며 약용한다.

(1) **연교(連翹)**
① 과실이 익기 시작할 때 채취하여 잘 쪄서 햇볕에 말린다. 또는 완숙한 과실은 채취하여 햇볕에 말린다.
② 효능/효과 : 청열, 해독, 산결, 소종의 효능이 있다. 온열, 단독, 성홍열등의 피부발진, 옹양종독, 나력, 소변임폐를 치료한다.
③ 용법/용량 : 9~15g을 달여서 복용한다. 또는 환제, 산제로 하여 쓴다.
  외용 : 달인 액(液)으로 씻는다.

(2) **연교근(連翹根)**
Typhus에 의한 열로 신체가 황색으로 되기 시작하는 증상을 치료한다.

(3) **연교경엽(連翹莖葉)**
심폐의 적열을 치료한다.

123 만삼

활용방안

- 뿌리를 식용으로 한다.
- 뿌리를 만삼(蔓蔘)이라 하며 약용한다.

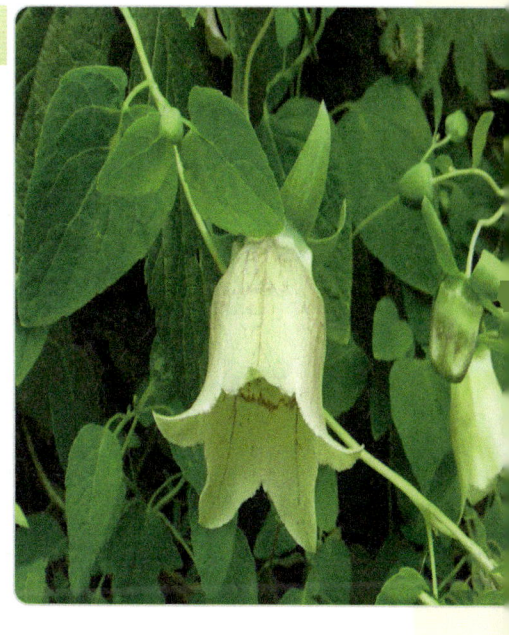

① 가을에 지상부분을 제거하고 흙을 깨끗이 씻어서 햇볕에 말린다.
② 효능/효과 : 보중, 익기, 생진액의 효능이 있다. 비위허약, 기혈양휴, 피로권태, 식욕부진, 구갈, 정신불안, 폐허해수, 번갈, 오랜 설사, 탈항을 치료한다.
③ 용법/용량 : 10~15g, 대량으로는 30~60g을 달여서 복용한다. 혹은 바짝 졸여서 고제로 하던가 환제, 산제로 해서 복용한다.

124 만수국

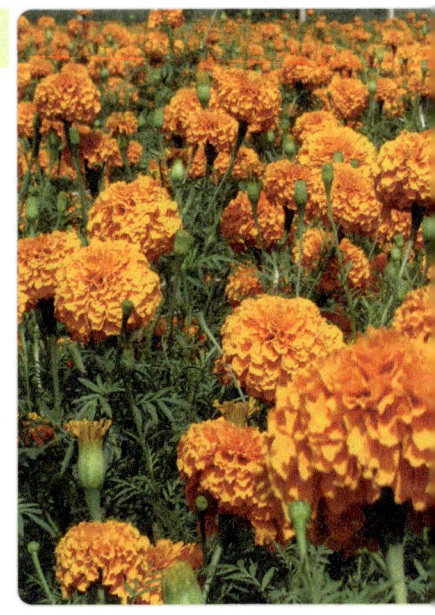

활용방안

- 꽃차례는 만수국(萬壽菊), 잎은 만수국엽(萬壽菊葉)이라 하며 약용한다.

(1) 만수국(萬壽菊)
① 여름과 가을에 채취한다.
② 효능/효과 : 평간, 청열, 거풍, 화담의 효능이 있다. 급성결막염, 소아경풍, 감기해수, 백일해, 급성유선염, 유행성이하선염을 치료한다.
③ 용법/용량 : 3~10g을 달여서 복용한다.
　외용 : 달인 액(液)으로 훈세한다.

(2) 만수국엽(萬壽菊葉)
① 여름과 가을에 채취하여 선선한 것을 사용하던가 햇볕에 말려서 사용한다
② 효능/효과 : 옹, 창, 무명종독을 치료한다.
③ 용법/용량 : 5~10g을 달여서 복용한다.

125 말냉이

활용방안

- 전초(全草)는 석명(菥蓂), 씨는 석명자(菥蓂子)라 하며 약용한다.

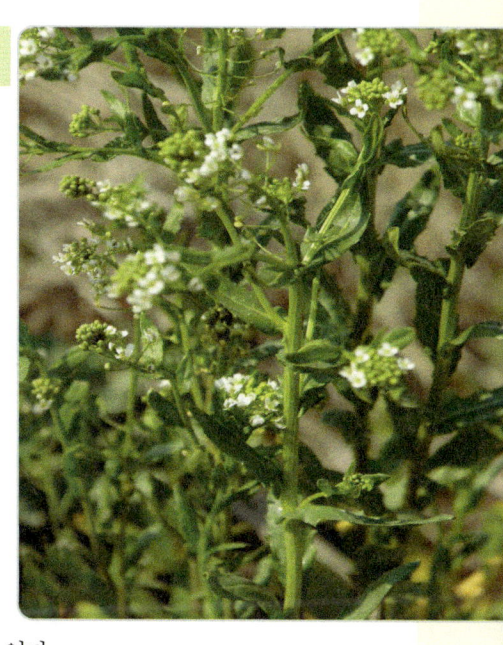

(1) **석명**(菥蓂)
① 5~6월 과실이 성숙하였을 때 채취하여 햇볕에 말린다.
② 효능/효과 : 신염, 자궁내막염을 치료한다. 화중, 익기, 이간, 명목의 효능도 있다.
③ 용법/용량 : 15~30g을 달여서 복용한다.

(2) **석명자**(菥蓂子)
① 5~6월에 과실이 성숙하였을 때 종자를 따서 체로 쳐서 불순물을 제거한 다음 햇볕에 말려서 보관한다.
② 효능/효과 : 명목, 제비, 보오장의 효능이 있다. 목적종통, 유루, 심복요통을 치료한다.
③ 용법/용량 : 4.5~9g을 달여서 복용하여 곱게 가루 내어 점안한다.

126 매듭풀

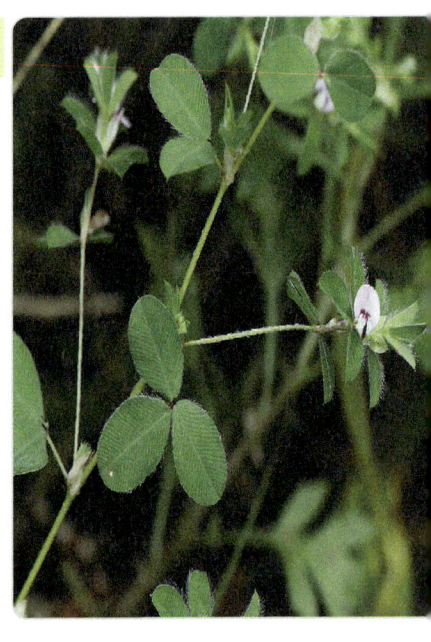

활용방안

- 매듭풀/둥근매듭풀의 전초를 계안초(鷄眼草)라 하며 약용한다.

① 7~8월에 채취하여 신선한 것으로 쓰거나 햇볕에 말린다.
② 효능/효과 : 청열, 해독, 건비, 이습의 효능이 있다. 감모발열, 서습토사, 말라리아, 이질, 전염성간염, 열림, 백탁을 치료한다.
③ 용법/용량 : 9~15g을 달여서 복용한다.
   외용 : 짓찧어서 붙이거나 유액을 바른다.

127 매자기

활용방안

- 뿌리줄기를 형삼릉(荊三稜)이라 하며 약용한다.

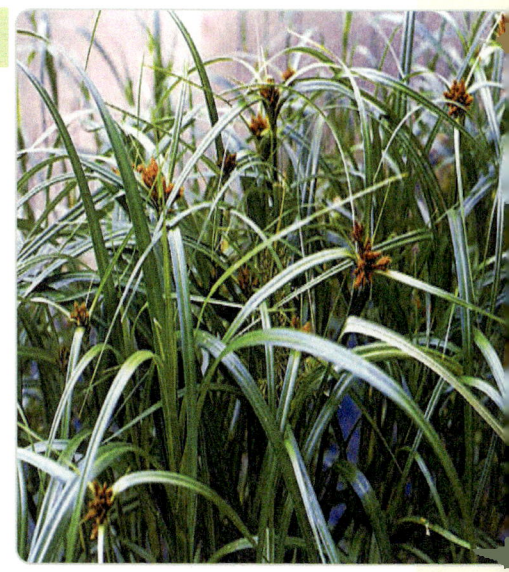

① 가을에 채취해서 외피를 제거한 후 햇볕에 말려 사용하거나 초초(醋炒)하여 사용한다.
② 효능/효과 : 파혈, 지통, 소적, 행기의 효능이 있다. 어혈동통, 월경불순, 혈운, 기혈체, 기장만, 심복통, 산후복통, 적취를 치료한다.
③ 용법/용량 : 1일 6~15g을 달여서 복용하거나 환제 또는 산제로 복용한다.

128 맥문동

활용방안

- 덩이뿌리를 맥문동(麥門冬)이라 하며 약용한다.

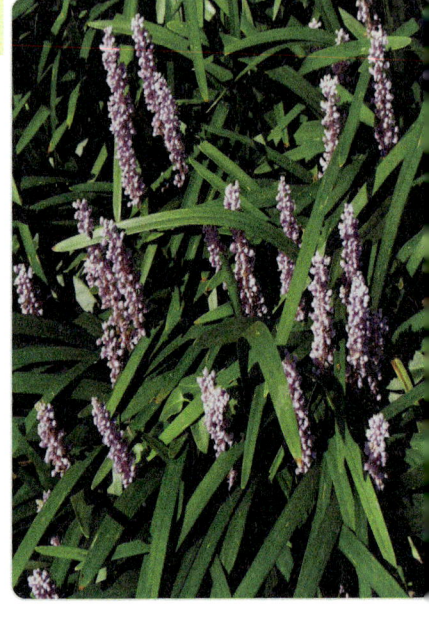

① 재배된 맥문동은 2~3년째의 5월 상순에 캐내고 야생은 4월 상순부터 캔다. 덩이뿌리만 잘라내어 깨끗이 씻어 3~4일간 햇볕에 말린 다음 통풍이 잘 되는 곳에 쌓아서 수분을 증발시킨다.

② 효능/효과 : 양음윤폐, 청심제번, 양위생진의 효능이 있다. 폐조로 인한 건해, 토혈, 객혈, 폐위, 폐옹, 허로로 인한 번열, 소갈, 열병으로 인한 진상, 인건구조, 변비를 치료한다.

③ 용법/용량 : 6~12g을 달여 복용한다. 또는 환제, 산제로 복용한다.

129 맨드라미

활용방안

- 꽃차례는 계관화(鷄冠花), 줄기잎은 계관묘(鷄冠苗), 씨는 계관자(鷄冠子)라 하며 약용한다.

(1) 계관화(鷄冠花)
① 9~10월에 꽃차례가 충분히 크고 종자가 성숙한 때에 화서를 잘라서 햇볕에 말린 후 종자와 분리한다.
② 효능/효과 : 양혈, 지혈, 치루로 인한 하혈, 적백리, 토혈, 객혈, 혈림, 부녀붕중, 적백대하를 치료한다.
③ 용법/용량 : 4.5~9g을 달여 복용한다. 또는 환제, 산제로 복용한다.
   외용 : 전액으로 환부를 훈세한다.

(2) 계관묘(鷄冠苗)
① 효능/효과 : 치창, 이질, 토혈, 비출혈, 혈붕, 담마진을 치료한다.
② 용법/용량 : 9~15g을 달여 복용한다.
   외용 : 전액으로 씻거나 짓찧어서 붙인다.

130 머위

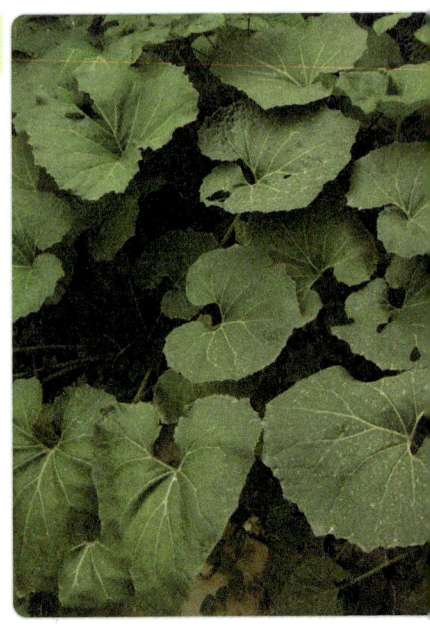

활용방안

- 삶아서 물에 담그어 아릿맛을 우려낸 후 껍질을 벗겨 간을 해서 먹는다.
- 뿌리줄기를 봉두채(蜂斗菜)라 하며 약용한다.

① 여름과 가을에 뿌리채 뽑아서 신선한 채로 또는 햇볕에 말려서 사용한다.
② 효능/효과 : 해독, 거어혈의 효능이 있다. 편도선염, 옹종정독, 독사교상을 치료한다. 또 소종, 지통, 해독하고 타박상을 치료한다.
③ 용법/용량 : 10~15g을 달이던가 또는 짓찧어 낸 즙을 복용한다.
 외용 : 짓찧어서 바른다. 또는 짓찧어 낸 즙으로 양치질한다.

131 멍석딸기

활용방안

- 전초는 호전표(薅田藨), 뿌리는 호전표근(薅田藨根)이라 하며 약용한다.

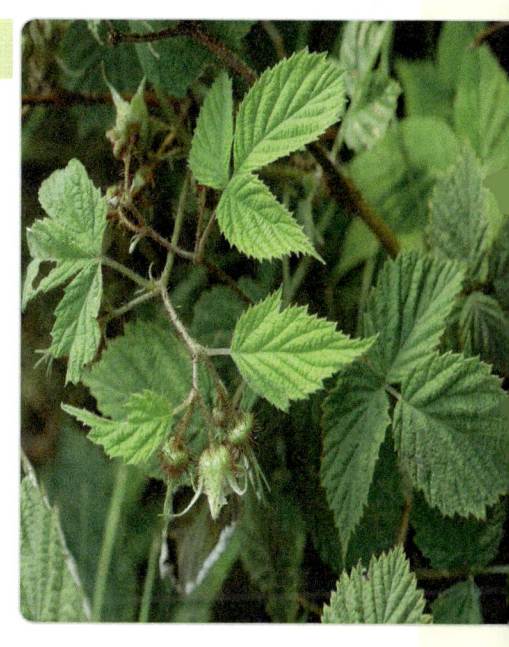

(1) 호전표(薅田藨)

① 7~8월에 전초를 베어서 작은 다발을 만들어서 햇볕에 말린다.
② 효능/효과 : 산어, 지통, 해독, 살충의 효능이 있다. 토혈, 타박도상, 산후어체복통, 이질, 치창, 개창, 나력을 치료한다.
③ 용법/용량 : 9~18g을 달여서 복용하거나 술에 담가 복용한다.
  외용 : 짓찧어서 붙이거나 분말을 만들어서 살포한다.

(2) 호전표근(薅田藨根)

① 효능/효과 : 청열, 해독, 거풍, 이습, 활혈, 소종, 인후종통, 간염, 류머티성 비통, 신염부종, 요로감염, 결석, 해혈, 토혈, 자궁의 이상출혈, 타박상을 치료한다.
② 용법/용량 : 6~15g을 달여서 복용하거나 또는 술에 담가 복용한다.

132 메귀리

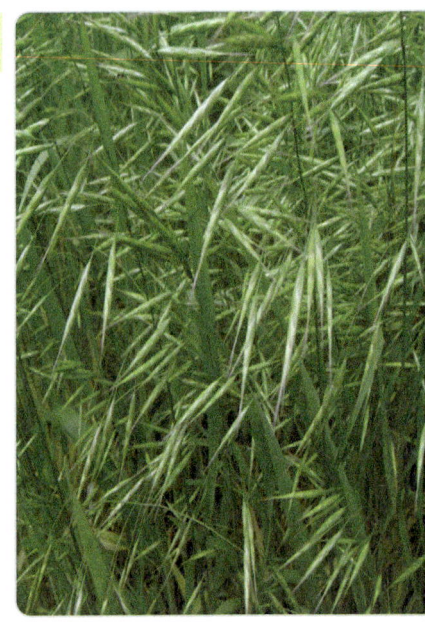

활용방안

- 열매를 식용으로 한다.
- 줄기와 잎은 연맥초(燕麥草), 씨는 야맥자(野麥子)라고 하며 약용한다.

(1) 연맥초(燕麥草)
① 결실 전에 채취하여 수염뿌리 등을 제거하고 햇볕에 말린다.
② 효능/효과 : 허손을 보하는 효능이 있다. 토혈, 도한 및 부녀의 홍붕을 치료한다.
③ 용법/용량 : 15~30g을 달여서 복용한다.

(2) 야맥자(野麥子)
① 효능/효과 : 온보의 효능이 있다. 허한을 치료한다.
② 용법/용량 : 12~20g을 달여서 복용한다.

133 메꽃

활용방안

- 메꽃/큰메꽃의 뿌리 및 전초는 구구앙(狗狗秧), 꽃은 선화(旋花), 뿌리는 선화근(旋花根), 줄기잎은 선화묘(旋花苗)라 하며 약용한다.

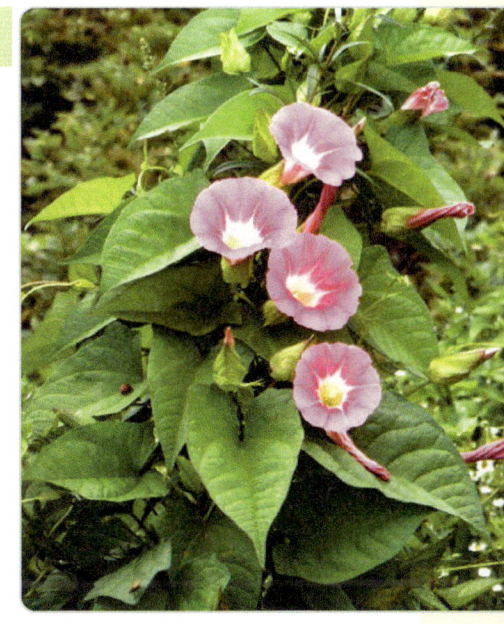

(1) 구구앙(狗狗秧)
① 여름, 가을에 걸쳐 뿌리채 뽑아 잘라서 햇볕에 말린다.
② 효능/효과 : 청열, 자음, 강압, 이뇨의 효능이 있다. 근경은 건위, 강장, 소화불량, 당뇨병을 치료하고, 골절이나 창상의 유착을 촉진할수 있다.
③ 용법/용량 : 15-30g을 달여서 복용한다.

(2) 선화근(旋花根)
① 3월이나 9월에 채취하여 햇볕에 말린다.
② 효능/효과 : 이뇨, 단독, 금창, 소아열독을 치료한다. 달여서 복용하며 짓찧어서 즙을 내어 마신다.

134 며느리밑씻개

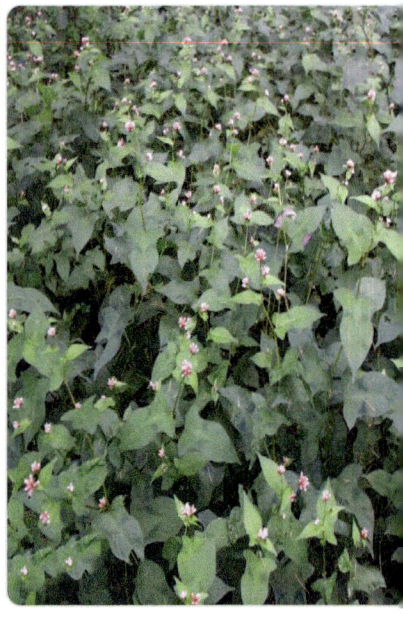

활용방안

- 어린 잎을 식용으로 한다.
- 전초(全草)를 낭인(廊茵)이라 하며 약용한다.

① 여름, 가을에 채취하여 햇볕에 말린다.
② 효능/효과 : 행혈산어, 소종해독의 효능이 있다. 사두창, 옹절, 영아의 태독, 자궁하수, 위통, 사교상, 타박상, 습진 조양통, 외치내치를 치료한다.
③ 용법/용량 : 30~60g을 달이거나 분말로 1.5~3g씩 복용한다.
  외용 : 짓찧어서 붙이거나 전액으로 씻는다. 분말을 고루 바른다.

135 며느리배꼽

활용방안

- 어린 잎을 식용으로 하며 신맛이 있다.
- 전초는 강판귀(扛板歸), 뿌리는 강판귀근(扛板歸根)이라 하며 약용한다.

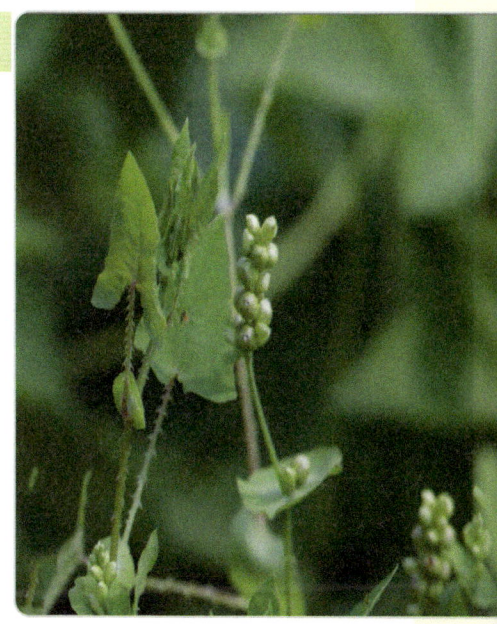

강판귀(扛板歸)

① 가을에 채취하여 깨끗이 씻어 햇볕에 말리거나 생것으로 쓴다.
② 효능/효과 : 이수, 소종, 청열, 활혈, 해독의 효능이 있다. 수종, 황달, 하리, 말라리아, 이질, 백일해, 임탁, 단독, 나력, 습진, 개선을 치료한다.
③ 용법/용량 : 9~15g(생것은 25~50g)을 달여 복용한다.
  외용 : 짓찧어서 환처에 붙이거나 분말로 고루 바른다. 또는 전액으로 씻는다.

136 명아주

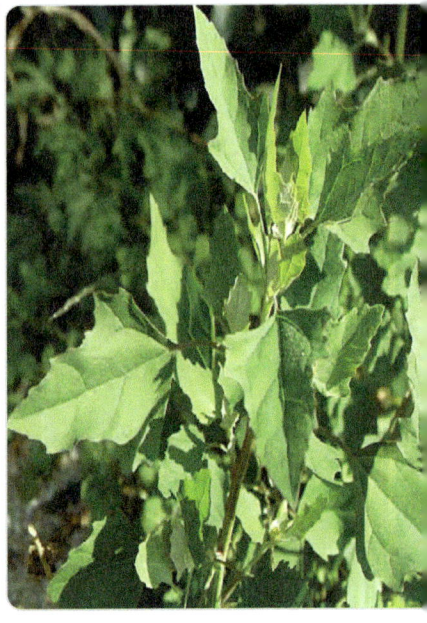

활용방안

- 어린 것을 나물로 먹는다.
- 전초를 여(藜)라 하며 약용한다.

① 어린 전초를 5~6월 화수가 나기 전 채취하여 햇볕에 말리거나 신선한 것 그대로 사용한다.
② 효능/효과 : 지사, 건위, 강장약으로 청열, 이습, 살충의 효능이 있다. 이질, 하리, 습진, 양진, 독충에 의한 교상을 치료한다.
③ 용법/용량 : 15~30g을 달여 복용한다.
  외용 : 전액으로 김을 쐬면서 씻거나 또는 짓찧어서 붙이거나 전액으로 환부를 씻는다.

137 모시대

활용방안

- 뿌리는 제니(薺苨), 꽃대와 잎은 제니묘(薺苨苗)라 하며 약용한다.

(1) 제니(薺苨)
① 효능/효과 : 청열, 해독, 소담의 효능이 있다. 조해, 후통, 소갈, 정창종독을 치료한다.
② 용법/용량 : 3~10g을 달여서 복용한다. 또는 가루를 만들거나 환제로 해서 사용한다.
외용 : 분말을 만들어 고루 바르던가 짓찧어서 바른다.

(2) 제니묘(薺苨苗)
① 효능/효과 : 복장의 풍옹, 해수로 인한 상기를 다스리며 고독(충독으로 인한 복통), 안면의 청황, 임로골립에는 끓인 액을 음용한다.
② 용법/용량 : 3~10g을 달여서 복용한다.

138 모시풀

활용방안

- 뿌리는 저마근(苧麻根), 껍질은 저마피(苧麻皮), 잎은 저마엽(苧麻葉), 꽃은 저마화(苧麻花)라 하며 약용한다.

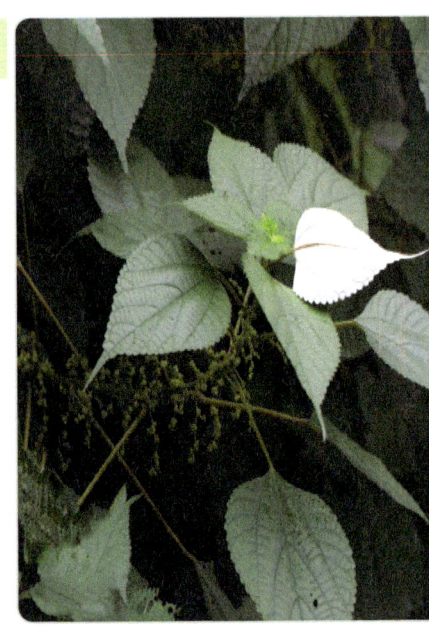

(1) 저마근(苧麻根)
① 겨울에서 이듬해 봄 사이에 캐어 지상경과 진흙을 제거하여 햇볕에 말린다.
② 효능/효과 : 청열, 지혈, 해독, 산어의 효능이 있다. 열병, 대갈, 대광, 혈림, 배뇨곤란, 토혈, 하혈, 적백대하, 단독, 옹종, 타박상, 사교상 및 독충교상을 치료한다.
③ 용법/용량 : 4.5~9g을 달여서 복용하거나 짓찧어 즙을 내어 복용한다.
외용 : 짓찧어서 붙이거나 전액으로 씻는다.

(2) 저마피(苧麻皮)
① 효능/효과 : 청열, 지혈, 이소변, 산어의 효능이 있다. 어혈, 심번, 요

폐, 항문종통, 혈림, 창상출혈을 치료한다.
② 용법/용량 : 4.5~9g을 달여서 복용한다.
외용 : 짓찧어서 붙인다.

(3) 저마엽(苧麻葉)
① 효능/효과 : 양혈, 지혈, 산어의 효능이 있다. 객혈, 토혈, 혈림, 혈뇨, 항문종통, 적백대하, 타박에 의한 어혈, 창상출혈, 급성유선염, 단독을 치료한다.
② 용법/용량 : 15~30g을 달여서 복용하거나 또는 분말로 짓찧어서 즙을 내어 복용한다.
외용 : 짓찧어서 붙이거나 분말을 살포한다.

(4) 저마화(苧麻花)
① 효능/효과 : 청심, 이장위, 산어의 효능이 있다. 마진을 치료한다.
② 용법/용량 : 4.5~9g을 달여서 복용한다.

139 목향

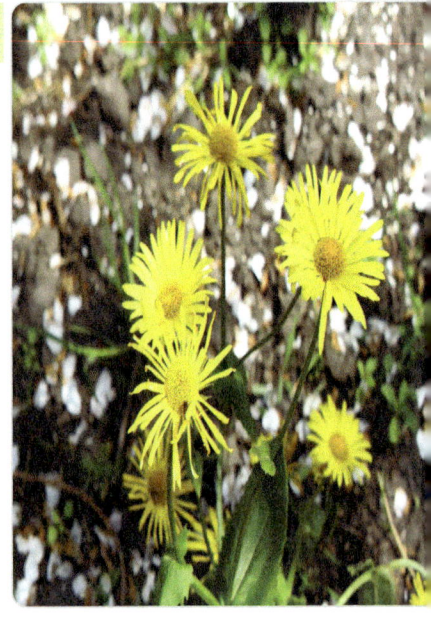

활용방안

- 직물 사이에 넣으면 방충의 효과가 있고, 중요한 향료의 원료로도 쓰인다.
- 뿌리를 토목향(土木香)이라 하며 약용한다.

① 상강(霜降) 후 잎이 말랐을 때 뿌리를 채취하고, 줄기잎, 수염뿌리 및 진흙을 제거해서 가지런히 자르고 굵은 것은 길이로 째서 햇볕에 말린다.
② 효능/효과 : 건비, 화위, 행기, 지통의 효능이 있다. 흉복창만동통, 구토, 수양성하리, 이질, 회충구제, 말라리아를 치료한다.
③ 용법/용량 : 3~10g을 달이던가 환제, 산제로 해서 복용한다.

140 무릇

활용방안

- 어린 잎은 끓는 물에 데쳐서 아린 맛을 우려낸 뒤 나물로 이용한다.
- 비늘줄기 또는 전초를 면조아(綿棗兒)라 하며 약용한다.

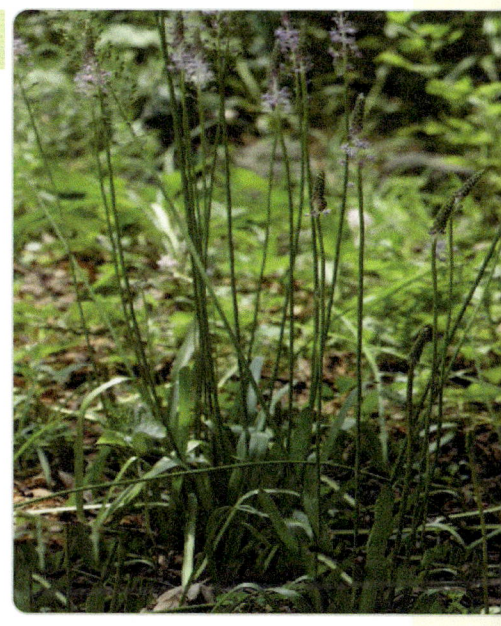

① 개화기에 채취하여 생용하거나 햇볕에 말린다.
② 효능/효과 : 활혈, 해독, 소종, 지통의 효능이 있다.
  유옹, 장옹, 타박상, 요퇴통, 근골통, 옹저를 치료한다.
③ 용법/용량 : 3~9g을 달여서 복용한다.
  외용 : 짓찧어서 바른다.

141 문모초

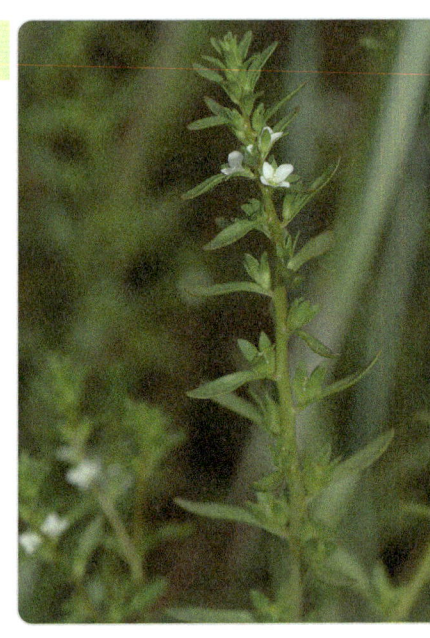

활용방안

- 뿌리를 포함한 전초(全草)를 접골선도(接骨仙桃)라 하며 약용한다.

① 봄과 여름에 채취해서 전체를 햇볕에 말리거나, 쪄서 햇볕에 말려서 과실 속의 기생충을 살충하고 건조시켜서 보존한다.

② 효능/효과 : 활혈, 지혈, 청폐열, 화간위의 효능이 있다. 타박상, 비출혈, 인후종통, 간위기통, 산통, 생리통을 치료한다.

③ 용법/용량 : 15~30g을 달여서 복용하거나 또는 가루를 만들거나 짓찧어서 즙을 낸다.

외용 : 짓찧어서 바르던가 달인 액(液)으로 씻는다.

142 물달개비

활용방안

- 전초를 압설초(鴨舌草)라 하며 약용한다.

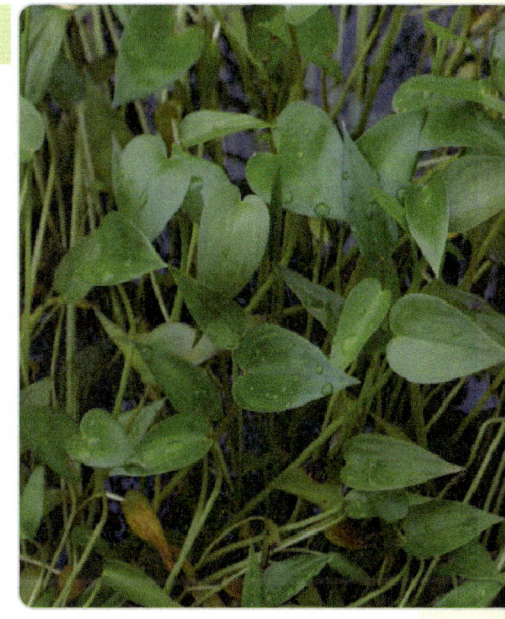

① 여름, 가을에 채취하여 햇볕에 말린다.
② 효능/효과 : 청열, 해독하는 효능이 있다. 이질, 장염, 급성편도선염, 치간농종, 단독, 정창 등을 치료한다.
③ 용법/용량 : 15~24g(생것은 30~60g)을 달여 복용하거나 생즙을 내어 복용한다.

외용 : 짓찧어 도포 하거나 분말하여 살포한다.

143 물매화

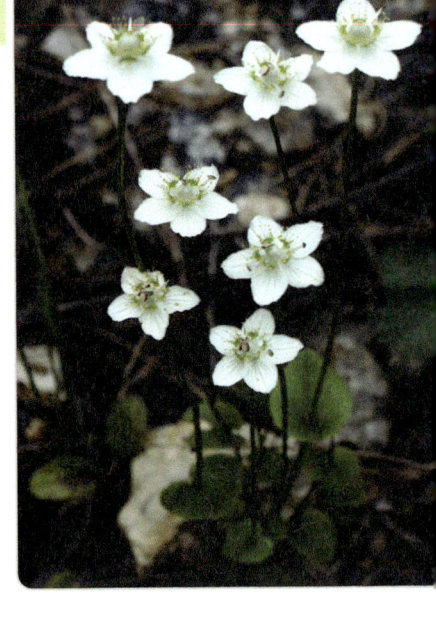

활용방안

- 습지의 정원에 심어 관상한다.
- 전초를 매화초(梅花草)라 하며 약용한다.

① 여름철 개화시에 채취하여 햇볕에 말린다.
② 효능/효과 : 청열, 양혈, 소종, 해독의 효능이 있다. 황달형간염, 동맥염, 창옹종을 치료한다.
③ 용법/용량 : 3~9g을 달여서 복용하거나 분말, 산제로 복용한다.

144 물싸리

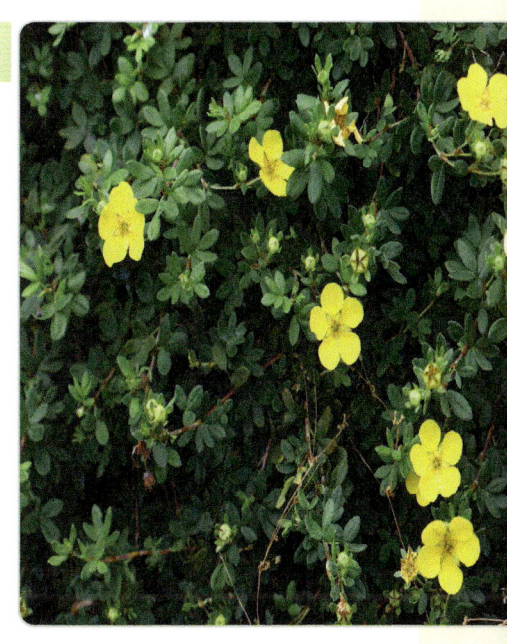

활용방안

- 잎을 약왕다(藥王茶), 꽃은 금로매화(金老梅花)라 하며 약용한다.

(1) 약왕다(藥王茶)
① 여름에 잎을 채취하여 깨끗하게 씻어서 햇볕에 말린다.
② 효능/효과 : 청서열, 익뇌, 청심, 조경, 건위의 효능이 있다. 서기에 의한 현운, 양목불청, 위기불화, 식체, 월경불순을 치료한다.
③ 용법/용량 : 6~9g을 달여 복용한다.

(2) 금로매화(金老梅花)
① 6~7월에 꽃을 채취하여 그늘에서 건조한다.
② 효능/효과 : 소화불량, 부종, 적백대하, 유선염을 치료한다.

145 물쑥

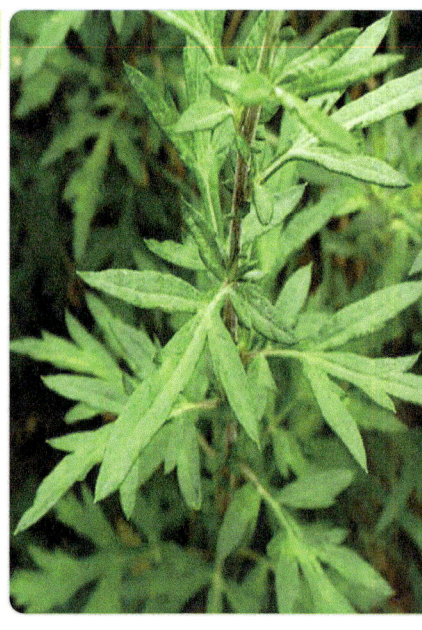

활용방안

- 이른봄 어린순과 근경을 나물로 한다.
- 전초 유기노(劉寄奴)라 하며 약용한다.

① 8월경에 개화했을 때 뿌리채 뽑아서 햇볕에 말린 다음 뿌리와 흙을 제거하고 다발로 묶는다.
② 효능/효과 : 파혈, 통경, 소창종의 효능이 있다. 월경폐지에 의한 징하, 흉복창통, 산후혈어, 타박상, 금창출혈, 옹독 흔종을 치료한다.
③ 용법/용량 : 5~10g을 달여서 복용한다. 혹은 산제로 해서 사용한다.
외용 : 짓찧어서 바르던가 가루를 만들어 살포한다.

146 물옥잠

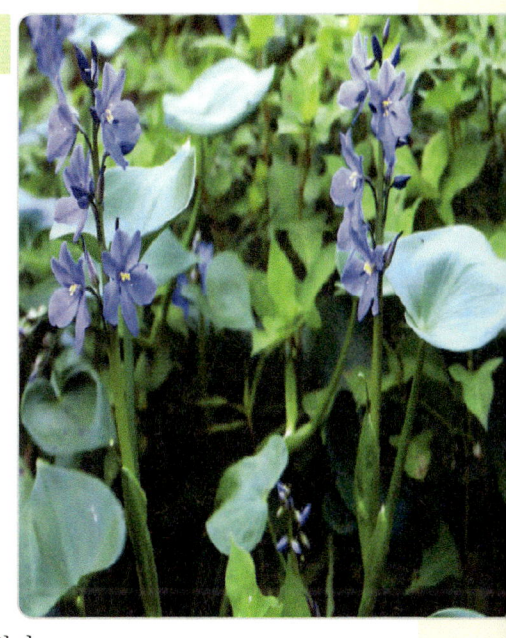

활용방안

- 전초를 우구(雨韭)라고 하며 약용한다.

① 가을에 채취하여 불순물을 제거하고 햇볕에 말린다.
② 효능/효과 : 청열, 거습, 정천, 해독의 효능이 있다. 거습의 효과는 인진과 같다. 정독을 소산하고 치병을 소거하고 눈을 맑게 한다.
③ 용법/용량 : 6~9g을 달여 복용한다. 소아의 고열, 해수의 치료에는 우구 8g을 달여서 1일 2회 복용한다.
외용 : 짓찧어서 환부에 도포하거나 분말로 하여 살포한다.

147 미나리

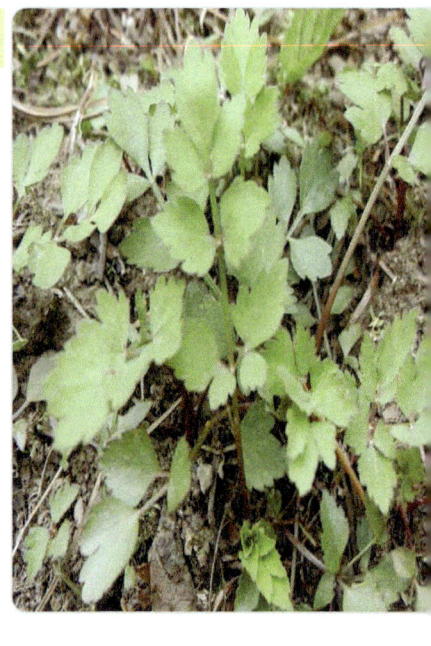

활용방안

- 전초는 수근(水芹) 수염뿌리, 꽃은 근화(芹花)라 하며 약용한다.

(1) 수근(水芹)
① 9~10월에 지상부를 베어서 햇볕에 말린다.
② 효능/효과 : 청열, 이수의 효능이 있다. 폭열번갈, 황달, 수종, 임병, 대하, 나력, 유행성이하선염, 류머티즘신경통을 치료한다.
③ 용법/용량 : 30~60g을 달여서 복용한다. 또는 생즙을 내어서 복용한다.
   외용 : 짓찧어서 도포한다.

(2) 근화(芹花)
① 효능/효과 : 맥일(얼굴이 붓고 모혈에서 출혈되는 병)을 치료한다.
② 용법/용량 : 6-9g을 달여서 복용한다.

148 미나리아재비

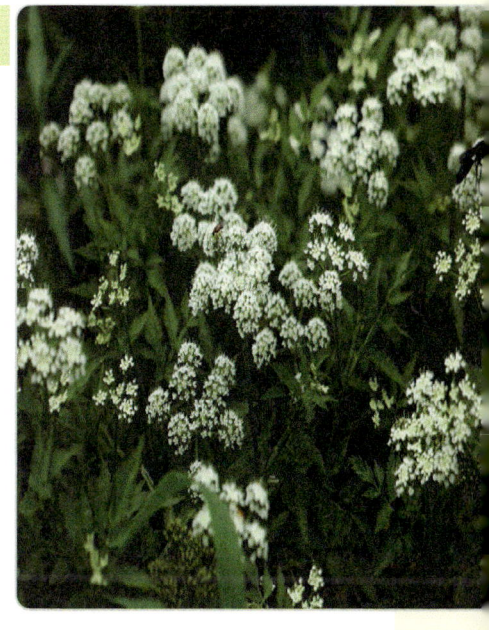

활용방안

- 독성이 있으나 잎을 생약으로 사용하기도 하며 어릴 때는 식용으로도 한다.
- 전초 및 뿌리를 모간(毛茛)이라 하며 약용한다.

① 여름, 가을에 채취하여 생것 그대로 사용한다.
② 효능/효과 : 말라리아, 황달, 편두통, 위통, 류머티성 관절염, 관절결핵, 골결핵, 기관지천식, 슬관절결핵, 옹종, 악창, 개선, 치통, 결막염 등을 치료한다.
③ 외용 : 짓찧어서 환부에 붙이거나 전액으로 씻는다. 수포가 생기지 않도록 주의해야 한다.

149 미역취

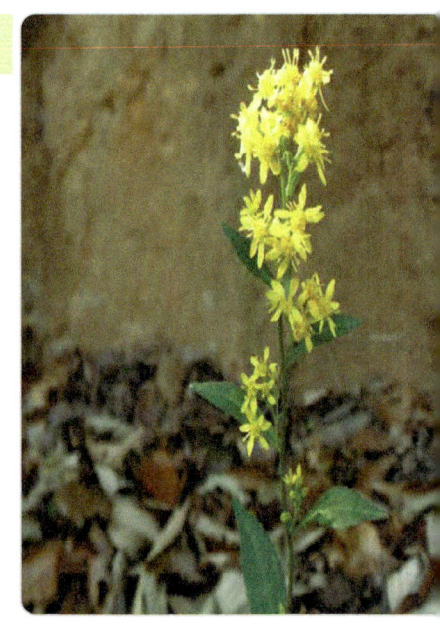

활용방안

- 어린 순을 나물로 한다.
- 산미역취/미역취/미국미역취의 전초 혹은 뿌리가 달린 전초를 일지황화(一枝黃花)라 하며 약용한다.

① 여름과 가을 개화시에 채취한다.
② 효능/효과 : 소풍, 청열, 소종, 해독의 효능이 있다.
감기두통, 인후종통, 황달, 백일해, 소아의 경련, 타박상, 옹종발배(등에 생기는 종기), 손바닥의 진균증을 치료한다.
③ 용법/용량 : 10~15g(생것이면 20~30g)을 달여서 복용한다.
외용 : 짓찧어서 바르던가 또는 달인 액(液)으로 씻는다.

150 미치광이풀

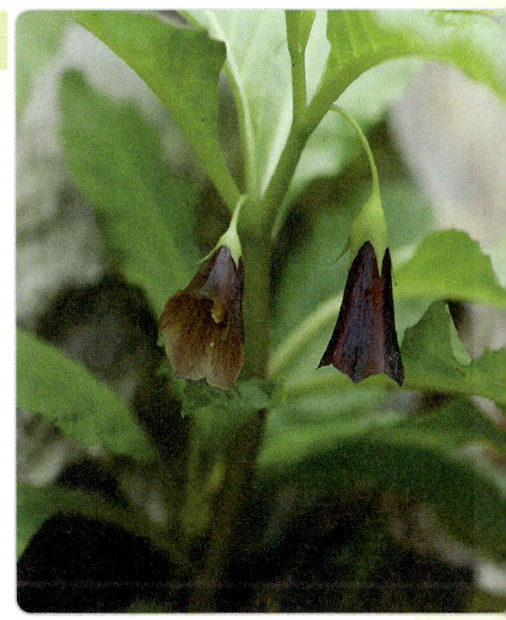

활용방안

- 어린 순은 데쳐서 나물로도 먹는다.
- 뿌리줄기를 동랑탕(东茛菪)이라 하며 약용한다.

① 봄, 가을에 채취하여 깨끗이 씻어 햇볕에 말린다.
② 효능/효과 : 해경, 진통, 수한, 삽장의 효능이 있다. 각종 동통, 정신광조, 주독에 의한 떨림, 옹창종독, 탄저, 외상출혈을 치료한다.
③ 용법/용량 : 0.3~1g을 가루로 만들어 술과 함께 복용한다.
  외용 : 달여서 씻거나, 가루를 만들어 골고루 바르거나 또는 바르고 스며들게 문지른다. 체선에는 약을 문질러 스며들게 바른다.

151 민들레

활용방안

- 어린 잎을 나물로 한다.
- 민들레 및 동속 근연식물의 뿌리가 달린 전초를 포공영(蒲公英)이라 하며 약용한다.

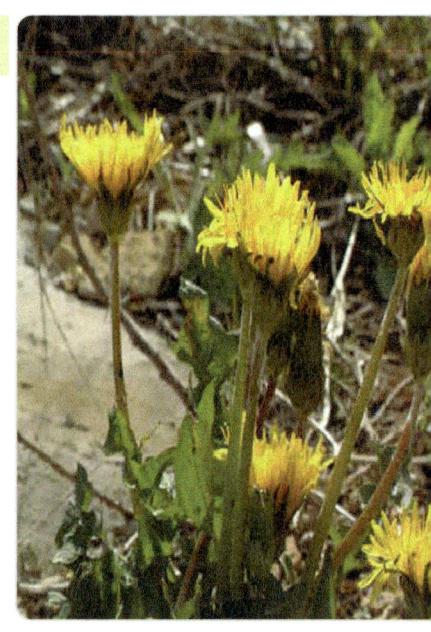

① 봄과 여름에 꽃이 피기 전이나 후에 뿌리째 뽑아 흙을 털고 깨끗이 씻어서 햇볕에 말린다.
② 효능/효과 : 청열, 해독, 이뇨, 산결의 효능이 있다. 급성유선염, 임파선염, 나력, 정독창종, 급성결막염, 감기발열, 급성편도선염, 급성기관지염, 위염, 간염, 담낭염, 요로감염을 치료한다.
③ 용법/용량 : 10~30g(대량투여 할 경우는 60g)을 달여서 복용한다. 또 짓찧어 낸 즙을 복용하던가 산제로 해서 복용한다.
외용 : 짓찧어서 바른다.

152 민솜대

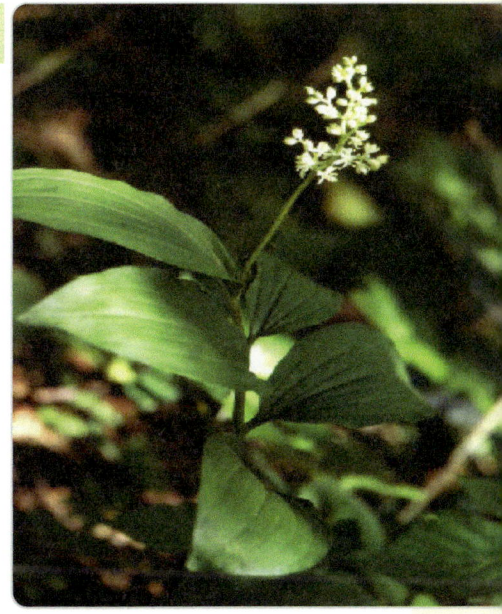

활용방안

- 어린 순을 나물로 한다.
- 민솜대/자주솜대/풀솜대 뿌리줄기 및 뿌리를 녹약(鹿藥)이라 하며 약용한다.

① 가을에 채취하여 햇볕에 말린다.
② 효능/효과 : 보기, 익신, 거풍, 제습, 활혈, 조경의 효능이 있다. 노상, 편,정두통, 풍습에 의한 동통, 타박상, 화농성 유선염, 월경불순을 치료한다.
③ 용법/용량 : 9~15g을 달이거나 또는 술에 담가 복용한다.
   외용 : 짓찧어서 즙으로 바른다. 또는 뜨겁게 하여 환부에 댄다.

153 밀나물

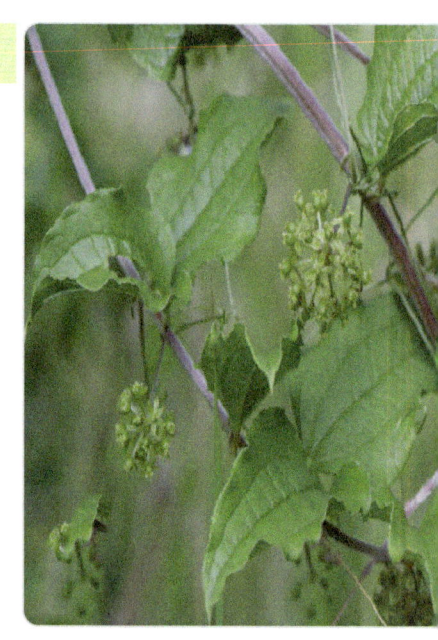

활용방안

- 어린 순이나 연한 줄기와 꽃봉오리 등을 식용한다.
- 뿌리줄기 및 뿌리를 우미채(牛尾菜)라 하며 약용한다.

① 6~8월에 채취하여 깨끗하게 씻어서 햇볕에 말린다.
② 효능/효과 : 보기, 활혈, 통락의 효능이 있다. 기허부종, 근골동통, 편마비, 두훈두통, 해수토혈, 골결핵, 백대를 치료한다.
③ 용법/용량 : 6~12g을 달여 마시거나 또는 술에 담가 복용한다. 육과 같이 약한 불에 고아서 먹는다.
    외용 : 짓찧어서 환부에 붙인다.

154 바디나물

활용방안

- 어린 순은 식용으로 사용한다.
- 뿌리를 전호(前胡)라 하며 약용한다.

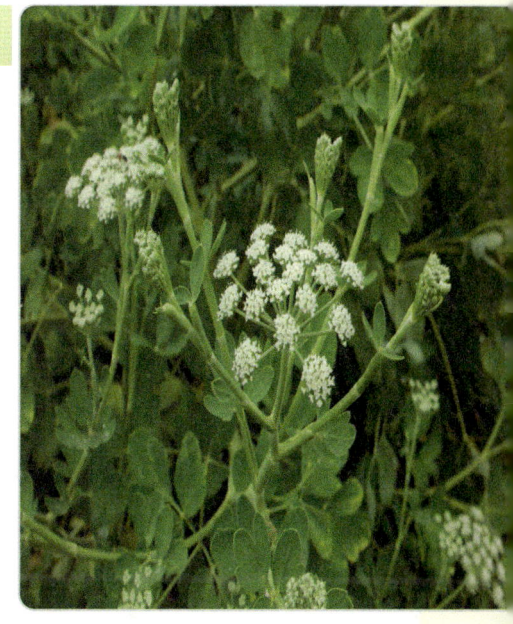

① 가을, 겨울에 잎과 줄기가 말라 죽었을 때 뿌리를 캐어 줄기, 잎, 수염뿌리를 제거하고 햇볕 또는 건조실에서 말린다.

② 효능/효과 : 청열, 해독, 산풍, 소담, 하기의 효능이 있다. 풍열두통, 담열천, 수독, 열독의 천, 구역, 흉격만민을 치료한다.

③ 용법/용량 : 4~9g을 달여서 복용한다. 또는 산제나 환제로 하여 복용한다.

155 바보여뀌

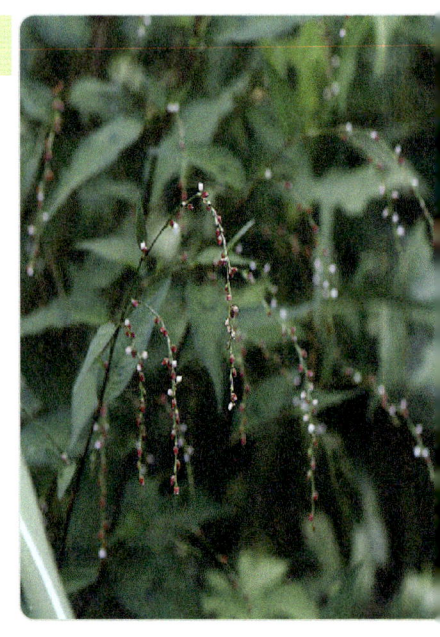

활용방안

- 바보여뀌/털여뀌의 근경이 달린 전초는 홍초(紅草), 꽃차례는 홍초화(紅草花), 과실은 수홍화자(水紅花子)라 하며 약용한다.

(1) 홍초(紅草)

① 늦가을 서리가 내린 후 뿌리째 뽑아서 깨끗이 씻어 썰어서 햇볕에 말린다. 잎은 통풍이 잘 되는 그늘에서 건조한다.
② 효능/효과 : 류마티즘성 관절염, 말라리아, 각기, 창종을 치료한다.
③ 용법/용량 : 15~30g을 달여 복용한다.
외용 : 분말로 살포하거나 전액으로 환부를 씻는다.

(2) 홍초화(紅草花)

① 효능/효과 : 산혈, 소적, 지통, 심통, 위기통, 이질, 복강 내의 적괴을 치료한다.
② 용법/용량 : 3~6g을 달여 복용한다. 또는 분말로 하거나 졸여서 고제로 하거나 술에 담가 복용한다.

156 바위손

활용방안

- 전초를 권백(卷柏)이라고 하며 약용한다.

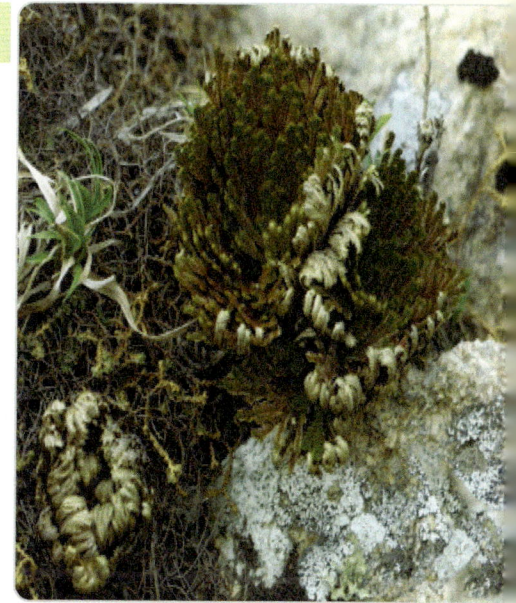

① 봄과 가을에 채취하며, 봄에 채취한 것으로 녹색이며 질이 보드라운 것이 좋다. 채취 후 수염뿌리를 제거하고 근경을 약간 남겨서 진흙을 떨어내고 햇볕에 말린다.

② 효능/효과 : 생으로 사용하면 파혈, 볶아서(炒) 사용하면 지혈하는 효능이 있다. 생으로 사용하면 월경폐지, 타박상, 복통, 천식을 치료하고 볶아서 사용하면 토혈, 혈변, 혈뇨, 탈항을 치료한다.

③ 용법/용량 : 2~10g을 달여서 복용한다. 또는 술에 담갔다가 복용하거나 환제, 산제로 사용한다.

외용 : 짓찧어서 바르거나 가루 내어 살포한다.

④ 금기 : 임부의 복용은 금한다. 어혈이 없거나 어혈이 원인으로 병이 들지 않은 사람은 사용하는 것을 금한다.

157 바위솔

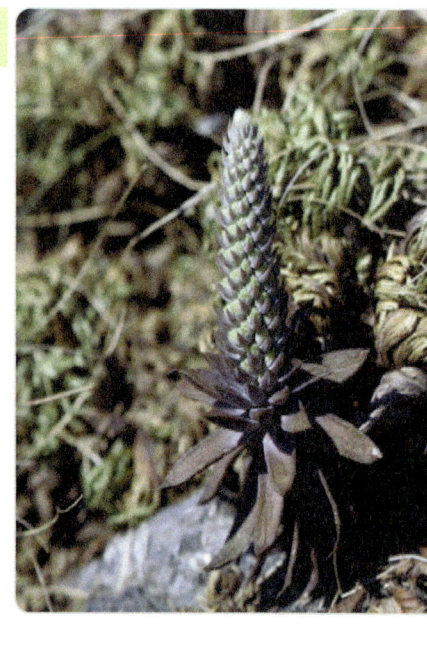

활용방안

- 바위솔/둥근바위솔의 전초를 와송(瓦松)이라 하며 약용한다.

① 여름, 가을철에 전주를 뿌리채 뽑아서 뿌리와 협잡물을 제거하고 햇볕에 말린다.
② 효능/효과 : 청열, 해독, 지혈, 이습, 소종의 효능이 있다. 토혈, 비출혈, 혈리, 간염, 말라리아, 열림, 치질, 습진, 옹독, 화상 등을 치료한다.
③ 용법/용량 : 3~9g을 달여서 복용하거나 생즙을 내어 복용한다. 또는 환제로 쓰기도 한다.

외용 : 짓찧어서 붙이거나 전액으로 씻는다. 또는 약성이 남을 정도로 태워 분말로 조합하여 붙인다.

158 바위취

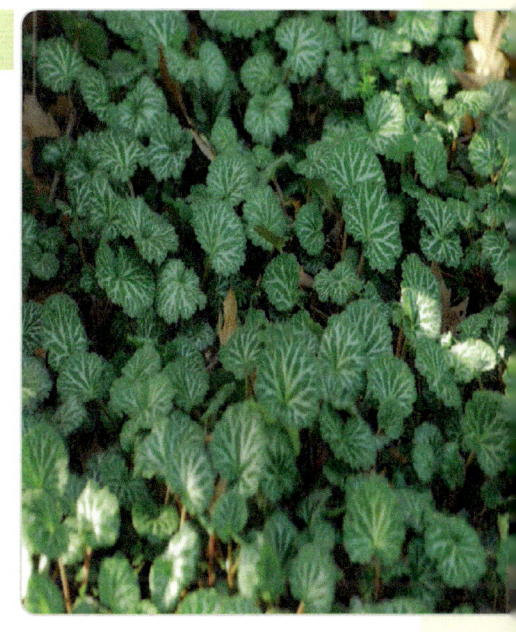

활용방안

- 전초를 호이초(虎耳草)라 하며 약용한다.
① 연중 수시로 채취할 수 있으나 개화후에 채취한 것이 가장 좋다.
② 효능/효과 : 거풍, 청열, 양혈, 해독의 효능이 있다. 풍진, 습진, 중이염, 단독, 해수토혈, 폐옹, 붕루, 치질을 치료한다.
③ 용법/용량 : 9~15g을 달여 복용한다.
  외용 : 즙을 내어서 점적하거나 전액으로 훈세한다.

159 박새

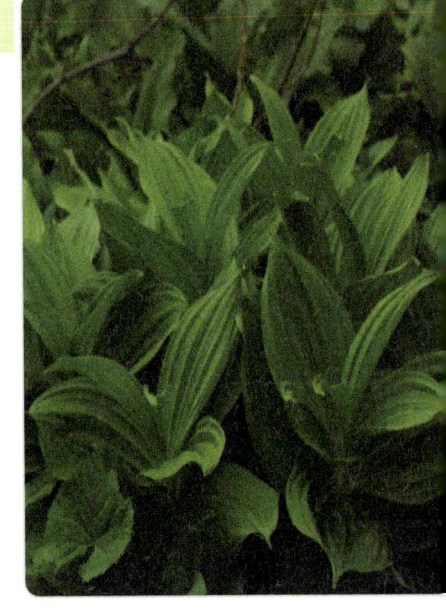

활용방안

- 박새/여로/참여로의 뿌리 및 근경을 여로(藜蘆)라 하며 약용한다.
① 5~6월 화경이 나오기 전에 캐어 묘엽을 제거하여 햇볕에 말리거나 끓는 물에 담갔다가 햇볕에 말린다.
② 효능/효과 : 풍담을 토하게 하며 충독을 제거하는 효능이 있다. 중풍담용, 풍간전질, 황달, 구학, 설리, 두통, 후두염, 편도선염, 비식, 개선, 악창을 치료한다.
③ 용법/용량 : 0.3~0.6g을 가루 내어 복용하거나 환제로 쓴다.
  외용 : 분말을 환부에 고루 바른다.

160 박주가리

활용방안

- 전초 또는 뿌리를 나마(蘿藦), 과실은 나마자(蘿藦子), 과각(果殼)은 천장각(天漿殼)이라 하며 약용한다.

(1) **나마(蘿藦)**
① 7~8월에 채취하여 햇볕에 말리거나 신선한 것을 쓴다.
② 효능/효과 : 정기를 보익하고 젖을 나게 하고 해독의 효능이 있다. 폐결핵, 양위, 대하, 단독, 창종을 치료한다.
③ 용법/용량 : 15~60g을 달여서 복용한다.
  외용 : 짓찧어서 붙인다.

(2) **나마자(蘿藦子)**
① 가을에 성숙한 과실을 채취하여 햇볕에 말린다.
② 효능/효과 : 정기를 보익하고 지혈의 효능이 있다. 허약피로, 양위, 금창출혈을 치료한다.
③ 용법/용량 : 9~18g을 달여서 복용한다. 또는 분말로 하여 복용한다.

161 박하

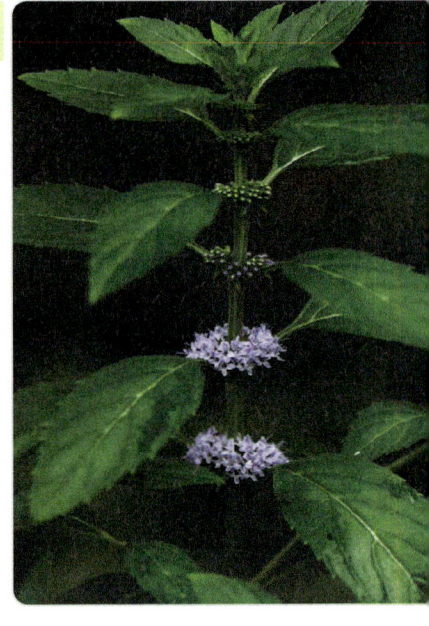

활용방안

- 전초 및 잎을 박하(薄荷)라 하며 약용한다.

① 재배하는 박하는 산지에서는 매년 2회씩 수확한다. 1회는 7월 상순부터 하순에, 2회는 10월 상순부터 하순에 수확하여 햇볕에 말린다.

② 효능/효과 : 거풍, 해열, 벽예, 해독의 효능이 있다. 외감에 의한 풍열, 두통, 적목, 인후종통, 식체에 의한 기창, 구창, 치통, 창개를 치료한다.

③ 용법/용량 : 2.4~6g을 달여서(오래 달이면 안된다) 복용하거나 또는 환제, 산제로 한다.

외용 : 짓찧은 즙이나 달인 액(液)으로 바른다.

162 반디지치

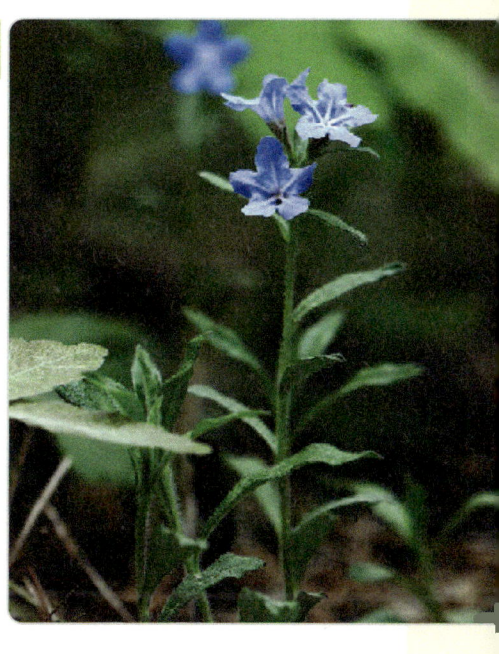

활용방안

- 반디지치/개지치의 과실을 지선도(地仙桃)라 하며 약용한다.

① 7~9월의 성숙기에 채취하여 햇볕에 말린다.
② 효능/효과 : 온중, 건위, 소종, 지통의 효능이 있다. 위창반산, 위한동통, 토혈, 타박상, 골절을 치료한다.
③ 용법/용량 : 3~6g을 달여서 복용한다.
   외용 : 짓찧어서 바른다.

163 반하

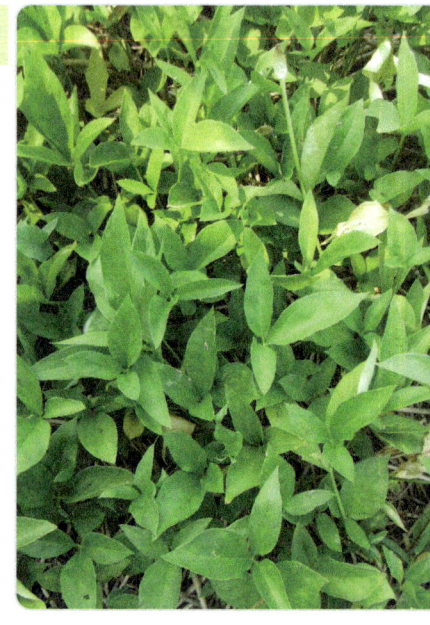

활용방안

- 덩이줄기를 반하(半夏)라 하며 약용한다.

① 7~8월에 채집하여 외피를 벗기고 햇볕에 말리거나 불에 쬐어서 말린다.
② 효능/효과 : 조습, 화담, 진구, 지토, 진해, 진정, 산결의 효능이 있다. 위부정수, 악심구토, 심통, 반위, 해천담다, 흉격장만, 담궐두통, 두운불면을 치료하며 외용으로는 옹종을 소한다.
③ 용법/용량 : 6~12g을 달여 복용한다. 또는 환제로 하여 복용한다.
외용 : 가루 내어 조포한다.

164 방가지똥

활용방안

- 전초는 고채(苦菜), 뿌리는 고채근(苦菜根), 꽃과 씨는 고채화자(苦菜花子)라 하며 약용한다.

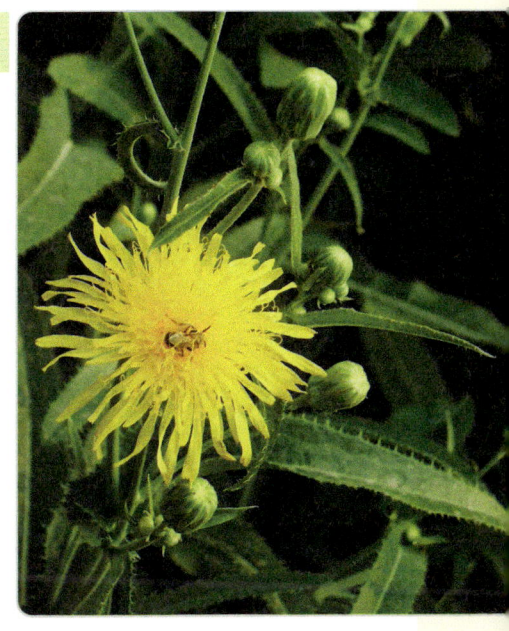

(1) 고채(苦菜)

① 여름과 가을에 채취하여 햇볕 또는 그늘에서 말린다.

② 효능/효과 : 청열, 양혈, 해독의 효능이 있다. 이질, 황달, 혈림, 치루, 정종, 독사교상을 치료한다.

③ 용법/용량 : 달이던가 즙을 내던가 가루를 만들어 복용한다.

외용 : 짓찧어 낸 즙을 바르던가 달인 액(液)으로 훈세한다.

(2) 고채근(苦菜根)

① 효능/효과 : 혈림을 치료하고 이소변의 효능이 있다.

② 용법/용량 : 생것을 30~45g을 달여서 복용한다.

165 방기

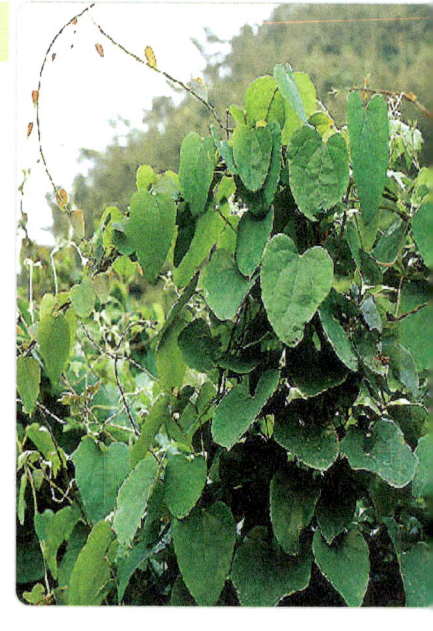

활용방안

- 덩이줄기를 청풍등(淸風藤)이라 하며 약용한다.

① 가을 또는 겨울에 만경을 적당한 길이로 잘라서 햇볕에 말린다.

② 효능/효과 : 진통, 소염, 이뇨약으로서 거풍습, 이소변의 효능이 있다. 류머티즘에 의한 비통, 슬관절염, 수종, 각기, 방광수종, 이뇨, 하초의 혈분습열, 안면신경마비, 옹종악창을 치료한다.

③ 용법/용량 : 9~15g을 달여서 복용한다. 또는 고제로 만들거나 술에 담가 복용한다.

외용 : 전액으로 씻는다.

166 방아풀

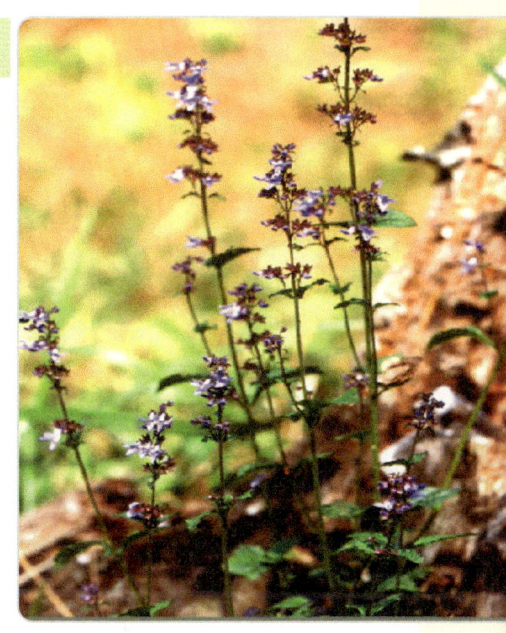

활용방안

- 어린 순을 나물로 하고 성숙한 것은 약용으로 한다.
- 방아풀/오리방풀의 지상부 전초를 연명초(延命草)라 하며 약용한다.

① 개화기에 채취하여 햇볕이나 그늘에서 건조한다.
② 효능/효과 : 건위, 지통, 양혈, 해독, 소종의 효능이 있다. 소화불량, 식욕부진, 복통, 질타박상, 옹종, 암종, 사교상을 치료한다. 고미건위약이다.
③ 용법/용량 : 12~24g을 달여서 복용하거나 즙을 내어 복용한다. 짓찧어 환부에 붙인다.

167 배암차즈기

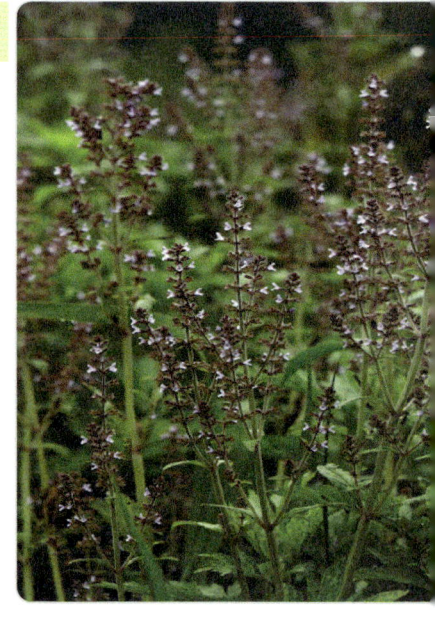

활용방안

- 전초는 여지초(荔枝草), 뿌리는 여지초근(荔枝草根)이라 하며 약용한다.

(1) **여지초(荔枝草)**
① 3~5월에 채취하여 햇볕에 건조한다.
② 효능/효과 : 양혈, 이수, 해독, 살충의 효능이 있다. 토혈, 혈뇨, 붕루, 복수, 백탁, 인후종통, 옹종, 치창을 치료한다.
③ 용법/용량 : 10~30g(생것은 15~60g)을 달여서 복용한다. 또 환제, 산제로 만들어서 사용한다.

(2) **여지초근(荔枝草根)**
① 4~6월에 채취한다.
② 효능/효과 : 양혈, 활혈, 소종의 효능이 있다. 토혈, 비출혈, 붕루, 타박상, 요통, 종독을 치료한다.
③ 용법/용량 : 10~20g을 달여서 복용한다.

168 배풍등

활용방안

- 배풍등/좁은배풍등/왕배풍등의 전초는 배풍등(排風藤), 뿌리는 배풍등근(排風藤根), 과실은 귀목(鬼目)으로 모두 약용한다.

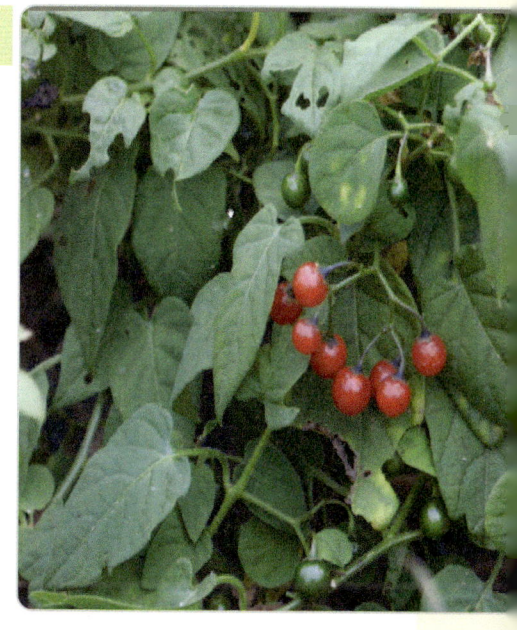

(1) 배풍등(排風藤)

① 5~6월 또는 9~11월 사이에 전초를 채취하여 깨끗이 씻어 햇볕에 말린다.

② 효능/효과 : 청열, 이습, 거풍, 해독의 효능이 있다. 말라리아, 황달, 수종, 임병, 류머티즘에 의한 관절통, 단독), (정창을 치료한다.

③ 용법/용량 : 15~24g(생것은 30~60g)을 달이거나 술에 담가서 복용한다.

외용 : 달인 액(液)으로 씻거나 짓찧어서 바르거나 또는 짓찧은 즙을 바른다.

⑵ 배풍등근(排風藤根)
① 여름에서 가을에 걸쳐 채취한다.
② 효능/효과 : 급성치통, 두통, 옹종, 치루를 치료하며 그 밖에 자궁출혈, 유체를 치료한다.
③ 용법/용량 : 15~30g을 달여서 복용한다.

⑶ 귀목(鬼目)
① 성숙기인 겨울에 채취한다.
② 효능/효과 : 목적, 치통을 치료하고 눈을 밝게 한다. 또 안무, 유루증, 백내장, 두창 후에 일으키는 안통을 치료한다.

169 백리향

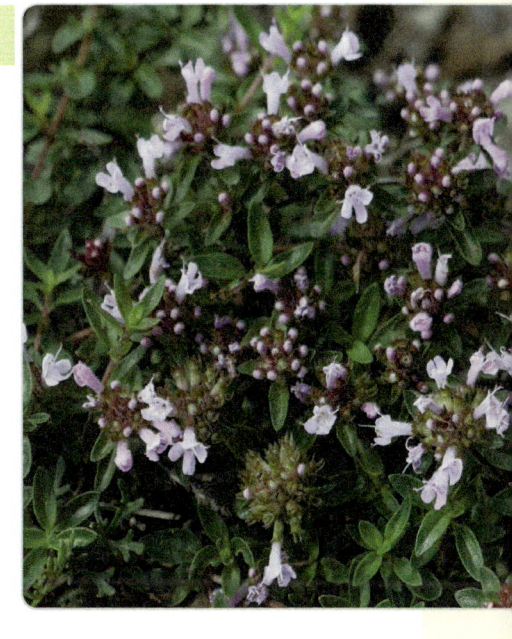

활용방안

- 전초에서 향료를 뽑는다.
- 백리향/섬백리향의 전초를 지초(地椒)라 하며 약용한다.

① 6~7월에 채취하여 그늘진 곳에서 말리던가 또는 신선한 것을 사용한다.
② 효능/효과 : 온중, 산한, 구풍, 지통의 효능이 있다. 토역, 복통, 수양성설사, 식소비창, 풍한천수, 인종, 치통, 신통, 皮피부소양을 치료한다.
③ 용법/용량 : 9~12g을 달여서 또는 분말로 하던가 술에 담가서 복용한다.

외용 : 분말을 만들어서 살포하거나 전액으로 씻는다.

170 백부자

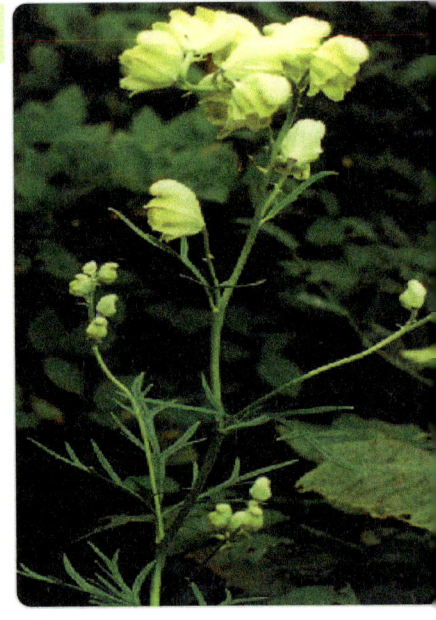

활용방안

- 덩이뿌리를 백부자(白附子)라 하며 약용한다.

① 8-9월에 채취하여 줄기, 잎, 수염뿌리를 제거하고 깨끗이 씻어서 말린다.

② 효능 : 풍담을 없애고 한습을 하고 경간을 진정케 하는 효능이 있다. 중풍에 의한 담옹, 구안와사, 두통, 나간, 류머티즘에 의한 마비동통, 파상풍, 여성에 많은 안면의 갈흑색 반점, 창양개선, 피부습양, 심부통, 혈비, 얼굴에 나는 여러가지 병을 치료한다.

③ 용법/용량 : 1.5~6g을 달여 복용한다.

171 백선

활용방안

- 뿌리껍질을 백선피(白鮮皮)라 하며 약용한다.

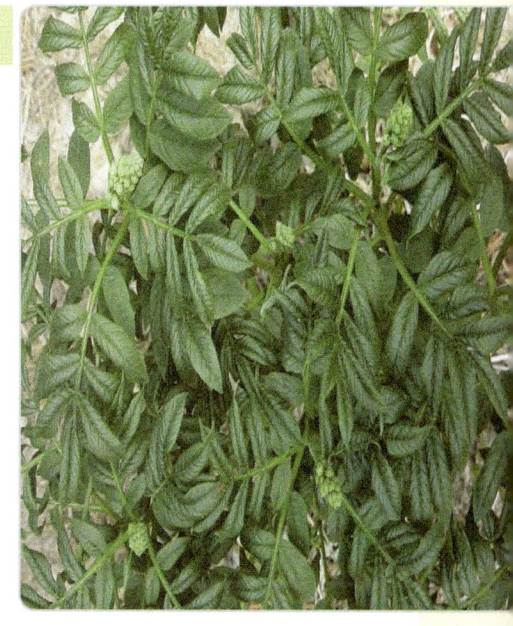

① 북부지방에서는 봄과 가을에, 남부지방에서는 여름에 뿌리를 캐어 깨끗이 씻어 수염뿌리와 조피를 제거하고 신선할 때 세로로 쪼개서 중심부에 있는 심을 빼내고 햇볕에 말린다.

② 효능/효과 : 거풍, 조습, 청열, 해독의 효능이 있다. 풍열창독, 개선, 피부양진, 류머티즘에 의한 비통, 황달을 치료한다.

③ 용법/용량 : 6~15g을 달여서 복용한다.

외용 : 달인 액(液)으로 세척한다.

172 백작약

활용방안

- 백작약/산작약/천작약의 뿌리를 백작약(白灼藥)이라 하며 약용한다.

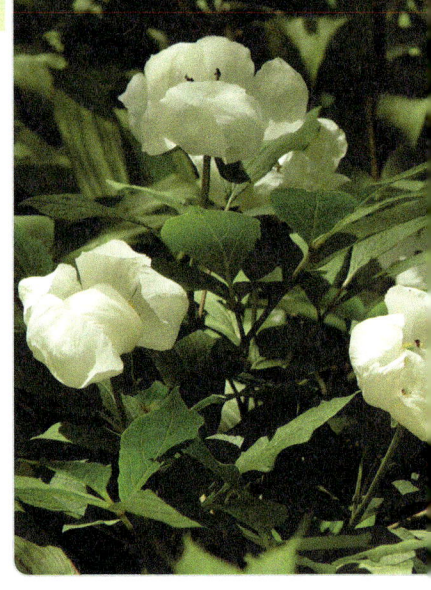

① 가을에 캐내 근경(根莖), 수염뿌리를 제거하고 진흙을 깨끗이 씻어 말린다.
② 효능/효과 : 유간지통, 양혈염음, 평억간양의 효능이 있다. 월경불순, 복중경결, 흉복동통, 협통, 표허자한, 혈리, 어지러움증을 치료한다.
③ 용법/용량 : 4.5~9g을 달여서 복용하거나 환제, 산제로 복용한다.

173 백정화

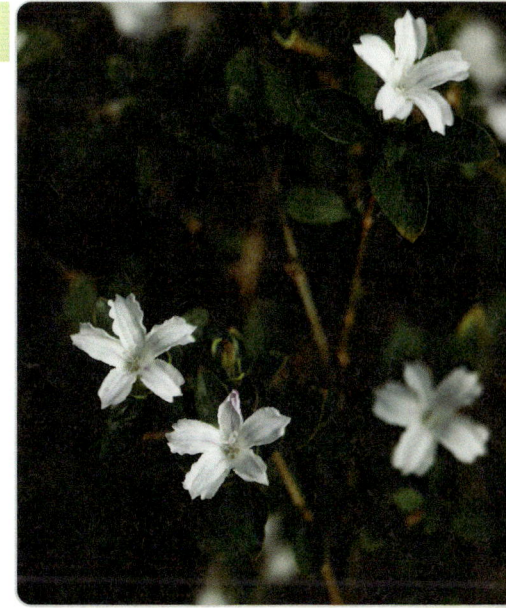

활용방안

- 전초는 백마골(白馬骨), 뿌리는 백마골근(白馬骨根)이라 하며 약용한다.

(1) **백마골(白馬骨)**

① 효능/효과 : 거풍, 청열, 해독, 풍습, 요퇴동통, 이질, 수종, 목적종통, 후통, 치통, 부인의 백대를 치료한다.

② 용법/용량 : 9~15g(생것은 30~60g)을 달여서 복용한다.

외용 : 불에 태워 재로 만든 약재를 걸러낸 유액을 바르거나 달인 액(液)으로 씻는다. 또는 짓찧어서 붙인다.

(2) **백마골근(白馬骨根)**

① 여름과 가을에 뿌리를 캐서 깨끗이 씻어 그대로 쓰거나 또는 햇볕에 말려서 쓴다.

② 효능/효과 : 거풍, 청열, 이습의 효능이 있다. 두통, 편두통, 치통, 후통, 목적종통, 습열황달, 대하, 소변백탁을 치료한다.

③ 용법/용량 : 생것 30~60g을 달여서 복용한다.

174 뱀무

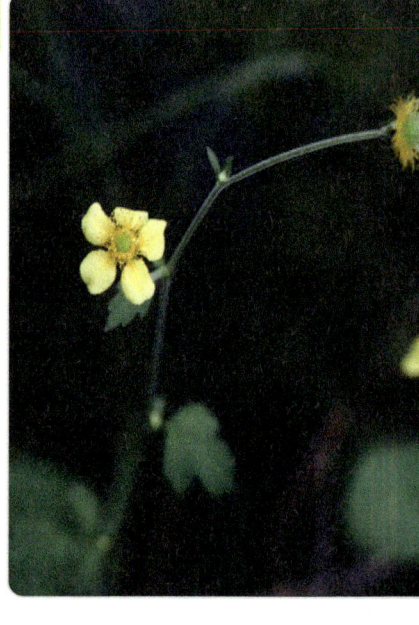

활용방안

- 전초는 수양매(水楊梅), 뿌리는 수양매근(水楊梅根)이라 하며 약용한다.

(1) **수양매(水楊梅)**
① 여름에서 가을에 채취한다.
② 효능/효과 : 보허, 익신, 활혈, 해독하는 효능이 있다. 두운목현, 사지무력, 유정, 양위, 표허감모, 해수토혈, 허한복통, 월경불순, 창종, 골절을 치료한다.
③ 용법/용량 : 9~15g을 달여 복용한다.
   외용 : 짓찧어서 환부에 붙인다.

(2) **수양매근(水楊梅根)**
① 여름에서 가을 사이에 여러해 된 것의 근경(根莖) 및 뿌리를 캐어 깨끗이 씻어 햇볕에 말린다.
② 효능/효과 : 풍한감모, 복통사리, 신허두운을 치료한다.
③ 용법/용량 : 15~30g을 달여 복용한다.

175 뱀톱

활용방안

- 전초를 천층탑(千層塔)이라 하며 약용한다.

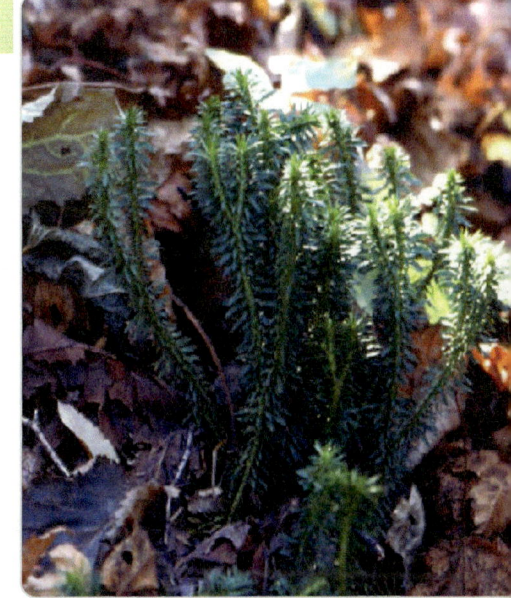

① 9~10월에 채취한다.
② 효능/효과 : 퇴열, 제습, 소종, 지혈의 효능이 있다. 폐렴, 폐옹, 노상토혈, 치창으로 힌한 혈변, 백대, 타박상, 종독을 치료한다.
③ 용법/용량 : 15~30g을 달이거나 뭉근한 불에서 고기와 함께 삶아서 복용한다.
외용 : 전액으로 씻거나 가루 내어 살포 또는 조합해서 바른다.
④ 금기 : 임산부의 사용에는 주의한다.

176 버들금불초

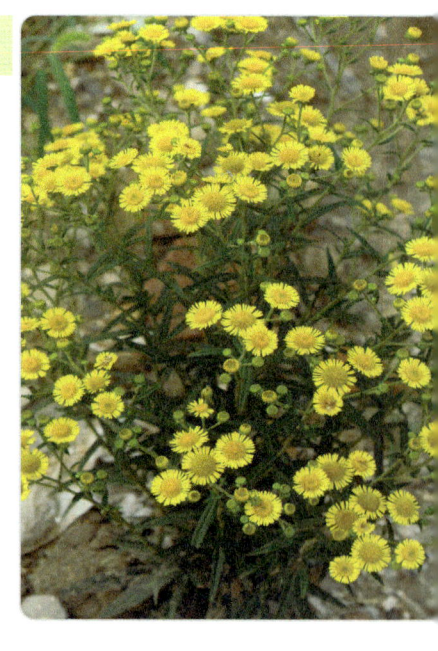

활용방안

- 금불초/가는잎금불초/버들금불초의 머리모양꽃차례는 선복화(旋覆花), 뿌리는 선복화근(旋覆花根), 전초는 금비초(金沸草)라 하며 약용한다.

(1)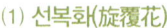
① 여름과 가을에 막 피기 시작한 꽃차례를 채취해서 햇볕에 말린다.
② 효능/효과 : 소담, 하기, 연견, 행수의 효능이 있다. 흉중의 담결, 협하의 창만, 해천, 애역, 심하부의 비경, 장기간에 걸친 트름, 대복의 수종을 치료한다.
③ 용법/용량 : 5~10g을 달여서 (싸서 달이거나 또는 걸러서 털을 제거한다) 복용한다. 또는 환제, 산제로 해서 복용한다.
  외용 : 달인 액(液)으로 씻던가 가루를 만들어 살포하거나 고루 도포한다.

(2) 선복화근(旋覆花根)
① 효능/효과 : 풍습, 도상, 정창을 치료한다. 달여서 복용하면 평천, 진해한다.
② 용법/용량 : 10~15g을 달여서 복용한다.
　외용 : 짓찧어서 바른다.

(3) 금비초(金沸草)
① 9~10월에 전초를 채취하여 햇볕에 말린다.
② 효능/효과 : 산풍한, 화담음, 소종독의 효능이 있다. 풍한해수, 복음담천, 협하창통, 정창, 종독을 치료한다.
③ 용법/용량 : 5~10g을 달여서 복용한다. 또는 신선한 것을 짓찧어 낸 즙을 복용한다.
　외용 : 짓찧어서 바르던가 달인 액(液)으로 씻는다.

177 번행초

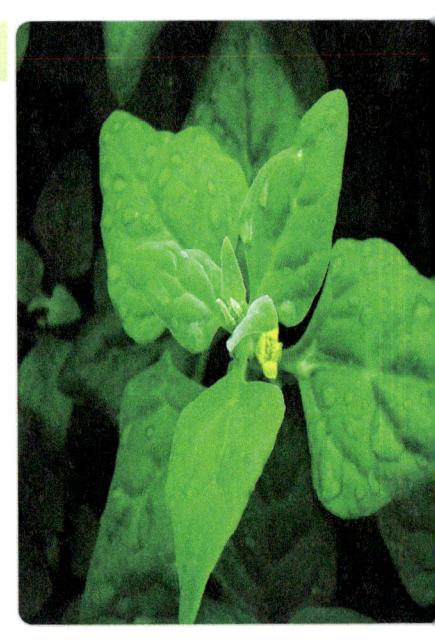

활용방안

- 연한 잎은 식용으로 이용한다.
- 전초를 번행(番杏)이라 하며 약용한다.

① 여름에서 가을까지 전체가 무성한 개화기에 채취하여 햇볕에 말리거나 생 것으로 쓴다.
② 효능/효과 : 청열, 해독, 거풍, 소종의 효능이 있다.
장염, 패혈병, 정창, 홍종, 풍열목적, 암을 치료한다.
③ 용법/용량 : 4~9g을 달여 복용한다.
외용 : 짓찧어서 붙인다.

178 벌노랑이

활용방안

- 뿌리를 강장 및 해열제로 사용한다.
- 뿌리 및 전초(全草)를 백맥근(百脈根)이라 하며 약용한다.

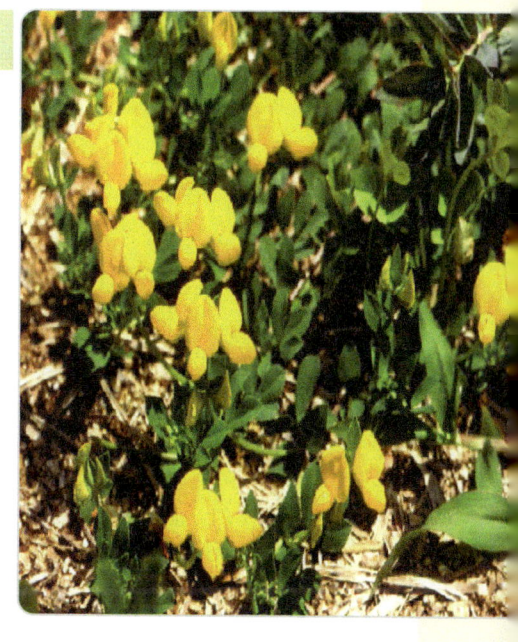

① 5~6월에 채취하여 햇볕에 말린다.
② 효능/효과 : 하기, 지갈하며 열과 허로를 제거하고 부족을 보하는 효능이 있다. 감기, 인후염, 대장염, 혈변, 이질을 치료한다.
③ 용법/용량 : 9~18g을 달여서 복용하거나 또 술에 담가 복용하거나 산제로 하여 복용한다.

179 범꼬리

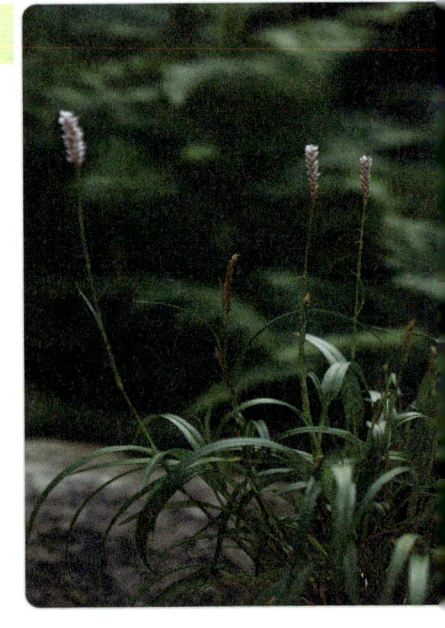

활용방안

- 어린 잎과 줄기를 식용으로 이용한다.
- 가는범꼬리/범꼬리의 근경을 권삼(拳蔘)이라 하며 약용한다.

① 봄에는 싹이 트기 전, 가을에는 경엽이 마르기 시작할 때 근경을 캐서 줄기, 수염뿌리, 진흙 등을 제거하고 햇볕에 말린다.
② 효능/효과 : 청리열, 진경, 이습, 소종의 효능이 있다. 열병에 의한 경휵, 파상풍, 적리, 옹종, 나력, 제종 하리, 구내염을 치료한다.
③ 용법/용량 : 3~9g을 달여 복용한다. 또 환제나 산제로 복용한다. 민간약으로는 산후보혈로 이용된다.

외용 : 분말 또는 짓찧어 환부에 바르거나 전액으로 양치질 또는 환부를 씻는다.

180 범부채

활용방안

- 관상용으로 화단에 심는다.
- 근경을 사간(射干)이라 하며 약용한다.

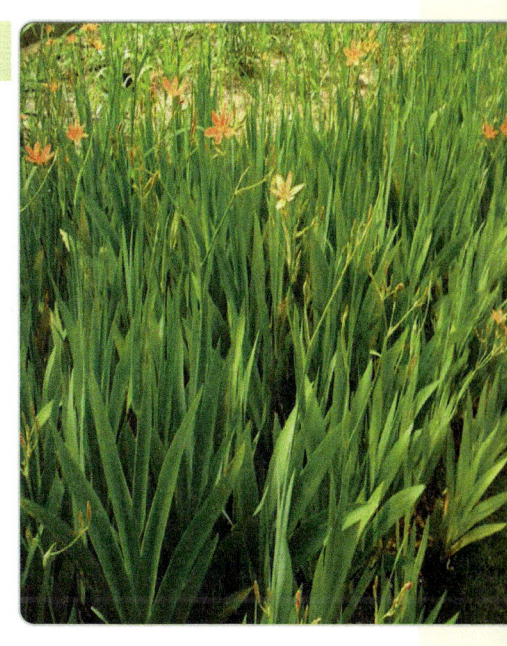

① 봄, 가을에 채취하여 줄기와 잔뿌리를 제거하고 반쯤 말려서 수염뿌리를 불에 태우고 다시 햇볕에 말린다.

② 효능/효과 : 강화, 해독, 산혈, 소담의 효능이 있다. 후비인통. 해역상기, 담연옹성, 누력결핵, 학모, 무월경, 옹종창독을 치료한다.

③ 용법/용량 : 2.5~4.5g을 달여서 복용하거나 산제로 또는 생즙으로 복용한다.

외용 : 가루 내어 목안에 뿌리거나 고루 바른다.

181 벼룩나물

활용방안

- 어린 순을 나물로 한다.
- 뿌리를 포함한 전초를 천봉초(天蓬草)라 하며 약용한다.

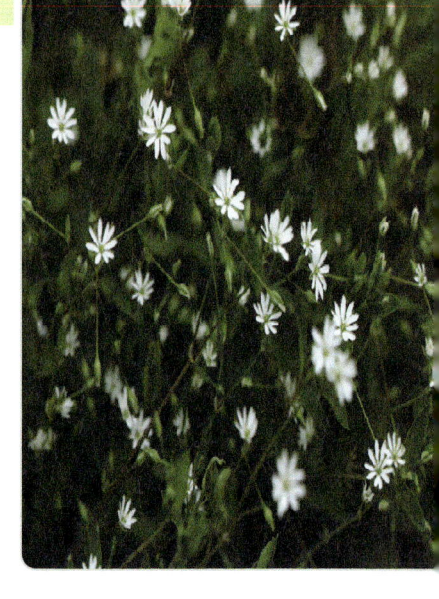

① 4~5월의 개화시에 채취하여 깨끗이 씻어 그늘에서 말린다.
② 효능/효과 : 상풍감모, 이질, 치루, 타박상을 치료한다.
③ 용법/용량 : 30~60g을 달여 복용한다.
   외용 : 짓찧어서 붙이거나 가루 내어 고루 바른다.

182 벼룩이자리

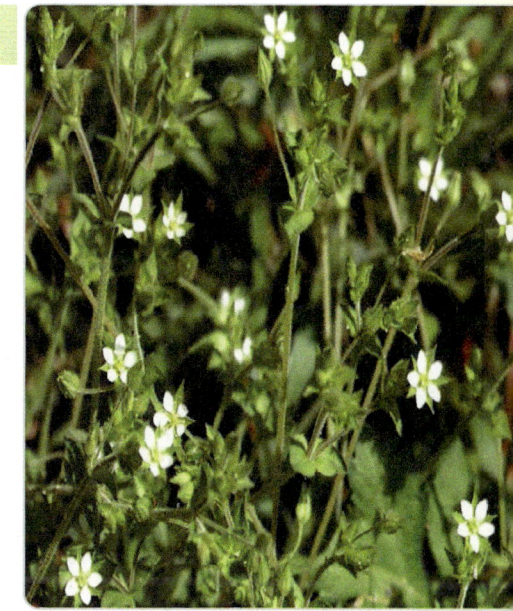

활용방안

- 어린 식물은 식용한다.
- 전초를 소무심채(小無心菜)라 하며 약용한다.

① 여름, 가을에 채취하여 깨끗이 씻어서 그늘에 말린다.
② 효능/효과 : 명목, 청열, 해독의 효능이 있다. 목적, 해수, 치은염, 급성결막염, 맥립종, 인후통을 치료한다.
③ 용법/용량 : 15~30g을 달여서 복용한다.
  외용 : 짓찧어서 도포하거나 코를 틀어 막는다.

183 별꽃

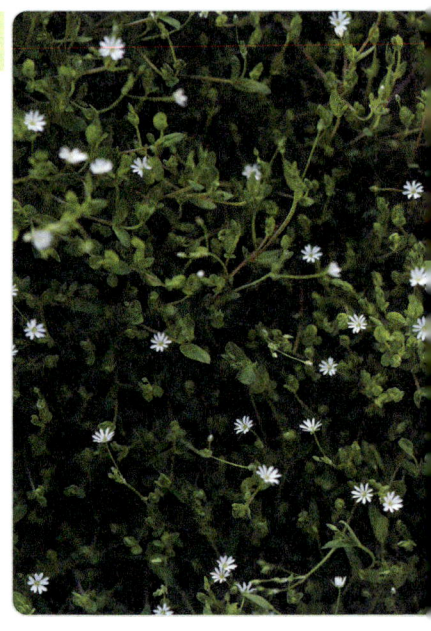

활용방안

- 어린 식물을 나물로서 먹는다.
- 줄기 및 잎은 번루(繁縷)라고 하며 약용한다.

① 5~8월의 개화시에 채취하여 햇볕에 말린다.
② 효능/효과 : 활혈, 거어, 최유의 효능이 있다. 산후어체복통, 유즙이 적을 때, 서열구토, 장옹, 임병, 악창종, 타박상을 치료한다.
③ 용법/용량 : 30~60g을 달여서, 또는 짓찧어서 즙을 복용한다.
  외용 : 짓찧어서 약성이 남을 정도로 태워서 가루내어 도포한다.

184 병풀

활용방안

- 전초를 적설초(積雪草)라 하며 약용한다.

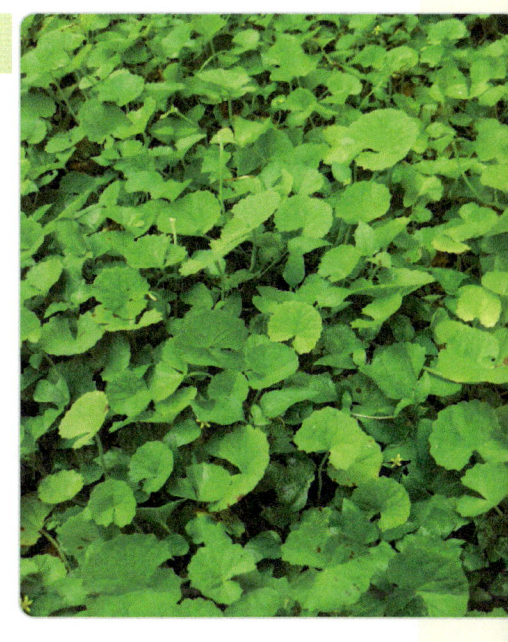

① 뿌리가 달린 전초를 여름, 가을에 채취하여 잡물을 제거하고 햇볕에 말린다.

② 효능/효과 : 청열, 이습, 소종, 해독의 효능이 있다. 사기에 의한 복통, 중서 하리, 이질, 습열황달, 사림, 혈림, 토혈, 비출혈, 해수시출혈, 목적, 후종, 주마진, 개선, 정옹종독, 타박상을 치료한다.

③ 용법/용량 : 9~15g(생것은 15~30g)을 달여서 복용한다. 또는 생즙을 내어 복용한다.

외용 : 짓찧어서 도포하거나 또는 액즙을 도포한다. 허한자는 금한다.

185 보춘화

활용방안

- 꽃은 건란화(建蘭花), 뿌리는 건란근(建蘭根), 잎은 건란엽(建蘭葉)이며, 약용한다.

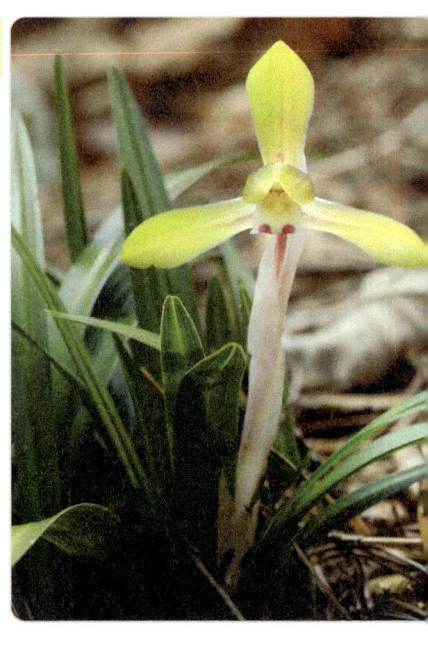

(1) 건란화(建蘭花)
① 5~6월 개화기에 채취한다.
② 효능/효과 : 이기, 관중, 해울, 명목의 효능이 있다. 구해, 복사, 청맹내장(시신경위축에 유사)을 치료한다.
③ 용법/용량 : 차로 마시거나 약한 불로 삶아서 복용한다.

(2) 건란근(建蘭根)
① 연중 채취하여 생것을 쓴다.
② 효능/효과 : 순기, 활혈, 이습, 소종의 효능이 있다. 해수토혈, 장풍, 혈붕, 임병, 백탁, 백대, 타박상, 옹종을 치료한다.
③ 용법/용량 : 신선한 생근 15~45g을 달여서 또는 짓찧어 즙을 내어 복용한다.

186 복분자딸기

활용방안

- 열매는 생식한다.
- 복분자딸기/산딸기의 열매는 복분자(覆盆子), 뿌리는 복분자근(覆盆子根), 줄기와 잎은 복분자엽(覆盆子葉)이라 하며 약용한다.

(1) 복분자(覆盆子)

① 7월경에 과실이 충분히 커지고 아직 익지 않고 청색일 때 따서 줄기와 잎을 제거하고 끓는 물에 1~2분 담갔다가 건져서 강한 햇볕에 말린다. 사용할 때는 주증(酒蒸)하여 쓴다.

② 효능/효과 : 간(肝), 신(腎)을 보 하고 삽정, 축뇨, 조양, 명목의 효능이 있다. 양위, 유정, 빈뇨, 유닉, 허로, 목음을 치료한다.

③ 용법/용량 : 4.5~9g을 달여 복용한다. 또 술에 담그거나 산제, 환제, 고제로 하여 쓴다.

(2) 복분자근(覆盆子根)

① 연중 수시로 채취할 수 있으나 9~10월에 채취한 것이 약성이 가장

좋다.
② 효능/효과 : 활혈, 지혈의 효능이 있다. 노상토혈, 비출혈, 월경불순, 타박상을 치료한다.
③ 용법/용량 : 6~15g을 달여서 복용한다. 또는 술에 담가 복용한다.
외용 : 짓찧어서 붙인다.

(3) 복분자엽(覆盆子葉)
① 효능/효과 : 명목, 지루, 습기수렴의 효능이 있다. 목검적란, 다루, 치통, 겸창 등을 치료한다.
② 용법/용량 : 짓찧어 즙을 내어 점안한다. 농전액을 점안한다. 분말을 환부에 살포한다.

187 복수초

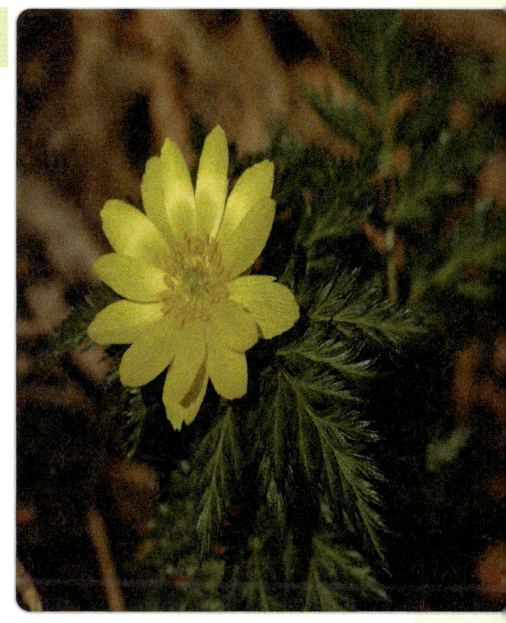

활용방안

- 뿌리가 달린 전초를 복수초(福壽草)라 하며 약용한다.
① 4월 개화시에 뿌리째 뽑아서 햇볕에 말린다.
② 효능/효과 : 강심, 이뇨의 효능이 있다. 동계, 수종, 나간, 심력쇠갈, 울혈성 심장대상기능부전, 심방세동, 울혈부전, 심장기능부전으로 인한 수종을 치료한다.
③ 용법/용량 : 1.5~3g을 술이나 물에 타서 복용한다.

188 복주머니란

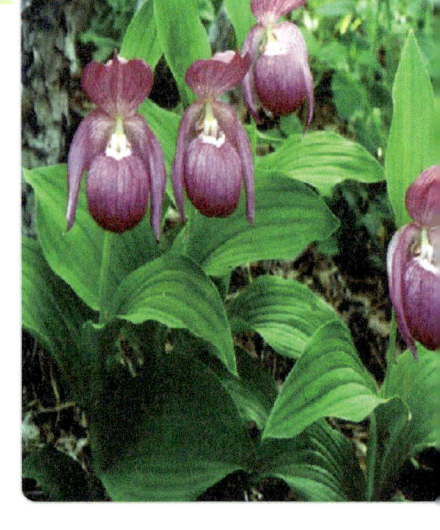

활용방안

- 뿌리 및 전초를 오공칠(蜈蚣七)이라 하며 약용한다.

① 가을에 뿌리와 근경(根莖)을 캐어 깨끗이 씻어서 햇볕에 말린다.
② 효능/효과 : 이뇨, 소종, 활혈, 거어, 거풍습, 진통의 효능이 있다. 전신유종, 하지수종, 백대, 임증, 류머티즘동통, 타박상, 노상을 치료한다. 꽃은 그늘에 말려 갈아 분말로 지혈에 사용한다.
③ 용법/용량 : 6~9g을 달여 복용하거나 또는 술에 담가 마신다.

189 봄맞이

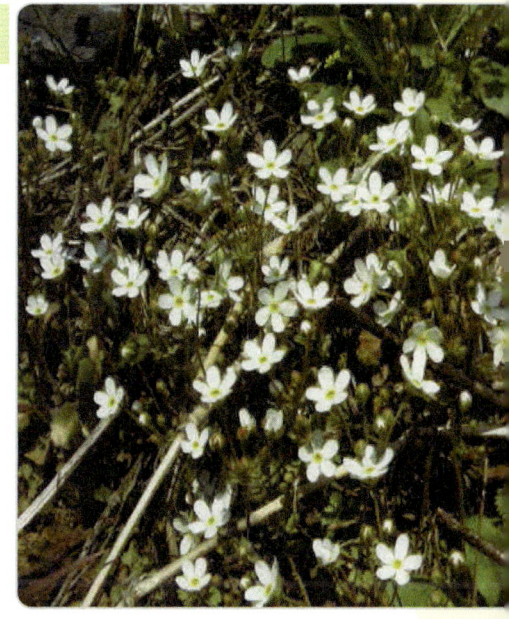

활용방안

- 전초(全草) 또는 과실을 후롱초(喉嚨草)라 하며 약용한다.

① 4월초순경에 채취하여 햇볕에 말린다.
② 효능/효과 : 거풍, 청열, 소종, 해독의 효능이 있다. 인후종통, 구창, 적안, 목예, 정·편두통, 치통, 류머티즘, 천식, 임탁, 정창종독, 화상을 치료한다.
③ 용법/용량 : 3~9g을 달여서 복용한다. 분말로 하거나 술에 담가 복용한다.
　외용 : 짓찧어서 분말을 살포한다.

190 봉선화

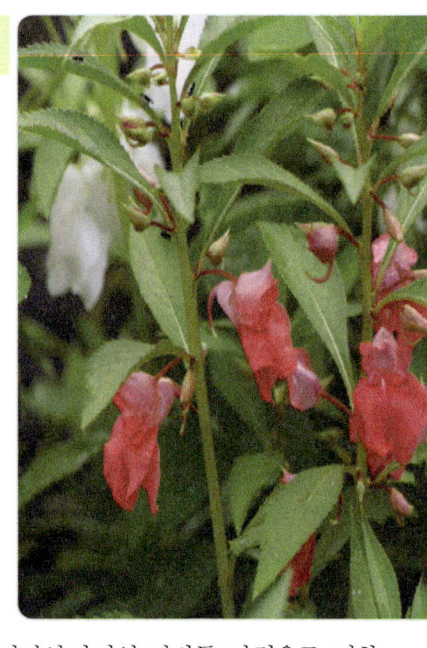

활용방안

- 전초는 봉선(鳳仙), 뿌리는 봉선근(鳳仙根), 꽃은 봉선화(鳳仙花), 종자는 급성자(急性子)라 하며 약용한다.

(1) 봉선(鳳仙)
① 봉선화의 전초로, 여름~가을에 채취하여 햇볕에 말린다.
② 효능/효과 : 거풍, 활혈, 소종, 지통의 효능이 있다. 류머티성 관절염, 타박통, 나력옹종, 정창을 치료한다.

(2) 봉선화(鳳仙花)
① 개화기의 매일 오후에 채취하여 협잡물을 가려 내고 햇볕에 말린다. 보통 홍, 백 2색의 꽃을 약으로 쓰면 좋다고 알려져 있다.
② 효능/효과 : 거풍, 활혈, 소종, 지통의 효능이 있다. 소변불리, 풍습편폐, 요협동통, 폐경복통, 산후의 어혈, 사산, 타박상, 옹감, 정창, 아장풍, 회지갑을 치료한다.

191 봉의꼬리

활용방안

- 전초(全草) 또는 뿌리를 봉미초(鳳尾草)라고 한다.

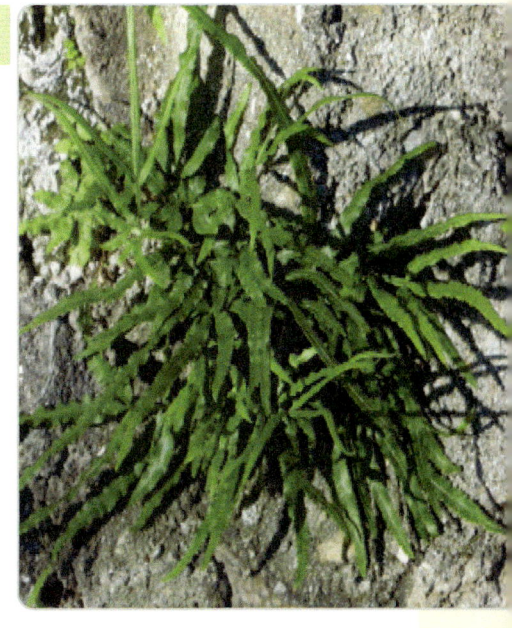

① 연중 캐어 깨끗이 씻어 햇볕에 말린다.
② 효능/효과 : 청열, 이습, 양혈, 지혈, 소종, 해독의 효능이 있다. 황달형 간염, 장염, 세균성이질, 임탁, 대하, 토혈, 비출혈, 혈변, 편도선염, 유행성이하선염, 옹종창독, 습진을 치료한다. 또 감질, 독을 제거하며 창에 바른다. 사교상과 모든 독도상을 치료하며, 지혈이 잘 되고 새살이 돋게 한다.
③ 용법/용량 : 9~18g(생것은 30~60)을 달여서 복용한다. 가루를 만들거나 짓찧어 낸 즙을 복용한다.
  외용 : 짓찧어서 바르거나 전액으로 씻는다.
④ 금기사항 : 허한증, 임산부, 냉리, 휴식리가 있는 자는 복용을 금기한다. 노인이 많이 복용하는 것을 금한다.

192 부들

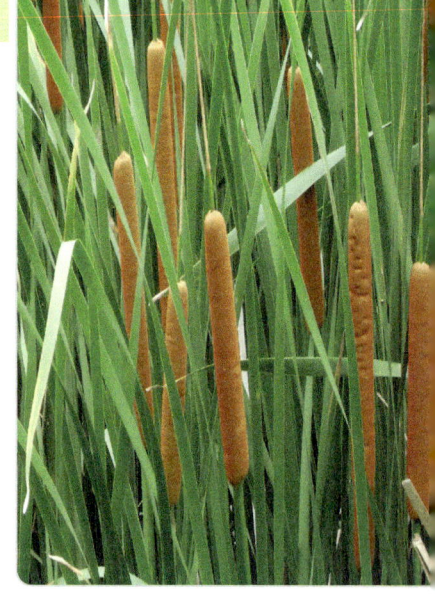

활용방안

- 전초는 향포(香蒲), 어린 줄기의 근경(根莖)은 포약(蒲蒻), 꽃차례는 포황(蒲黃), 과수(果穗)는 포봉(蒲棒)이라 하며 약용한다.

(1) 향포(香蒲)

① 효능/효과 : 이뇨약으로서 소변불리, 화농성유선염을 치료한다.

② 용법/용량 : 3~9g을 달여서 복용한다. 분말, 소회하여 환제, 산제로 제제하여 사용한다.

외용 : 짓찧어서 도포한다.

(2) 포약(蒲蒻)

① 어린 줄기 일부가 붙은 근경이며 봄에 채취한다.
② 효능/효과 : 청열, 소종, 양혈, 이뇨의 효능이 있다. 임부의 노열, 태동출혈, 소갈, 구창, 열리, 임병, 백대하, 수종, 누력를 치료한다.

③ 용법/용량 : 3~9g을 달이거나 도즙하여 복용한다.

(3) 포황(蒲黃)
① 꽃이 피어날 때 부들 상부의 웅성화수를 채취하여 햇볕에 건조하여 화분을 떨어 모아 분말한다.
② 효능/효과 : 양혈, 지혈, 활혈, 소어의 효능이 잇다. 신선한 것은 경폐복통, 산후어저에 의한 동통, 타박어혈, 창절종독을 치료하고 흑초한 것은 토혈, 비출혈, 자궁출혈, 혈변, 혈뇨, 대하를 치료한다. 〈외용〉 중설, 구창, 이루, 이중출혈, 음하습양을 다스린다.
③ 용법/용량 : 4.5~9g을 달여 복용한다. 또는 환제, 산제로 복용한다.
외용 : 분말하여 살포하거나 조포한다.

(4) 포봉(蒲棒)
① 효능/효과 : 외상출혈을 치료한다.

193 부용

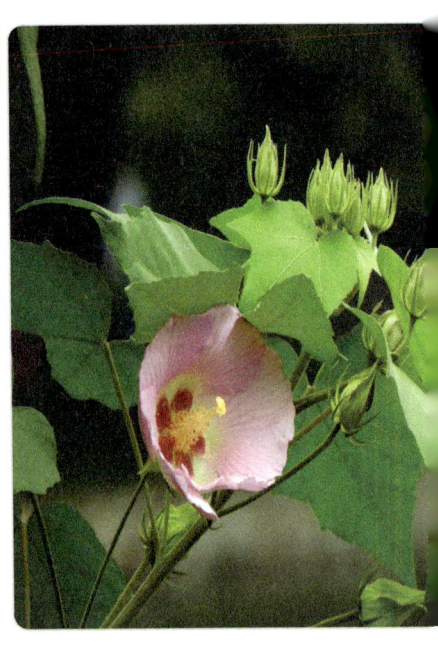

활용방안

- 꽃은 목부용화(木芙蓉花), 뿌리는 목부용근(木芙蓉根), 잎은 목부용엽(木芙蓉葉)이라 하며 약용한다.

(1) 목부용화(木芙蓉花)

① 부용의 꽃으로 10월에 꽃이 막 피어날 때 따서 햇볕에 말린다.
② 효능/효과 : 청열, 양혈, 소종, 해독의 효능이 있다.
  옹종, 정창, 화상, 폐열인한 해수, 토혈, 붕루, 백대를 치료한다.
③ 용법/용량 : 6~12g(생것은 30~60g)을 달여서 복용한다.
  외용 : 분말을 조합하여 도포한다. 또는 짓찧어서 붙인다.

(2) 목부용근(木芙蓉根)

① 효능/효과 : 옹종, 원형탈모증, 겸창, 해수기천, 부인의 백대를 치료한다.
② 용법/용량 : 생것을 30~60g 달여서 복용한다.
  외용 : 짓찧어서 도포하거나 분말을 조합하여 붙인다.

194 부지깽이나물

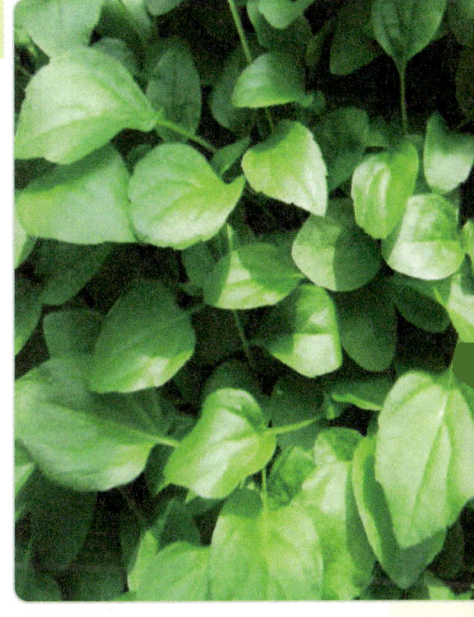

활용방안

- 쑥부지깽이/부지깽이나물의 전초(全草)를 계죽당개(桂竹糖芥)라 하며 약용한다.

① 여름, 가을철에 채취하여 그늘에서 말린다.
② 효능/효과 : 강심, 이뇨, 건비, 소식, 화위의 효능이 있다. 심계, 부종, 소화불량을 치료한다.
③ 용법/용량 : 3~9g을 달여서 복용한다. 또는 분말하여 0.3~0.9g씩 복용한다.

195 부채붓꽃

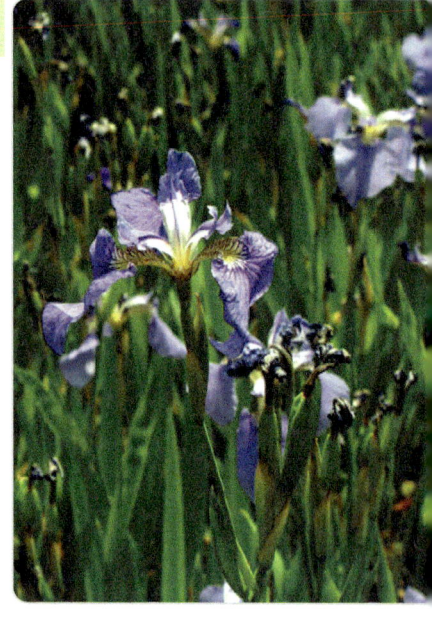

활용방안

- 근경 및 뿌리를 두시초(豆豉草)라 하며 약용한다.

① 연중 채취하여 햇볕에 말린다.
② 효능/효과 : 소적, 행수하는 효능이 있다. 위통, 복통, 소화불량, 복부팽만, 적취, 질타박상, 치질, 옹종, 개선을 치료한다.
③ 용법/용량 : 6~9g(생것은 15~30g)을 달여서 복용하거나 가루 내어 복용한다.

196 분꽃

활용방안

- 뿌리는 자말리근(紫茉莉根), 잎은 자말리엽(紫茉莉葉), 종자내의 배젖은 자말리자(紫茉莉子)라 하며 약용한다.

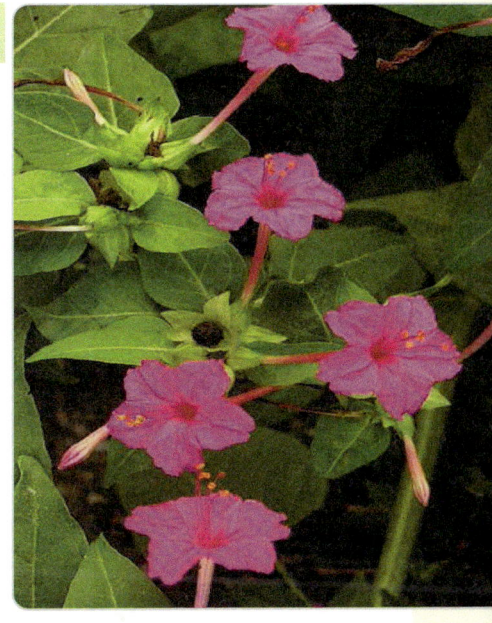

(1) **자말리근(紫茉莉根)**
① 가을, 겨울에 채취하여 깨끗이 씻어 햇볕에 말린다.
② 효능/효과 : 이뇨, 사열, 활혈, 산어의 효능이 있다. 뇨혼탁, 대하, 폐결핵의 객혈, 배중옹저, 급성관절염, 부녀의 혈붕, 백대, 오림을 치료한다.
③ 용법/용량 : 9~15g(생것 15~30g)을 달여서 복용한다.
외용 : 짓찧어서 도포한다.

(2) **자말리엽(紫茉莉葉)**
① 가을에 채취하여 햇볕에 말린다.
② 효능/효과 : 옹절, 개선, 창상을 치료한다. 잎의 생즙은 창상의 치료에 쓰이고 전즙은 창독을 치료한다. 창상, 옹창에 짓찧어서 붙인다.

197 비늘석송

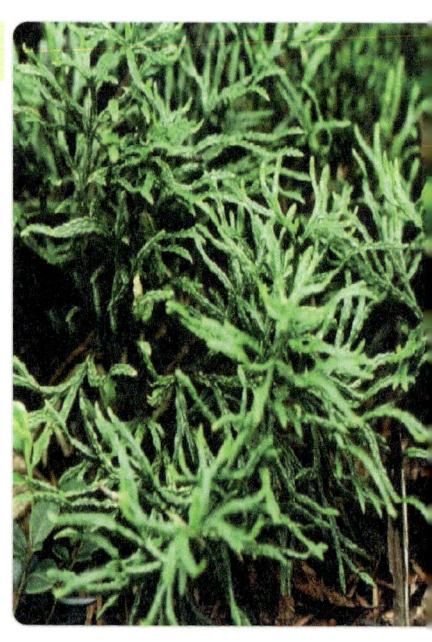

활용방안

- 전초를 과강룡(過江龍)이라 하며 약용한다.

① 효능/효과 : 소풍, 승습, 서근, 활락, 이수, 산어의 효능이 있다. 류머티즘으로 인한 마비, 근골의 동통, 임병, 타박상을 치료한다.

② 용법/용량 : 4.5~9g을 달여서 또는 술에 담가 복용한다.

198 비름

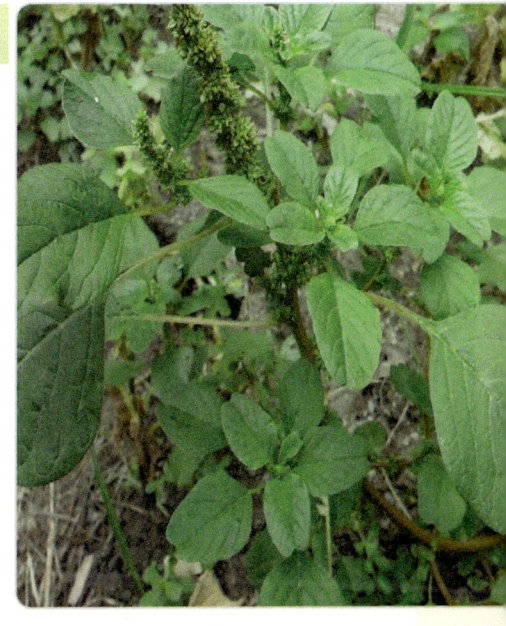

활용방안

- 줄기와 잎은 현(莧), 뿌리는 현근(莧根), 종자는 현실(莧實)이라 하며 약용한다.

(1) 현(莧)
① 봄과 여름에 채취하여 햇볕에 말리거나 생것으로 쓴다.
② 효능/효과 : 청열, 이규의 효능이 있다. 적백리, 대소변불통을 치료한다.
③ 용법/용량 : 전액 또는 삶아서 죽을 만들거나 생즙을 내어서 복용한다.

(2) 현근(莧根)
① 효능/효과 : 음낭종통, 치창, 치통, 타박상, 붕루, 대하를 치료한다.
② 용법/용량 : 생것 15~30g을 달이거나 또는 술에 담가 복용한다.
 외용 : 음낭종통에 짓찧어서 붙인다. 치통에 소존성으로 분말하여 환부에 고루 살포한다.

199 비비추

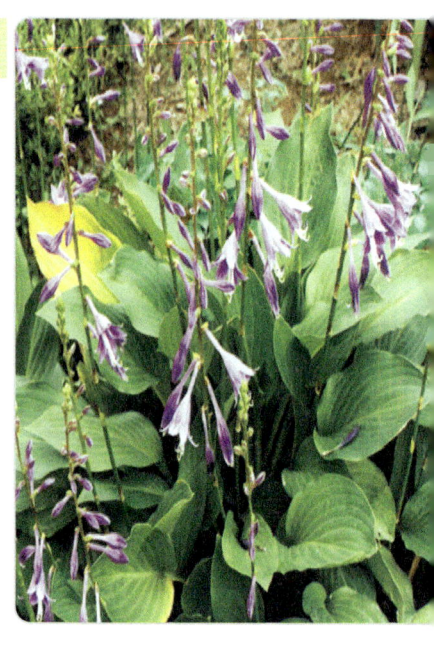

활용방안

- 꽃은 자옥잠(紫玉簪), 근경은 자옥잠근(紫玉簪根), 잎은 자옥잠엽(紫玉簪葉)이라 하며, 약용한다.

(1) **자옥잠(紫玉簪)**
① 7~8월 개화기에 채취하여 햇볕에 말린다.
② 효능/효과 : 조기, 화혈, 보허의 효능이 있다. 부녀허약, 적대하, 백대하, 자궁출혈, 유정, 토혈, 기종, 인후홍종을 치료한다.
③ 용법/용량 : 9~15g을 달여서 복용한다.

(2) **자옥잠근(紫玉簪根)**
① 연중 채취하여 햇볕에 말린다.
② 효능/효과 : 이기, 보허, 화혈, 지통의 효능이 있다. 인후종통, 치통, 위통, 혈붕, 대하, 옹저, 나력을 치료한다.
③ 용법/용량 : 15~24g을 달여서 복용한다.

200 비수리

활용방안

- 뿌리가 달린 전초를 야관문(夜關門)이라 하며 약용한다.

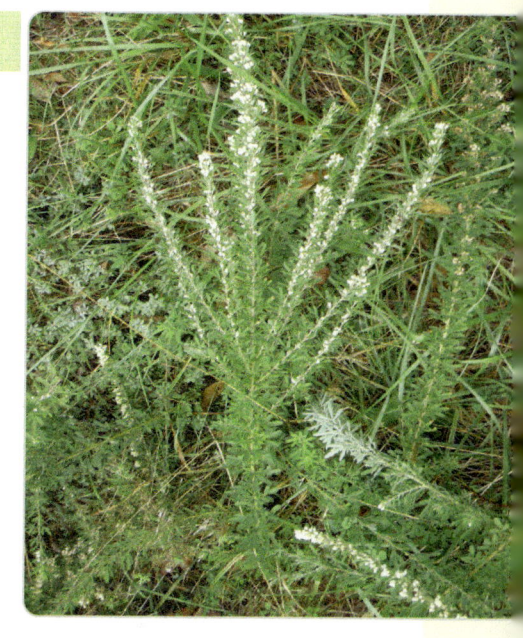

① 8~9월 개화시에 채취하여 햇볕에 말리거나 신선한 것을 사용한다.
② 효능/효과 : 간, 신을 보하고 폐음을 보익하며 산어, 소종 효능이 있다. 유정, 유뇨, 백탁, 백대, 천효, 위통, 노상, 소아감적, 하리, 타박상, 시력감퇴, 결막염, 급성유선염을 치료한다.
③ 용법/용량 : 15~30g(생것은 30~60g)을 달여서 복용한다. 또는 육류와 같이 뭉근한 불로 삶아서 복용한다.

201 비쑥

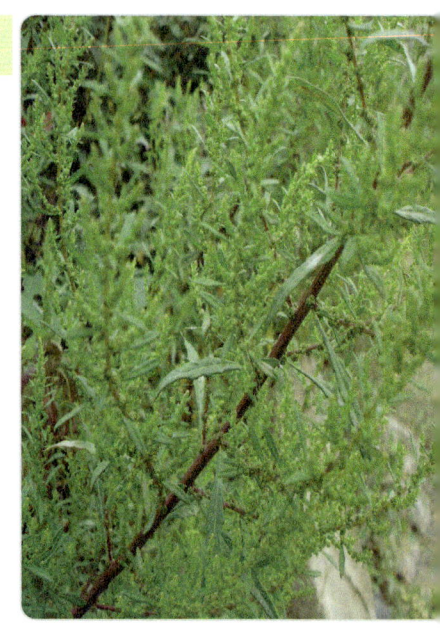

활용방안

- 어린 순을 나물로 한다.
- 사철쑥/비쑥의 어린 경엽을 인진호(茵蔯蒿)라 하며 약용한다.

① 봄에 새싹의 높이가 약 8cm 쯤 되었을 때 채취해서 햇볕에 말린다.
② 효능/효과 : 청열, 이습의 효능이 있다. 습열황달, 소변불리, 풍양창개를 치료하고 주로 풍습한열사기, 열결황달을 치료한다.
③ 용법/용량 : 10~15g을 달여서 복용한다.
  외용 : 달인 액(液)으로 씻는다.

202 뽀리뱅이

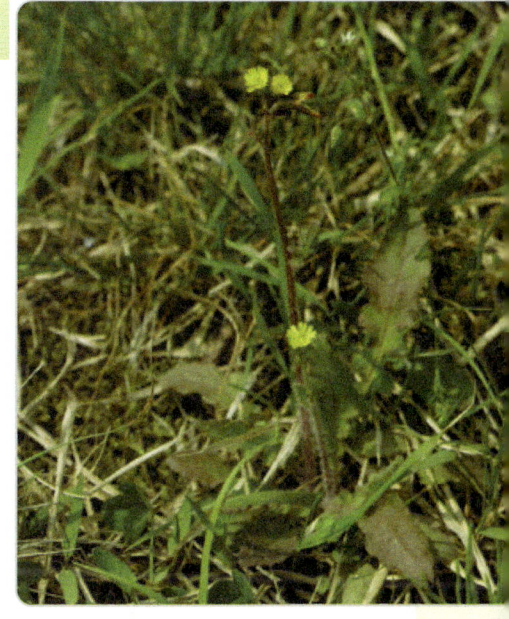

활용방안

- 어린 순을 나물로 한다.
- 전초 또는 뿌리를 황암채(黃鵪菜)라 하며 약용한다.

① 봄, 가을에 채취한다.
② 효능/ 효과 : 청열, 해독, 소종, 지통의 효능이 있다. 감기, 인통, 유선염, 결막염, 창절, 요로감염, 백대하, 류머티성 관절염을 치료한다.
③ 용법/용량 : 10~15g(생것이면 30~60g)을 달여서 복용한다.
   외용 : 짓찧어서 바르던가 생즙으로 양치질한다.

203 뿔남천

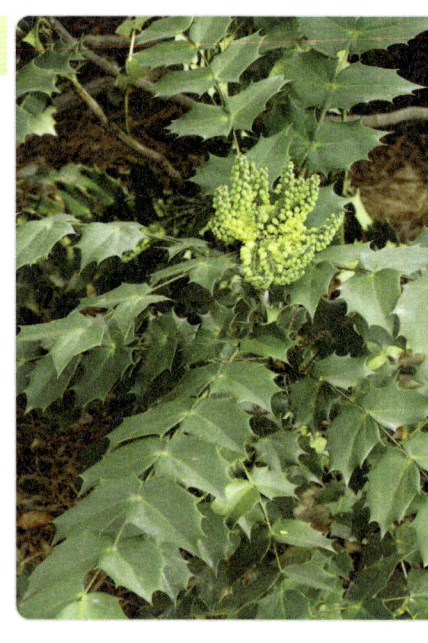

활용방안

- 잎은 십대공로엽(十大功勞葉), 뿌리는 자황련(茨黃連), 줄기는 공로목(功勞木), 과실은 공로자(功勞子)라 하며 약용한다.

(1) **십대공로엽(十大功勞葉)**
① 가을에 채취한다.
② 효능/효과 : 청열, 보허, 지해, 화담의 효능이 있다. 폐결핵의 해혈, 폐결핵환자의 조열, 현운, 이명, 발, 무릎, 허리의 동통, 심번, 목적종통, 옹저창독을 치료한다.
③ 용법/용량 : 6~9g을 달여 복용한다. 풍화에 의한 치경종통에 십대공로엽 9g을 달여 담숨에 복용한다. 1일 1제, 통증이 심하면 2제를 복용한다.

(2) **자황련(茨黃連)**
① 효능/효과 : 청열, 사화, 양혈, 해독의 효능이 있다. 임플로엔자, 열

성 하리, 하리, 황달, 토혈, 결막염, 목예, 후통, 치통, 정창을 치료한다.

② 용법/용량 : 9~15g(생것은 30~60g)을 달여 복용한다.

외용 : 짓찧어서 붙이거나 가루 내어 조합하여 붙인다.

(3) 공로목(功勞木)

① 연중 수시로 채취하여 썰어서 햇볕에 말린다.

② 효능/효과 : 청폐, 노해를 치료하며 살충, 변비치료, 보음, 양혈, 지갈의 효능이 있다.

③ 용법/용량 : 6~9g을 달여서 복용한다.

(4) 공로자(功勞子)

① 6월에 고서(果序)를 끊어서 햇볕에 말려 손으로 비벼서 과실만 취하여 햇볕에 충분히 말린다.

② 효능/효과 : 청열, 이습, 하초고삽의 효능이 있다. 조열골증, 하리, 붕대임탁, 결핵성 조열, 결핵성 골증, 요산슬연, 두운, 이명 등의 증상에 사용된다.

③ 용법/용량 : 4.5~9g을 달여서 복용한다.

204 사데풀

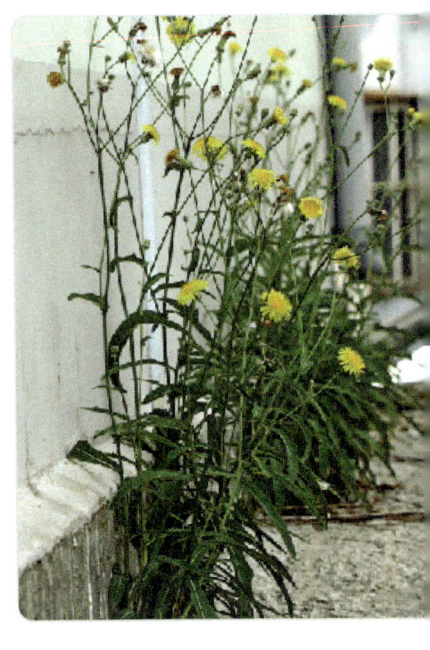

활용방안

- 어린순을 나물로 한다.
- 전초는 거매채(苣蕒菜), 꽃은 거매채화(苣蕒菜花)라 하며 약용한다.

(1) 거매채(苣蕒菜)

① 봄에 꽃이 피기 전에 뿌리째 뽑아서 깨끗이 씻어 햇볕에 말린다.

② 효능/효과 : 청열, 해독, 보허, 지해의 효능이 있다. 세균성하리증, 후두염, 허약해수, 내치탈출, 백대를 치료한다.

③ 용법/용량 : 15~30g을 달여 복용한다.

 외용 : 달인 액(液)으로 훈세한다.

(2) 거매채화(苣蕒菜花)

① 여름과 가을에 꽃이 피기 직전에 채취하여 햇볕에 말린다.

② 효능/효과 : 급성황달형 전염성간염을 치료한다.

③ 용법/용량 : 6~12g을 달여서 복용한다.

205 사상자

활용방안

- 어린 순을 나물로 하고 열매는 약용으로 한다.
- 과실을 사상자(蛇床子)라 하며 약용한다.

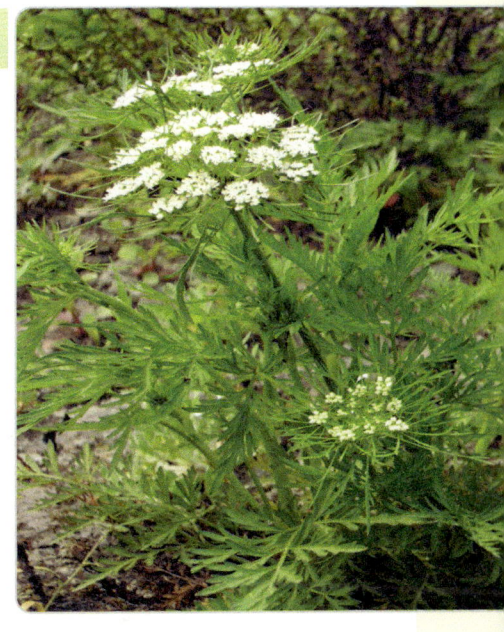

① 열매가 노랗게 익으면 전주를 베어 열매만 떨어 햇볕에 말린다.
② 효능/효과 : 온신, 장양, 거풍, 습조살충의 효능이 있다. 남자양위, 음낭습양, 여자대하음양, 부인음중종통, 자궁한냉불임, 풍습비통, 개선습창을 치료한다.
③ 용법/용량 : 3~9g을 달여서 복용하거나 환제로 하여 복용한다.
외용 : 전액으로 훈세하거나 좌약으로 한다. 분말을 살포하거나 조합하여 도포한다.

206 산갈퀴

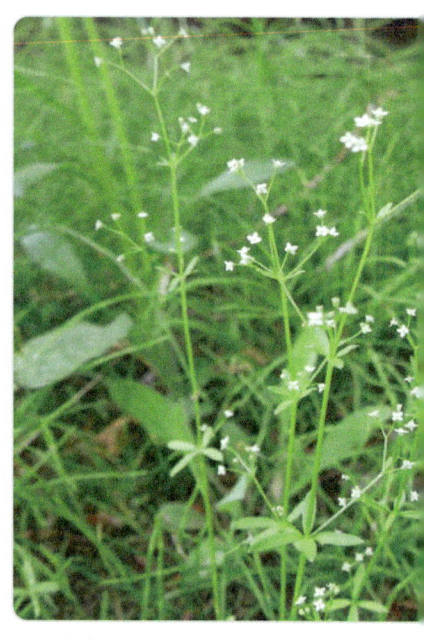

활용방안

- 전초를 대소채(大巢菜)라 하며 약용한다.

① 4~5월에 채취한다.
② 효능/효과 : 청열이습, 화혈거어의 효능이 있다. 황달, 부종, 학질, 비출혈, 경계, 유정, 월경불순을 치료한다.
③ 용법/용량 : 15~30g을 달여서 또는 육류와 같이 삶아서 복용한다.
　외용 : 짓찧어서 도포한다.

207 산당화

활용방안

- 산당화의 과실은 모과(木果), 뿌리는 모과근(木果根), 지엽(枝葉)은 모과지(木果枝), 종자는 모과핵(木果核)이라 하며 약용한다.

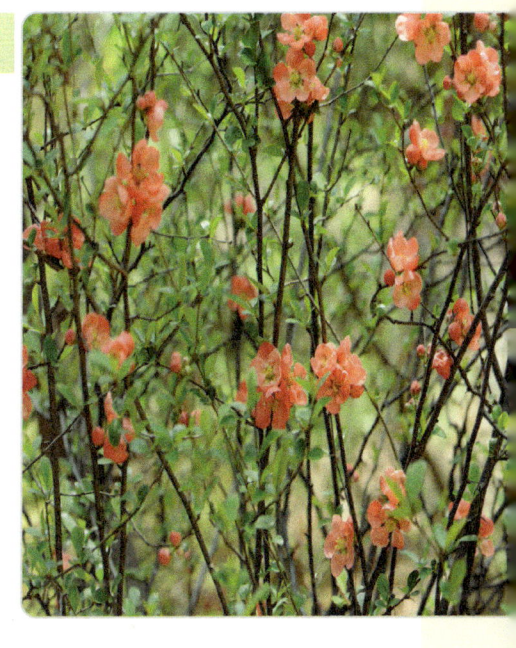

(1) 모과(木果)

① 9~10월에 과실이 익은 것을 따서 끓는 물에 5-10분간 삶아서 햇볕에 말린다.
② 효능/효과 : 평간, 화위, 거습, 서근의 효능이 있다. 구토, 하리, 근육경련, 류머티성 마비, 각기, 수종, 이질을 치료한다.
③ 용법/용량 : 4.5~9g을 달여 복용한다. 또는 환제, 산제로 복용한다.
 외용 : 전액으로 훈세한다.

(2) 모과근(木果根)

각기를 치료한다. 뿌리, 잎을 삶은 물로 정강이를 따뜻하게 적서 주면 앉을 수 있게 된다. 풍습마목에는 술에 담가 복용한다.

208 산수유

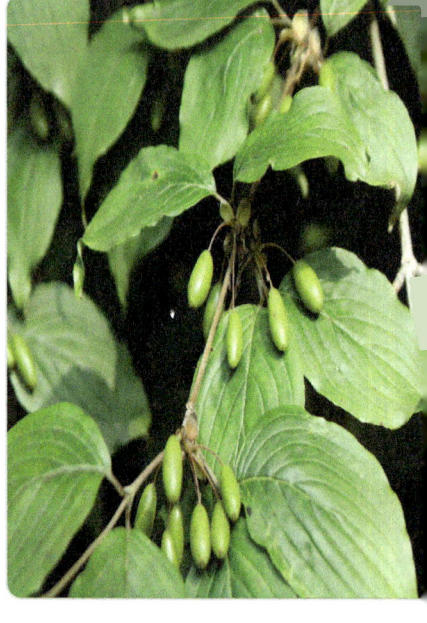

활용방안

- 과육을 산수유(山茱萸)라 하며 약용한다.

① 10~11월 과실이 빨갛게 성숙하였을 때 따서 과병을 제거하고 약한 불로 그을러서 냉각시킨 다음 종자를 발라내고 햇볕이나 불에 말려 건조한 어두운 곳에 저장하고 충해를 받지 않도록 한다.

② 효능/효과 : 보간, 보신, 정기수렴, 허탈을 고삽하는 효능이 있다. 요슬둔통, 현운, 이명, 양위, 유정, 빈뇨, 간허한열, 허한부지, 심요산맥, 오랜 설사를 치료한다.

③ 용법/용량 : 4.5~9g을 달여 복용하거나 또는 환제, 산제로 하여 복용한다.

209 산초나무

활용방안

- 왕초피나무/산초나무/초피나무의 과피는 화초(花椒), 뿌리는 화초근(花椒根), 잎은 화초엽(花椒葉), 종자는 초목(椒目)이라 하며 약용한다.

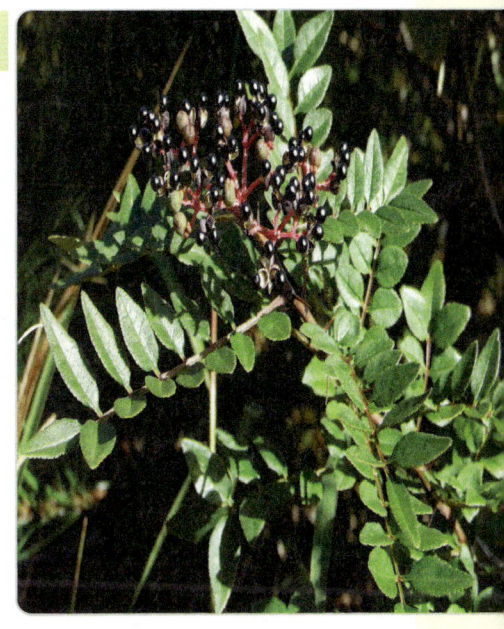

(1) 화초(花椒)
① 9~10월에 성숙한 과실을 따서 햇볕에 말려 과피만을 쓴다.
② 효능/효과 : 온중, 산한, 제습, 지통, 살충, 소화불량, 구토, 해수기역, 산통, 치통, 회충증, 음부소양증, 창개를 치료한다.
③ 용법/용량 : 1.5~4.5g을 달여서 또는 환제, 산제로 복용한다.
   외용 : 가루내어 조합하여 붙이거나 달인 액으로 씻는다.

(2) 초목(椒目)
① 효능/효과 : 수종창만, 수액의 운행이 정체하여 숨이 차고 기침이 나는 증상을 치료한다.
② 용법/용량 : 15~24g을 달여서 복용하여 쓴다.

210 산해박

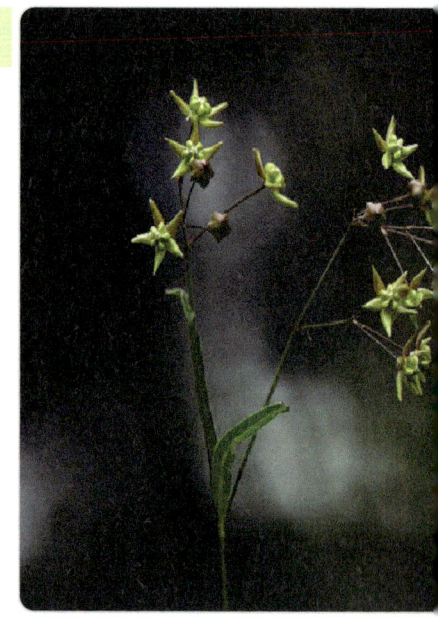

활용방안

- 뿌리 및 근경 전초를 서장경(徐長卿)이라 하며 약용한다.

① 여름에 뿌리째 뽑아서 협잡물을 제거하고 깨끗이 씻어서 길이 1.5cm정도로 썰어서 햇볕에 말린다.
② 효능/효과 : 지통, 지해, 이수, 소종, 활혈, 해독의 효능이 있다. 위통, 치통, 류머티즘 동통, 월경통, 만성기관지염, 복수, 수종, 이질, 장염, 타박상, 습진, 주마진, 독사교상을 치료한다.
③ 용법/용량 : 3~9g을 달여서 복용한다. 또는 환제나 술에 담가 복용한다.
  외용 : 짓찧어서 붙이거나 달인 액(液)으로 씻는다.

211 삼백초

활용방안

- 전초는 삼백초(三白草), 뿌리는 삼백초근(三白草根)이라 하며 약용한다.

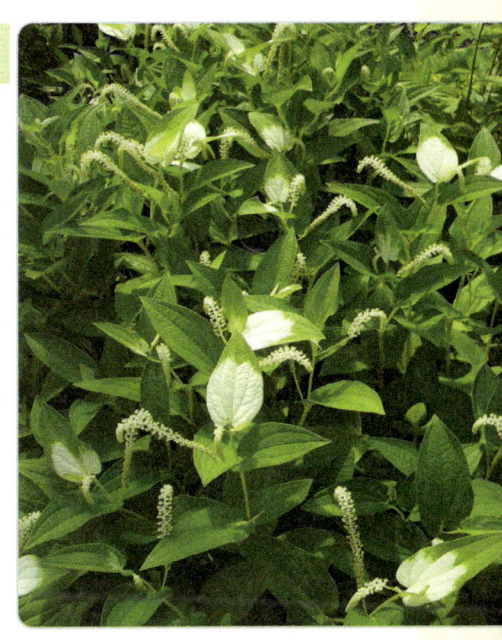

(1) 삼백초(三白草)
① 7~9월에 지상부를 채취하여 햇볕에 말린다.
② 효능/효과 : 습열, 청리, 소독, 해독, 부종, 각기, 황달, 임탁, 대하, 옹종, 정독을 치료한다.
③ 용법/용량 : 9~15g을 달여서 복용하거나 짓찧어서 즙을 내어 마신다.

(2) 삼백초근(三白草根)
① 7~9월에 땅속줄기를 캐내어 진흙을 제거하고 열탕에 수분 동안 담갔다가 꺼내 햇볕에 말린다.
② 효능/효과 : 이수, 제습, 청열, 해독의 효능이 있다. 각기경종, 임탁, 대하, 옹종, 개선을 치료한다.
③ 용법/용량 : 9~15g(생것은 30~90g)을 달여서 복용하거나 짓찧어서 즙을 내어 마신다.

212 삼지구엽초

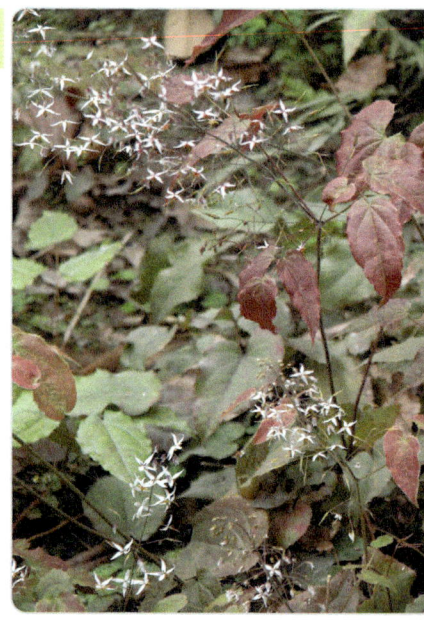

활용방안

- 줄기 및 잎은 음양곽(淫羊藿), 근경은 음양곽근(淫羊藿根)이라 하며 약용한다.

(1) 음양곽(淫羊藿)
① 여름, 가을에 채취하여 햇볕 또는 그늘에서 말린다.
② 효능/효과 : 보신, 강양, 거풍, 제습의 효능이 있다.
불임, 음위, 발기불능, 권태무력, 소변임력, 근골련급, 반신불수, 요슬무력, 류머티즘에 의한 마비와 통증, 사지불인을 치료한다.
③ 용법/용량 : 3~15g을 달여 복용한다. 술에 담그거나 고제, 환제, 산제 등으로 만들어 복용한다.
외용 : 전액으로 씻는다.

(2) 음양곽근(淫羊藿根)
① 효능/효과 : 허림, 백탁, 백대, 월경불순, 소아야맹증, 농이 안터진 옹저, 천식발작을 치료한다.
② 용법/용량 : 15~30g을 달여 복용하거나 산제로 하여 복용한다.

213 삽주

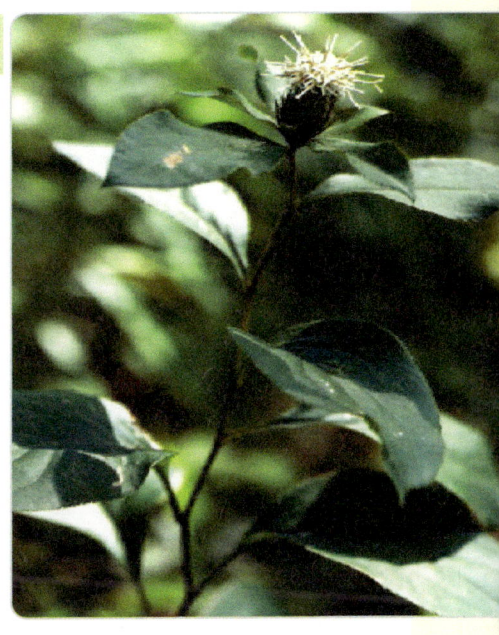

활용방안

- 어린순을 나물로 해먹는다.
- 근경을 창출(蒼朮)이라 하며 약용한다.

① 봄, 가을에 채취하여 햇볕에 말린다. 가을에 채취한 것이 좋다.
② 효능/효과 : 건비, 조습, 거풍, 발한, 해울, 벽예의 효능이 있다. 습이 강하여 비가 쇠약해지는 증상, 권태감이있고 자꾸 눕고 싶은 증상, 식욕부진, 구토, 수양성하리, 이질, 말라리아, 담음, 수종, 계절성감기, 풍한으로 인한 습비, 족위, 야맹증을 치료한다.
③ 용법/용량 : 5~10g을 달여서 복용한다. 바짝 졸여서 고제로 만들거나 또는 환제, 산제로 해서 복용한다.

214 서향

활용방안

- 서향/백서향의 꽃은 서향화(瑞香花), 뿌리 또는 근피(根皮)를 서향근(瑞香根), 잎은 서향엽(瑞香葉)이라 하며 약용한다.

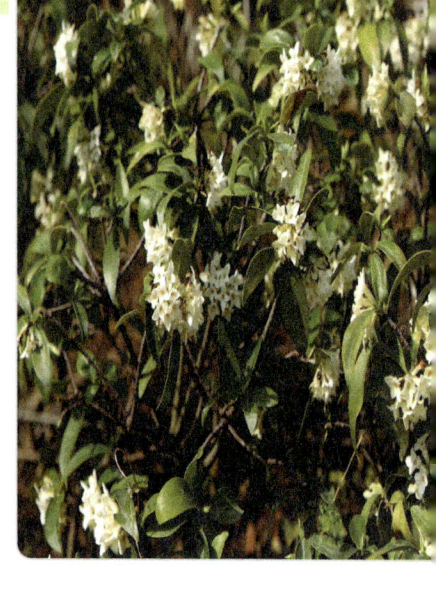

(1) 서향화(瑞香花)
① 효능/효과 : 인후의 종통, 치통, 류머티즘통을 치료한다. 또한 두창과 초기 유방암을 치료한다.
② 용법/용량 : 3~6g을 달여 복용한다.
외용 : 짓찧어서 붙이거나 전액으로 양치질한다.

(2) 서향근(瑞香根)
① 효능/효과 : 인후염을 치료한다. 흰꽃이 핀 것을 쓰는데 짓찧어 낸 즙을 목 안에 흘려 넣는다.
② 용법/용량 : 3~6g을 달여 마시거나 분말로 하여 복용한다.

215 석곡

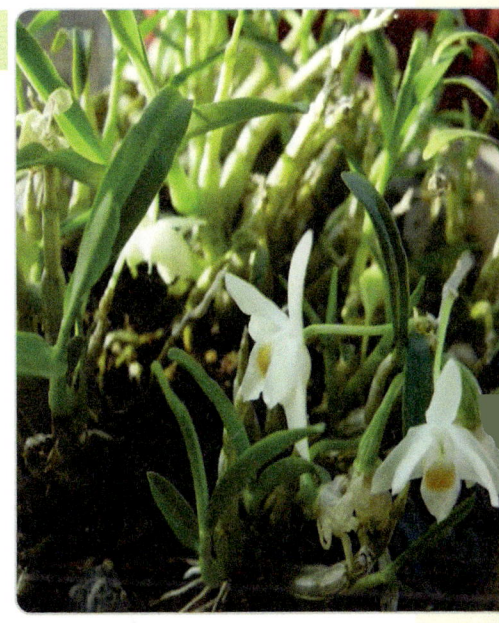

활용방안

- 전초를 석곡(石斛), 신선한 줄기의 증류액(蒸溜液)은 석곡로(石斛露)라 하며, 약용한다.

석곡(石斛)

① 석곡의 전초를 연중 채취하며, 가을 이후에 채취한 것이 약성이 가장 좋다.
② 효능/효과 : 타액분비촉진, 청열, 병후허열, 식욕부진, 위쇠약, 요통을 치료한다. 건위강정의 효능이 강하다.
③ 용법/용량 : 6~12g(생것은 15~30g)을 서서히 달여서 복용한다. 또는 전즙을 졸여서 고를 만들거나 환제, 산제로 쓴다.

(2) 석곡로(石斛露)

① 효능/효과 : 양위음, 평위역, 제허열, 정신안정의 효능이 있다. 온열사두 후 진액상잔, 열성증상, 신수부족, 위열부청을 치료한다.
② 용법/용량 : 30~90g을 약한 불에 달여서 복용한다.

216 석위

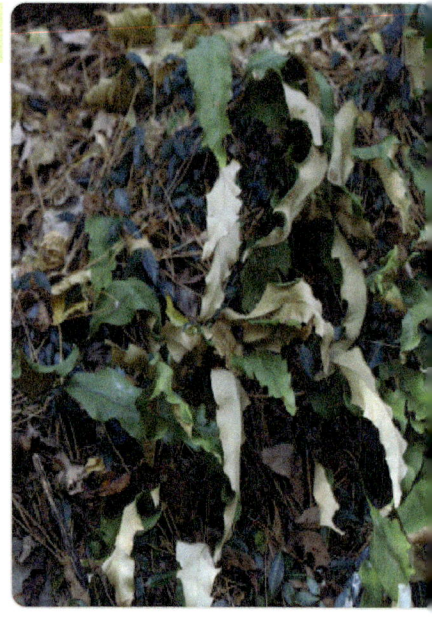

활용방안

- 잎은 석위(石韋), 근경은 석위근(石韋根), 잎에 있는 털은 석위모(石韋毛) 이다.

석위(石韋)

① 봄, 여름, 가을에 채취하여 수염뿌리를 제거하고 햇볕에 말린다. 불순물을 제거한 후 흙이나 모래를 털어 씻고 솔로 용모(茸 毛)를 제거하고 잘라서 햇볕에 말린다. 반드시 황모(黃毛)와 엽병을 제거해서 약용할 것이며 반드시 약한 불에 쬐어 말려서 사용해야 한다.

② 효능/효과 : 이수, 청폐, 지혈, 임병으로 인한 통증, 혈뇨, 요로결석, 신염, 자궁출혈, 세균성설사, 만성기관지염, 옹저를 치료한다.

③ 용법/용량 : 4.5~9g(많이 쓸때는 30~90)을 달여서 또는 산제로 복용한다.

④ 배합 금기사항 : 단사를 억제하고 음허 또는 습열이 없는 자는 복용을 피한다. 골석, 행인, 사간은 상사, 창포는 상득이다.

217 석잠풀

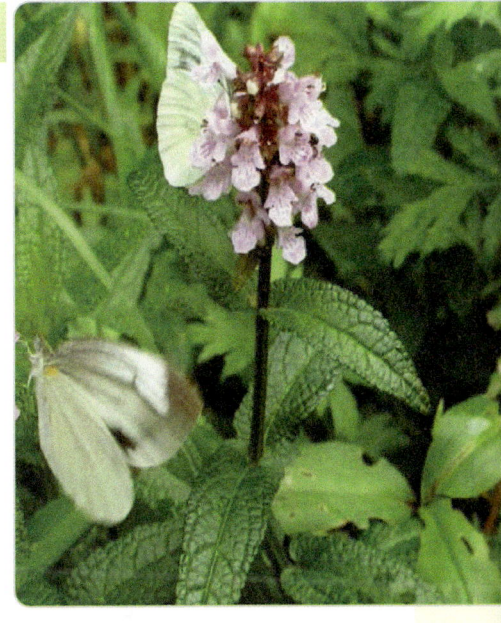

활용방안

- 어린 순은 식용한다.
- 뿌리 및 전초를 광엽수소(廣葉水蘇)라 하며 약용한다.

① 봄부터 초겨울에 걸쳐 채취하여 햇볕에 건조한다.
② 효능/효과 : 청열, 화담, 항균, 소종의 효능이 있다. 풍열해수, 인후종통, 백일해, 이질, 대상포진을 치료한다.
③ 용법/용량 : 15~30g을 달여서 복용한다.
　외용 : 짓찧어 낸 즙을 바른다.

218 석창포

활용방안

- 근경은 석창포(石菖蒲), 잎은 창포엽(菖蒲葉), 꽃은 석창포화(石菖蒲花)이다.

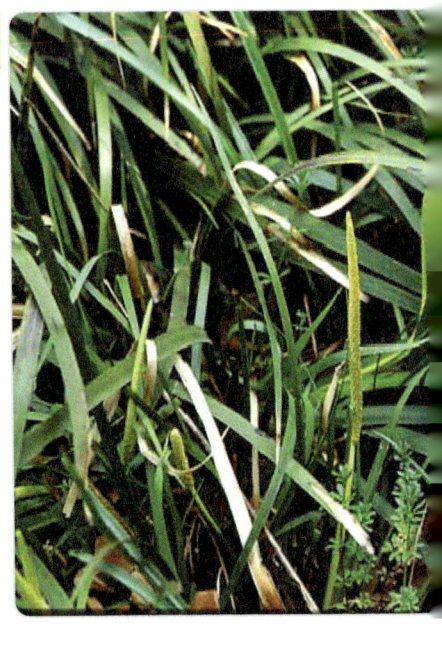

(1) 석창포(石菖蒲)

① 가을에 채취하여 줄기, 잎, 수염뿌리 등을 제거하고 깨끗이 씻어 10cm 정도로 잘라서 햇볕에 건조한다.

② 효능/효과 : 개규, 활담, 이기, 활혈, 거풍, 거습의 효능이 있다. 전간, 담궐, 열병에 의한 혼수, 건망증, 기폐이농, 심흉번민, 위통, 복통, 풍한습비, 화농성종양, 타박상 등을 치료한다.

(2) 창포엽(菖蒲葉)

개창, 대풍창에 달인 물로 씻어 치료한다.

(3) 석창포화(石菖蒲花)

조경, 행혈의 효능이 있다. 1.5~3g을 달여서 복용한다.

219 선밀나물

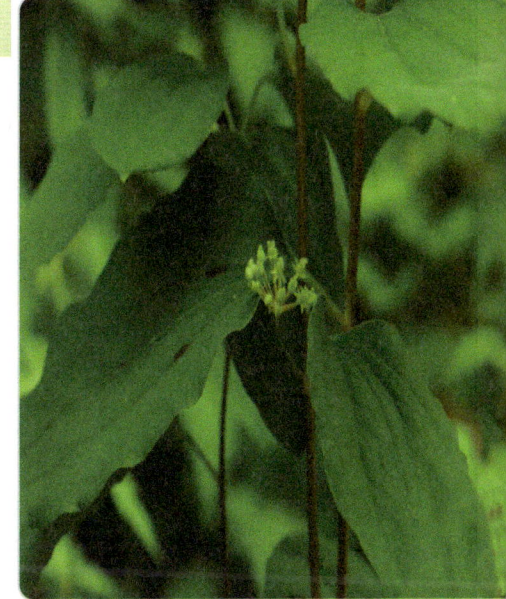

활용방안

- 어린 순을 나물로 한다.
- 근경 및 뿌리를 우미채(牛尾菜)라 하며 약용한다.

① 6~8월에 채취하여 깨끗하게 씻어서 햇볕에 말린다.
② 효능/효과 : 서근, 활혈, 경락유통, 지통의 효능이 있다. 족요의 근골동통을 치료한다.
③ 용법/용량 : 6~12g을 달여 마시거나 또는 술에 담가 복용한다. 고기와 같이 약한 불에 고아서 먹는다.
   외용 : 짓찧어서 환부에 붙인다.

220 소귀나물

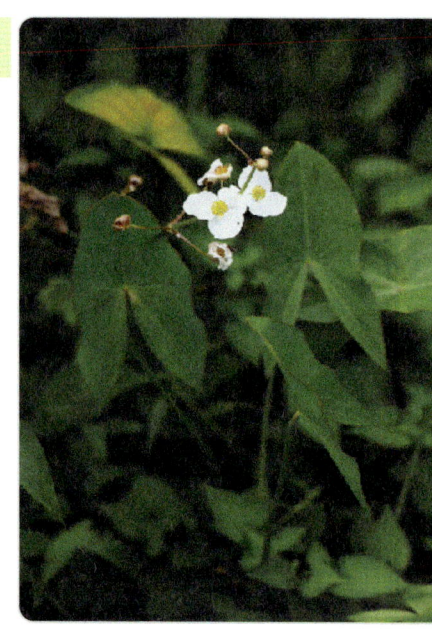

활용방안

- 알줄기는 자고(慈姑), 꽃은 자고화(慈姑花), 잎은 자고엽(慈姑葉)이라 하며 약용한다.

(1) **자고(慈姑)**
① 여름에서 가을사이에서 채취하여 햇볕에 건조한다.
② 효능/효과 : 행혈통림의 효능이 있다. 산후의 혈민, 태의불하, 임병, 해수담혈을 치료한다.
③ 용법/용량 : 달여서 또는 짓찧어서 즙으로 복용한다.

(2) **자고화(慈姑花)**
명목, 거습의 효능이 있다. 정종, 치루를 다스린다. 거습하는 효능은 인진과 같다.

(3) **자고엽(慈姑葉)**
소종, 해독의 효능이 있다. 창종, 단독, 악창을 치료한다.

221 소리쟁이

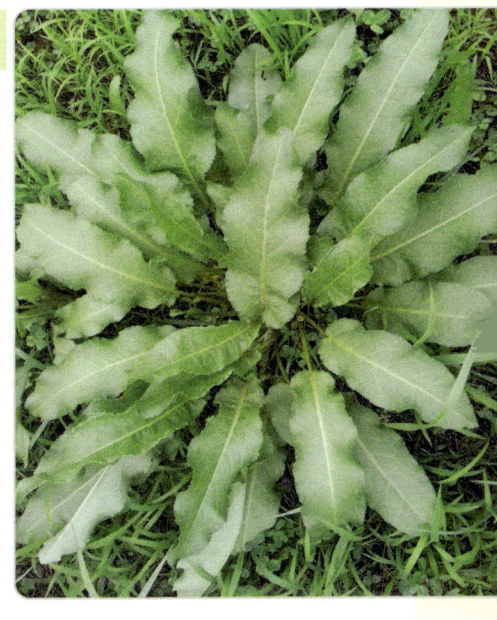

활용방안

- 뿌리는 우이대황(牛耳大黃), 잎은 우이대황엽(牛耳大黃葉)이라 하며 약용한다.

(1) 우이대황(牛耳大黃)
① 4~5월에 채취하여 햇볕에 말린다.
② 효능/효과 : 청열, 양혈, 화담, 지해, 통변, 급성간염, 만성기관지염, 토혈, 혈붕, 혈소판감소성자반증, 이질, 개선, 독창, 정창, 무명종독을 치료한다.
③ 용법/용량 : 15~30g을 달여 복용한다.
   외용 : 짓찧어서 붙이거나 갈아서 즙을 바른다. 또는 전액으로 씻는다.

(2) 우이대황엽(牛耳大黃葉)
① 효능/효과 : 청열, 해독하고 이대변의 효능이 있다.
② 용법/용량 : 달여 복용하거나 부식으로 먹는다.

222 소엽

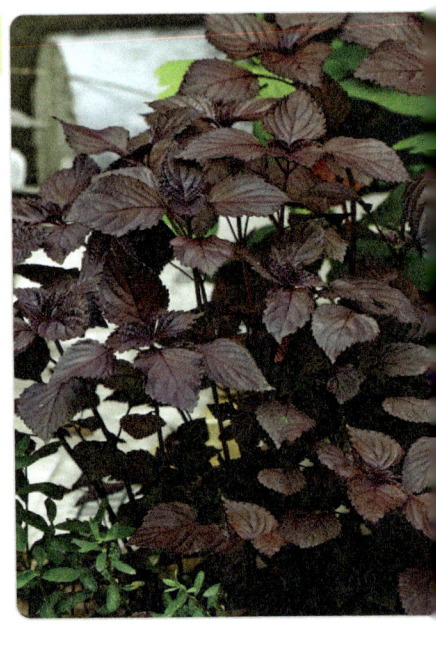

활용방안

- 잎은 자소엽(紫蘇葉), 뿌리 및 노경은 소두(蘇頭), 줄기는 자소경(紫蘇梗), 꽃받침은 자소포(紫蘇苞), 종자는 자소자(紫蘇子)라 하며 약용한다.

(1) 자소엽(紫蘇葉)

① 9월상순, 지엽이 무성하고 꽃차례가 나오기 시작했을 때 채취하여 바람이 잘 통하는 그늘에서 말린 후 잎을 딴다.
② 효능/효과 : 발한해표, 행기관중, 해어해독의 효능이 있다. 감기풍한, 악감발열, 해수, 천식, 흉복창만, 유산·조산을 치료한다.

(2) 소두(蘇頭)

① 가을에 전그루를 뽑아서 뿌리를 잘라내어 햇볕에 말린다.
② 효능/효과 : 거풍, 산한, 거담, 하기의 효능이 있다. 해역, 상기, 흉격의 담음, 현기증과 신체의 통증 및 코막힘, 콧물을 치료한다.

223 소엽풀

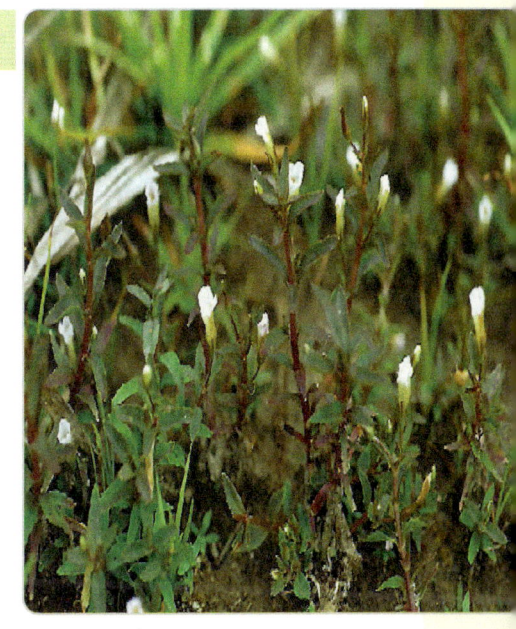

활용방안

- 전초(全草)를 수부용(水芙蓉)이라 하며 약용한다.

① 전체에서 소엽(蘇葉)같은 향기가 나기 때문에 소엽풀이라고 하며 연중 수시로 채취할 수 있다.
② 효능/효과 : 청열, 해독, 소종, 지양의 효능이 있다. 독사교상, 창옹종독, 개선, 피부소양을 치료한다.
③ 용법/용량 : 3~15g(생것은 15~30g)을 달여서 복용한다. 혹은 술에 담가서 복용한다.

외용 : 짓찧어서 바르거나 짜낸 즙을 바르던가 또는 달여서 씻는다.

224 소태나무

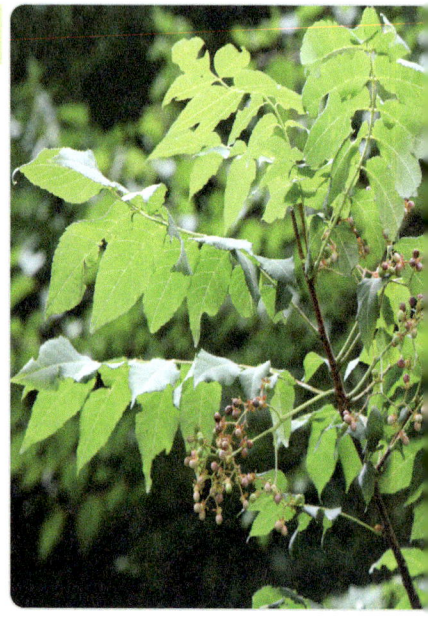

활용방안

- 수피, 근피 혹은 목부를 고수피(苦樹皮)라 하며 약용한다.

① 효능/효과 : 청열조습, 건위, 살충, 해독의 효능이 있다. 소화불량, 세균성 하리, 위장염, 담도감염, 편도선염, 인후염, 습진, 화상을 치료한다.

② 용법/용량 : 3~9g을 달여서 복용한다.

외용 : 달인 액(液)으로 씻는다. 또는 분말하여서 바르거나, 달인 즙으로 환부를 씻는다. 임부는 금한다.

225 속단

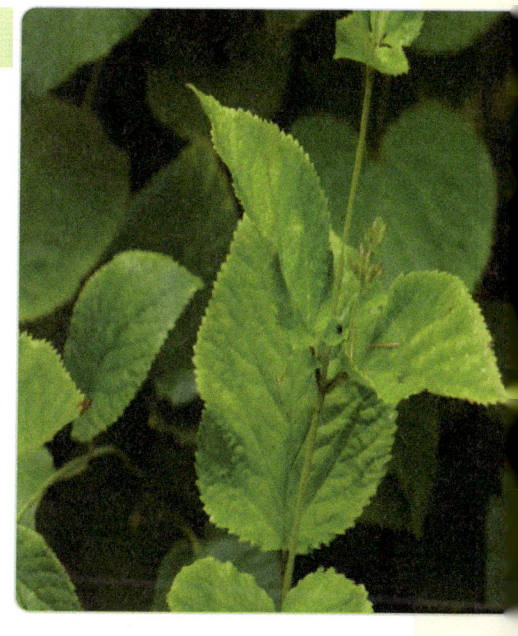

활용방안

- 어린 순은 식용사용한다.
- 속단/산속단의 뿌리 또는 전초를 토속단(土續斷)이라 하며 약용한다.

① 봄, 가을에 채취하여 깨끗이 씻어서 진흙을 털어내고 햇볕에 말린다.
② 효능/효과 : 청열, 소종의 효능이 있다. 창옹종독을 치료한다. 보간신, 활혈. 안태, 속근골, 요통, 하지동통에 치료에 쓰인다.

226 속새

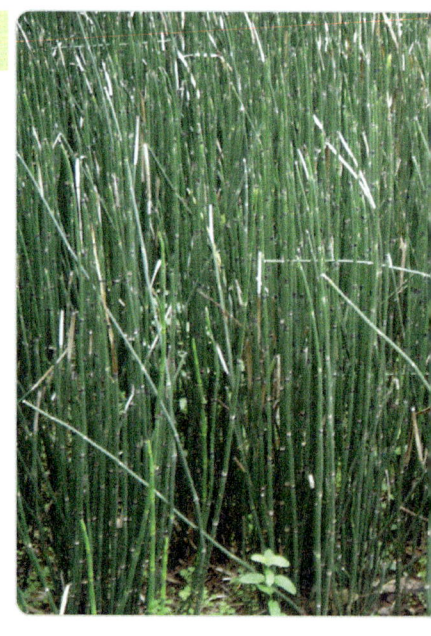

활용방안

- 전초(全草)를 목적(木賊)이라 하며 약용한다.

① 여름에서 가을에 걸쳐 지상부분을 채취하여 굵기에 따라 작은 다발을 만들어 그늘에서 또는 햇볕에 말린다.

② 효능/효과 : 소풍, 산열, 해기, 퇴예의 효능이 있다. 생목운예, 영풍유루, 장풍하혈, 혈리, 탈항, 학질, 옹종, 풍습, 산통, 옹저나력, 정독, 절종, 한반, 분사, 붕중적색제증을 치료한다.

③ 용법/용량 : 3~9g을 달여서 복용하거나 환제, 산제로 복용한다.
외용 : 가루 내어 살포한다.

④ 금기 : 기혈이 허한 자는 복용에 주의하며 안질이 노기나 서열상혈에 의해서 갑자기 빨갛게 부어 올라 아픈 자, 구예 및 혈허한 자는 복용을 금한다. 또 다량을 복용하면 간을 손상시키므로 장기간의 복용은 금한다.

227 솔나물

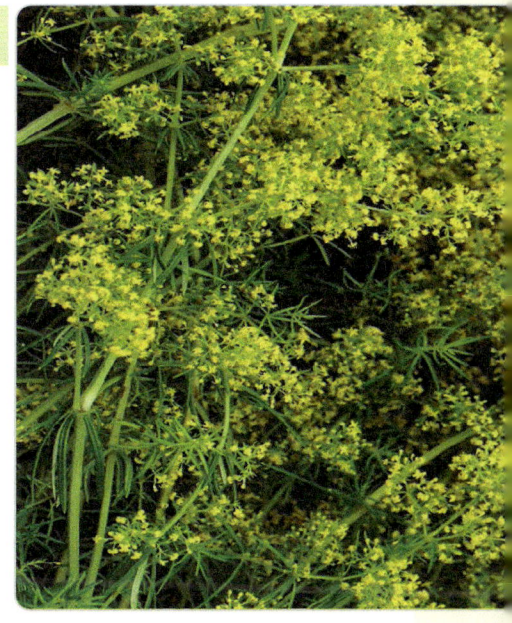

활용방안

- 어린 잎은 식용한다.
- 전초를 봉자채(蓬子菜)라 하며 약용한다.

① 여름, 가을에 채취한다.
② 효능/효과 : 청열, 해독, 행혈, 지양의 효능이 있다. 간염, 편도선염의 종통, 정창절종, 수전피부염, 주마진, 부인의 혈기통, 골절, 사교상을 치료한다.
③ 용법/용량 : 15~30g을 달여서 복용한다. 또는 술에 담가 복용한다.
외용 : 짓찧어서 붙이거나 혹은 전액을 졸여서 고제로 하여 붙인다.

228 솔장다리

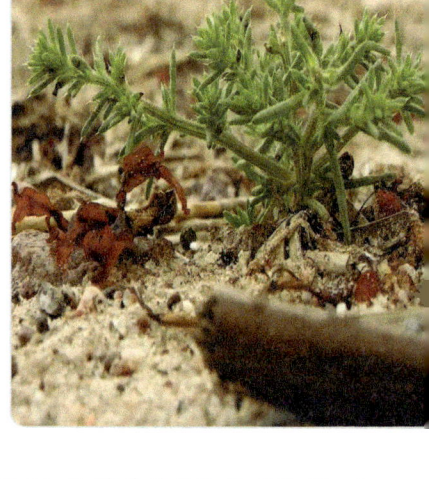

활용방안

- 전초에서 녹색 또는 황색 물감을 추출한다.
- 어린 순은 나물로 한다.
- 전초를 저모채(猪毛菜)라 하며 약용한다.

① 여름, 가을에 채취하여 햇볕에 말린다.
② 효능/효과 : 혈압하강의 효능이 있다. 고혈압, 두통을 치료한다.
③ 용법/용량 : 고혈압, 두통에 15~30g을 달여 복용한다. 처음에는 소량만 쓰다가 1~2주 후부터 효과가 나타나면 양을 늘려 사용하고, 5~6개월 계속해서 복용한다. 효과는 초기환자에게는 현저하며 만기환자에게는 비교적 약하다.

229 솜방망이

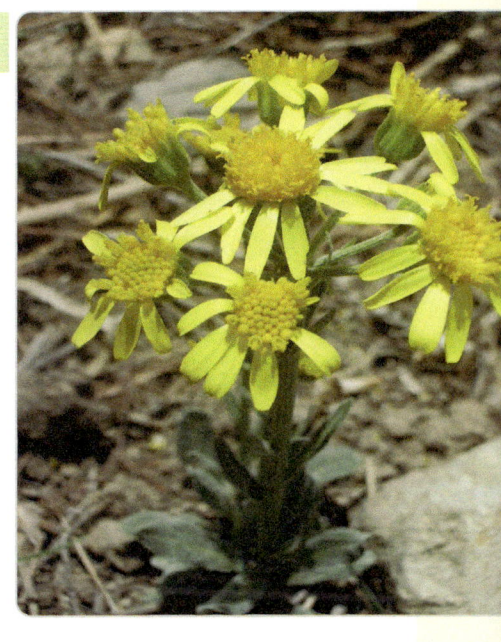

활용방안

- 어린 순은 식용한다.
- 솜방망이/물솜방망이의 전초는 구설초(狗舌草), 뿌리는 구설초근(狗舌草根)이라 하며 약용한다.

(1) **구설초(狗舌草)**

① 효능/효과 : 청열, 이수, 살충의 효능이 있다. 폐농양, 신염부종, 옹종, 개창을 치료한다.

② 용법/용량 : 10~15g을 달여서 복용한다.

외용 : 분말을 만들어 살포하거나 짓찧어 도포한다.

(2) **구설초근(狗舌草根)**

해독, 이뇨, 활혈, 소종의 효능이 있다.

230 송이풀

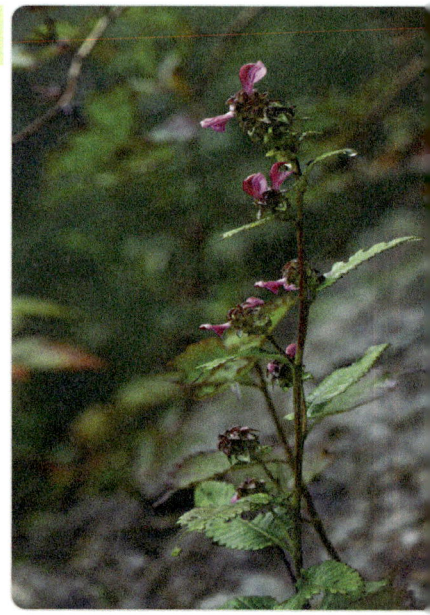

활용방안

- 어린순을 나물로 한다.
- 경엽(莖葉)이나 뿌리를 마선호(馬先蒿)라 하며 약용한다.

① 가을에 파내서 줄기와 잎을 제거하고 진흙을 깨끗이 털어내서 햇볕에 말린다.
② 효능/효과 : 거풍, 승습, 이수의 효능이 있다. 류머티성 관절동통, 소변불리, 요도결석, 부녀백대, 개창을 치료한다.
③ 용법/용량 : 6~10g을 달여서 복용하던다 가루를 만들어 산제로 한다.
외용 : 달인 액(液)으로 씻는다.

231 쇠고비

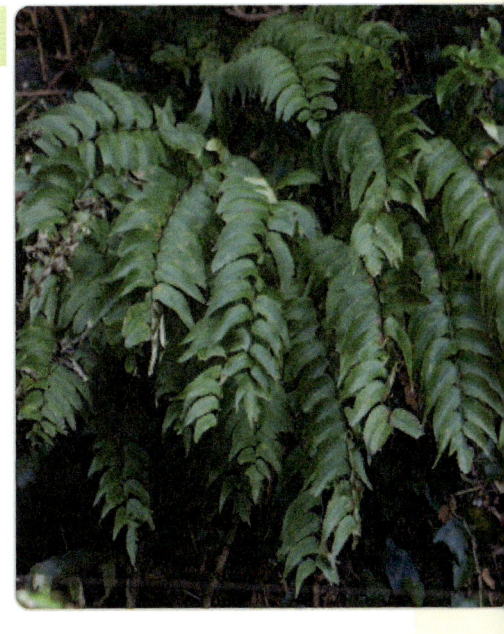

활용방안

- 근경은 혼계두(昏鶏頭)라 하여 생약으로 이용하나 독성이 있으므로 함부로 사용해서는 안된다.

① 근경을 일년내 채취하나 8~9월이 약성이 가장 좋으며 수염뿌리와 지상부분을 제거하고 햇볕에 말리거나 신선한 것을 사용한다.
② 효능/효과 : 청열, 해독, 양혈, 식풍, 산어, 지혈, 구충의 효능이 있다. 감기, 열병반진, 사예중독, 이질, 간염, 간장으로 인한 현훈두통, 토혈, 혈변, 혈붕, 유옹, 나력, 타박상을 치료한다. 또 일절의 허손, 부녀붕대, 두혼이농, 온증, 적리, 백리, 적대, 백대를 치료한다.
③ 용법/용량 : 9~15g을 달여서 복용한다.
④ 금기 : 임산부는 복용을 주의한다.

232 쇠뜨기

활용방안

- 화장품이나, 샴프, 린스 용으로도 외국에서는 상품화되고 있다.
- 생식경은 식용으로 하고, 영양경은 민간에서 이뇨제로 10g 을 달여 쓴다.
- 전초를 문형(門荊)이라 하며 약용한다.

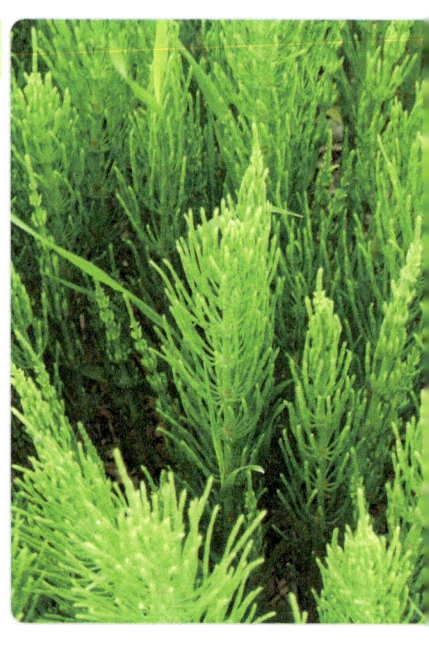

① 5~7월에 전초를 채취하여 그늘에서 말린다.
② 효능/효과 : 청열, 양혈, 지해, 이수의 효능이 있다. 토혈, 비출혈, 장출혈, 객혈, 치출혈, 혈변, 대상성월경, 해수기천, 임병, 기류로 인한 통증, 상기기급, 월경과다, 요로감염, 소변삽통, 골절 등을 치료한다.
③ 용법/용량 : 3~9g(생것이면 30~60g)을 달여서 복용한다.
외용 : 짓찧어서 바르거나 가루 내어 조합해서 바른다.

233 쇠무릎

활용방안

- 뿌리는 우슬(牛膝), 경엽은 우슬경엽(牛膝莖葉)이라 하며 약용한다.

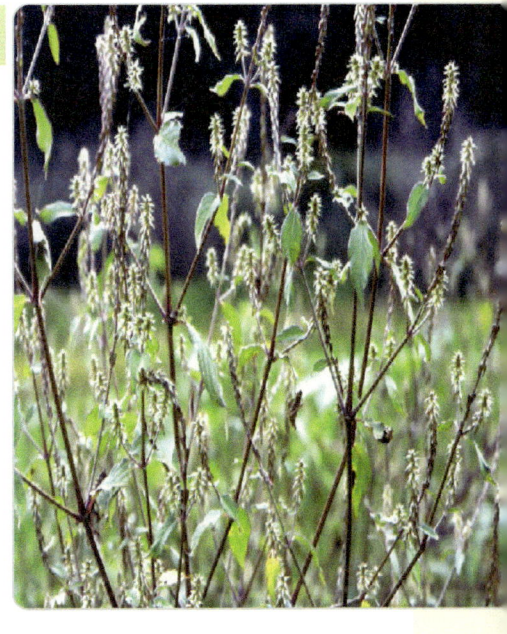

우슬(牛膝)

① 줄기와 잎이 마른 다음에 캐 수염뿌리, 흙을 제거하고 햇볕에 말려 유황으로 여러 번 훈하여 끝을 끊어내고 고르게 간추려서 다시 말린다.

② 효능/효과 : 정혈, 이뇨, 통경약으로서 생우슬은 산어혈, 옹저의 효능이 있다. 임병, 혈뇨, 월경불순, 난산, 산후 어혈에 의한 복통, 후비, 옹종, 타박상을 다스린다. 보간, 보신하고, 근골을 튼튼하게 하는 효능이 있다. 요슬골통, 수족경련, 운동마비를 치료한다.

③ 용법/용량 : 9~15g을 달여 복용하거나 또는 술에 담가 복용한다. 달인 즙을 졸여서 고제로 하여 사용한다. 또 환제, 산제로도 쓴다.

외용 : 짓찧어서 붙인다.

234 쇠비름

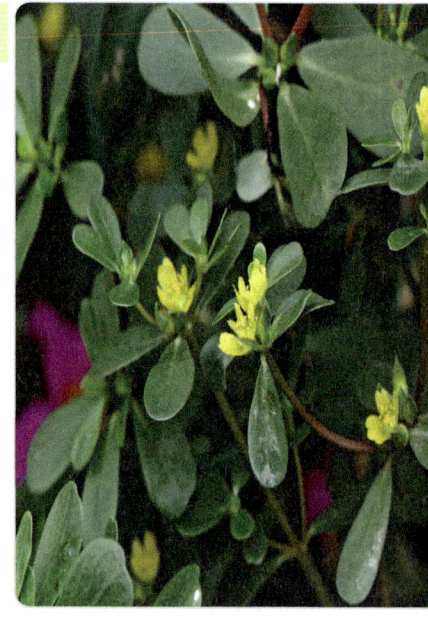

활용방안

- 전초는 마치현(馬齒莧), 종자은 마치현자(馬齒莧子)라 하며 약용한다.

(1) 마치현(馬齒莧)

① 여름, 가을에 경엽이 무성할 때 전초를 베어서 불순물과 진흙을 제거하고 끓는 물에 살짝 데쳐서 햇볕에 말린다.

② 효능/효과 : 청열, 해독, 산혈, 충독, 독사독, 식독 및 각종 종양, 농혈, 혈림, 대하, 옹종, 악창, 단독을 치료한다.

③ 용법/용량 : 9~15g(생것은 60~120g)을 달여서 복용하거나 짓찧어서 즙을 내어 사용한다.

(2) 마치현자(馬齒莧子)

① 효능/효과 : 명목의 효능이 있다. 청맹, 백예(외관상으로는 이상이 없으나 안구내에 이상이 생겨 시력감퇴, 실명이 되는 것)에 마치현자 2ℓ를 분말하여 1회 1숟가락씩 총시죽에 타서 먹는다.

235 수박풀

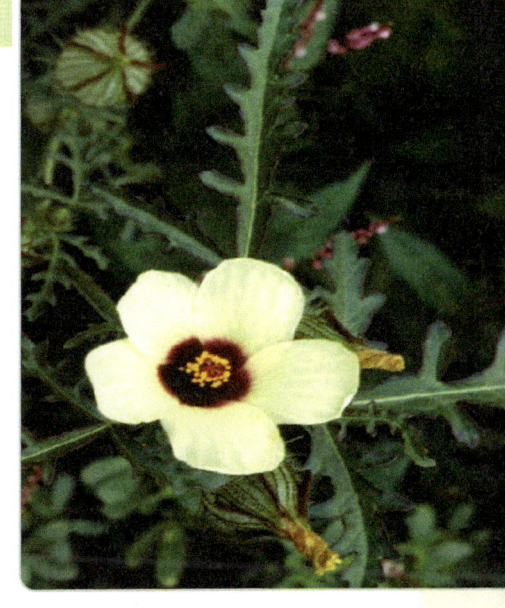

활용방안

- 뿌리 또는 전초를 야서과묘(野西瓜苗)라 하며 약용한다.

① 여름에서 가을 사이에 채취해서 진흙을 털어내고 햇볕에 말린다.
② 효능/효과 : 청열, 거습, 지해의 효능이 있다. 풍열해수, 관절염, 화상을 치료한다.
③ 용법/용량 : 15~30g을 달여서 복용한다.
　외용 : 가루내어 기름과 조합하여 환부에 도포한다.

236 수선화

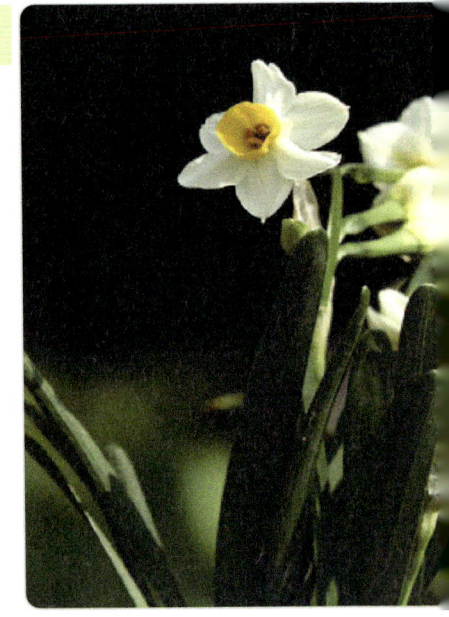

활용방안

- 꽃은 수선화(水仙花), 비늘 줄기는 수선근(水仙根)이라 하며 약용한다.

(1) 수선화(水仙花)

① 효능/효과 : 거풍, 제열, 활혈, 조경의 효능이 있다. 부인의 자궁병, 월경불순을 치료한다.
② 용법/용량 : 2.4~4.5g을 달이거나 또는 산제로 복용한다.
   외용 : 짓찧어서 도포한다.

(2) 수선근(水仙根)

① 봄, 가을에 뿌리를 캐어 묘경, 수염뿌리를 제거하고 진흙을 씻어 내고, 뜨거운 물에 담갔다가 햇볕에 말린다. 종절하여 세편을 만들어 햇볕에 말린다.
② 효능/효과 : 소종, 배농의 효능이 있다. 일체의 옹종, 창독, 충교를 치료한다.
   외용 : 짓찧어서 환부에 바른다.

237 수세미오이

활용방안

- 각 부분을 약용한다.

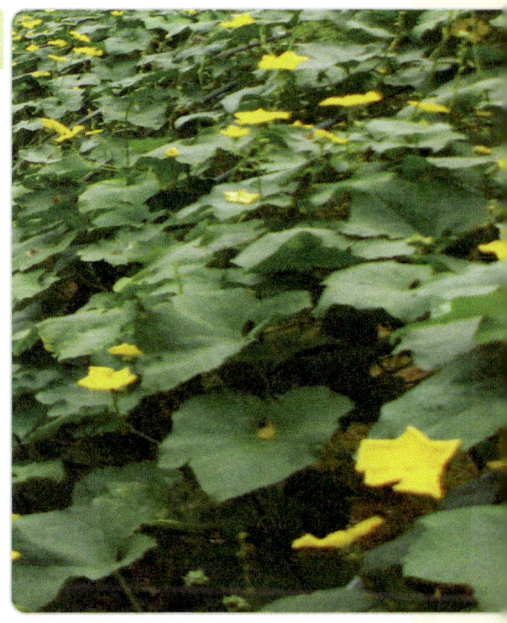

(1) 사과(絲瓜)
어린 과실 또는 성숙한 과실을 말린 것으로, 청열, 화담, 양혈, 해독의 효능이 있다. 열병에 의한 신열번갈, 담천해수, 장풍치루, 붕대, 혈림, 정창, 유즙분비부족, 옹종을 치료한다.

(2) 사과근(絲瓜根)
활혈, 행혈, 소종의 효능이 있다. 편두통, 요통, 유선염, 인두염, 후두염의 종통, 장풍하혈을 치료한다. 또 축농증, 사교상의 치료에도 쓰인다.

(3) 사과등(絲瓜藤)
수세미오이의 줄기로, 서근, 활혈, 건비, 살충의 효능이 있다. 요슬사지의 마목, 월경불순, 수종, 충치, 비연, 치경출혈을 치료한다.

(4) 천라수(天羅水)

줄기에서 나온 즙으로, 편도선염를 치료하고 화담, 해독하며 내열을 청해한다. 또 폐옹, 폐위를 치료하며, 백당을 더하여 졸여서 내복하면 진해하며 두통, 복통, 감모, 각기, 수종, 주독을 치료한다.

(5) 사과엽(絲瓜葉)
청열, 해독의 효능이 있다. 옹저, 정종, 백선, 사교상, 화상을 치료한다.

(6) 사과화(絲瓜花)
청열, 해독의 효능이 있다. 폐열해수, 인통, 비두염, 정창, 치창을 치료한다.

(7) 사과체(絲瓜蒂)
소아두창, 일절의 인후종통을 치료한다.

(8) 사과피(絲瓜皮)
금창, 좌판창을 치료한다.

(9) 사과락(絲瓜絡)
성숙한 과실의 망상섬유로서, 통경, 활락, 청열화담의 효능이 있다. 흉협동통, 복통, 요통, 폐열담해, 부녀무월경, 유즙불통, 옹종, 치루를 치료하며 사과락탄에는 지혈의 효능이 있다. 혈변, 혈붕을 치료한다.

(10) 사과자(絲瓜子)
이수, 제열의 효능이 있다. 사지・안면부종, 석림, 장풍을 치료한다.

238 수염가래꽃

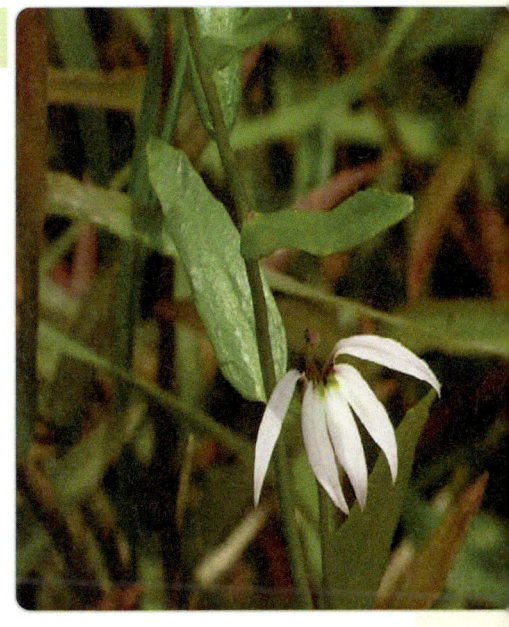

활용방안

- 뿌리 달린 전초를 반변련(半邊蓮)이라 하며 약용한다.

① 대부분은 여름에 뿌리째 채취하여 깨끗이 씻어 햇볕에 말리거나 또는 그늘에서 말린다.
② 효능/효과 : 이수, 소종, 해독의 효능이 있다. 황달, 수종, 팽창, 하리, 독사교상, 정창, 종독, 습진, 개선, 타박과 염좌로 인한 종통을 치료한다.
③ 용법/용량 : 15~30g을 달여서 복용한다. 또는 생즙을 복용한다.
  외용 : 짓찧어서 바르거나 또는 생즙을 고루 바른다.

239 수영

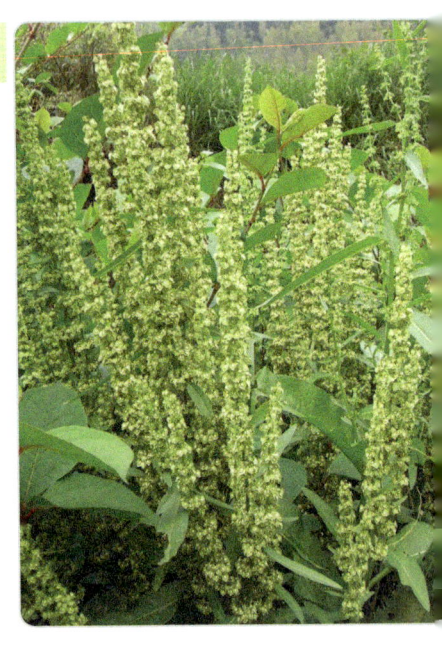

활용방안

- 연한 식물체를 식용으로 한다.
- 뿌리는 산모(酸模), 잎은 산모엽(酸模葉)이라 하며 약용한다.

(1) 산모(酸模)
① 여름, 가을철에 채취하여 햇볕에 말린다.
② 효능/효과 : 청열, 이뇨, 양혈, 살충의 효능이 있다.
열리, 임병, 소변불통, 뇨폐, 토혈, 악창, 개선을 다스린다.
③ 용법/용량 : 9~15g을 달여 복용하거나 짓찧어서 즙을 내어 복용한다.
외용 : 짓찧어서 붙인다.

(2) 산모엽(酸模葉)
외용하면 창종, 창독을 소하는 효능이 있다. 개선을 치료한다.

240 수정목

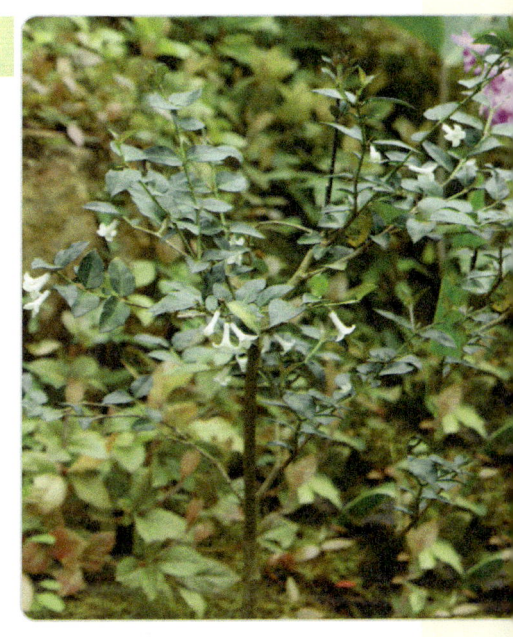

활용방안

- 뿌리, 근경 및 전초를 서장경(徐長卿)이라 하며 약용한다.

① 여름에 뿌리째 뽑아서 협잡물을 제거하고 깨끗이 씻어서 길이 1.5cm정도로 썰어서 햇볕에 말린다.
② 효능/효과 : 지통, 지해, 이수, 소종, 활혈, 해독의 효능이 있다. 위통, 치통, 류머티즘 동통, 월경통, 만성기관지염, 복수, 수종, 이질, 장염, 타박상, 습진, 주마진, 독사교상을 치료한다.
③ 용법/용량 : 3~9g을 달여서 복용한다. 또는 환제나 술에 담가 복용한다.
외용 : 짓찧어서 붙이거나 달인 액(液)으로 씻는다.

241 수크령

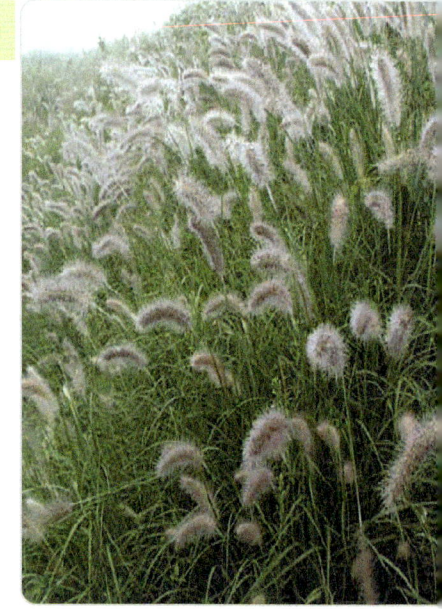

활용방안

- 전초는 낭미초(狼尾草), 근경은 낭미초근(狼尾草根)이라 하며 약용한다.

(1) 낭미초(狼尾草)
① 여름, 가을에 채취하여 햇볕에 말린다.
② 효능/효과 : 눈을 밝게 하고 산혈의 효능이 있다. 결막염을 치료한다.
③ 용법/용량 : 9~15g을 달여서 복용한다.

(2) 낭미초근(狼尾草根)
① 연중 채취한다.
② 효능/효과 : 청폐, 지해, 해독의 효능이 있다. 폐열로 인한 해수, 창독을 치료한다.
③ 용법/용량 : 30~60g을 달여서 복용한다.

242 쉽사리

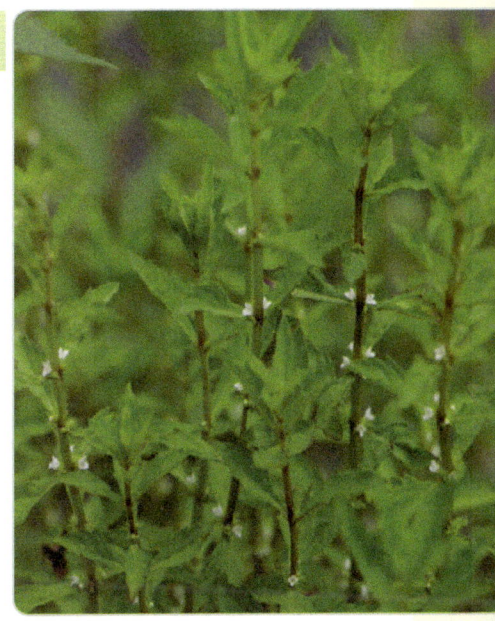

활용방안

- 쉽사리/애기쉽사리/개쉽사리의 경엽은 택란(澤蘭), 근경은 지순(地筍)이라 하며 약용한다.

(1) **택란(澤蘭)**

① 여름부터 가을에 걸쳐 경엽이 무성했을 때 전초를 거둬 들여 햇볕에 말린다.
② 효능/효과 : 활혈, 거어, 이뇨퇴종의 효능이 있다. 월경폐지, 복중의 경결, 산후어체복통, 신면부종, 타박상, 금창, 옹종을 치료한다.
③ 용법/용량 : 5~10g을 달이거나 환제, 산제로 해서 복용한다.
 외용 : 짓찧어서 바르거나 달인 액(液)으로 훈세한다.

(2) **지순(地筍)**

① 가을부터 겨울에 걸쳐 채취한다.
② 효능/효과 : 활혈, 익기, 소수의 효능이 있다. 토혈, 비출혈, 산후복통, 대하를 치료한다.
③ 용법/용량 : 5~10g을 달여서 복용한다.

243 승마

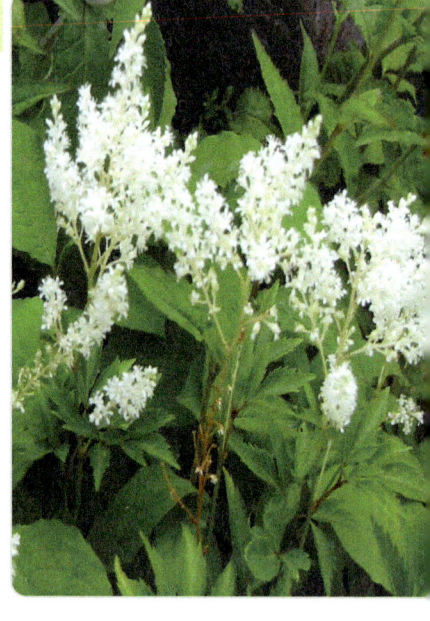

활용방안

- 황새승마/나물승마/눈빛승마/승마의 근경을 승마(升麻)라 하며 약용한다.

① 봄, 가을에 채취하여 지상의 경묘, 진흙 등을 제거하고 수염뿌리가 건조될 때까지 건조하여 불에 그을리거나 죽염에 굴려서 수염뿌리를 제거하고 썰어서 햇볕에 말린다.

② 효능/효과 : 승양, 발표, 투진, 해독하는 효능이 있다. 시기역려(급성 전염병), 두통한열, 후통, 구창, 반진불투(반진이 표면으로 나오지 않은 상태), 구사구리, 탈항, 부녀붕대, 자궁탈출 및 옹종창독을 치료한다.

③ 용법/용량 : 1.5~9g을 달여 복용한다. 또는 환제, 산제로 하여 사용한다.

외용 : 분말을 조합하여 붙이거나 또 전액으로 양치질한다. 또는 환부를 씻는다.

244 시호

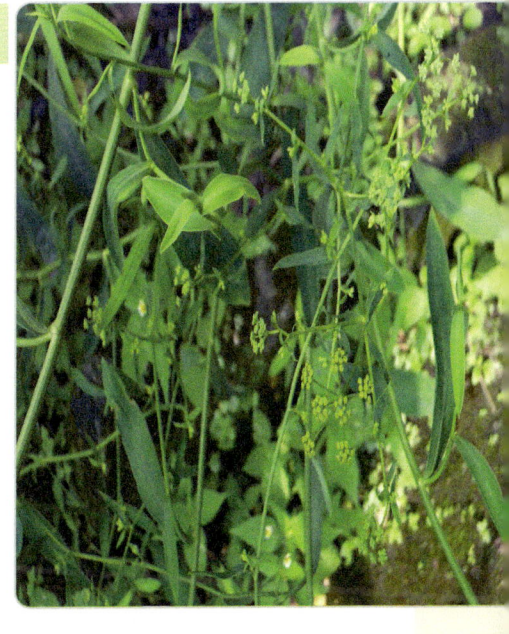

활용방안

- 뿌리를 시호(柴胡)라 하며 약용한다.

① 사용부위는 굵게 살찐 땅속줄기를 약재로 하고, 제조법으로 늦가을이나 이른 봄에 캐어올려 줄기와 잔뿌리를 제거하고 햇볕에 말려 잘게 썰거나 또는 식초로 적셔 남비에 볶아서 쓴다.

② 효능/효과 : 해열, 진통, 소염, 항병원 등의 작용을 하며 간을 맑게 하고 양기를 돋우어주는 효능이 있어 말라리아의 특효약으로 쓰이며 고혈압, 귀울음, 현기증, 간염, 담낭염, 황달, 자궁하수, 탈항 등의 치료약으로 쓴다. 기타 갑작스럽게 열이나면서 가슴과 겨드랑이 밑이 아프고 결리는 중세에 대해서도 사용한다.

③ 용법/용량 : 1회에 2~4g의 약재를 200cc의 물로 달이거나 또는 곱게 가루로 빻아 복용한다.

245 실새삼

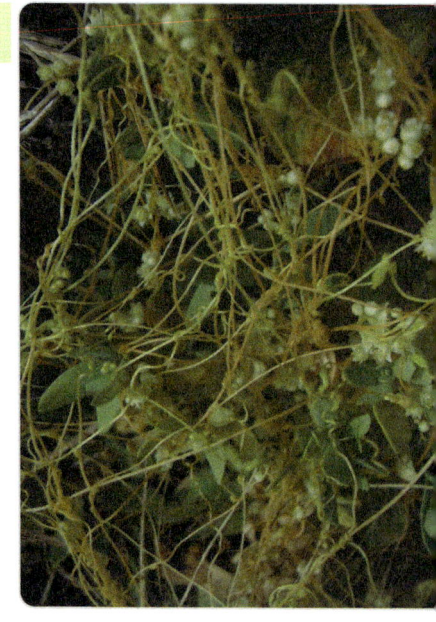

활용방안

- 새삼/실새삼/갯실새삼의 전초는 토사(兎絲), 종자는 토사자(兎絲子)라 하며 약용한다.

(1) **토사(兎絲)**
① 가을에 채취하여 햇볕에 말린다.
② 효능/효과 : 청열, 양혈, 이수, 해독, 토혈, 비출혈, 변혈, 대하, 이질, 황달을 치료한다.
③ 용법/용량 : 10~15g을 달여서 복용한다.

(2) **토사자(兎絲子)**
① 7~9월에 걸쳐 종자가 성숙했을 때 기주와 함께 잘라서 햇볕에 말려 종자를 채취한다.
② 효능/효과 : 강정, 강장약으로서 보간신, 명목, 요슬산통, 유정, 음위, 당뇨병, 냉증, 습관성 유산, 시력감퇴을 치료한다.
③ 용법/용량 : 10~15g을 달여서 복용하거나 환제, 산제로 만들어 복용한다.

246 싸리

활용방안

- 줄기 또는 잎은 호지자(胡枝子), 뿌리 또는 근피는 호지자근(胡枝子根)이라 하며 약용한다.

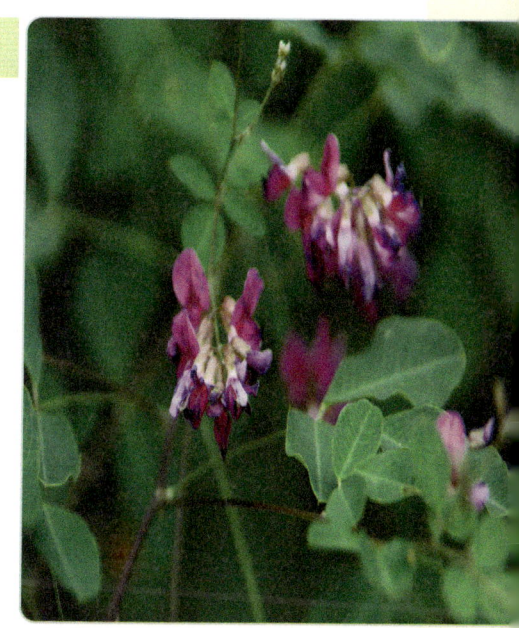

(1) 호지자(胡枝子)
① 7~8월에 채취하여 햇볕에 말리거나 신선한 것을 쓴다.
② 효능/효과 : 윤폐, 청열, 이수, 임통의 효능이 있다. 백일해, 열해수, 비출혈, 임병을 치료한다.
③ 용법/용량 : 9~15g(생것은 60g까지)을 달여서 복용한다.

(2) 호지자근(胡枝子根)
① 4~10월에 채취한다.
② 효능/효과 : 류머티성 비통, 타박상, 적백대하, 근, 골의 화농증, 종독을 치료한다.
③ 용법/용량 : 15~30g을 달여서 복용한다.
   외용 : 곱게 가루 내어 조합해서 도포)한다.

247 쑥부쟁이

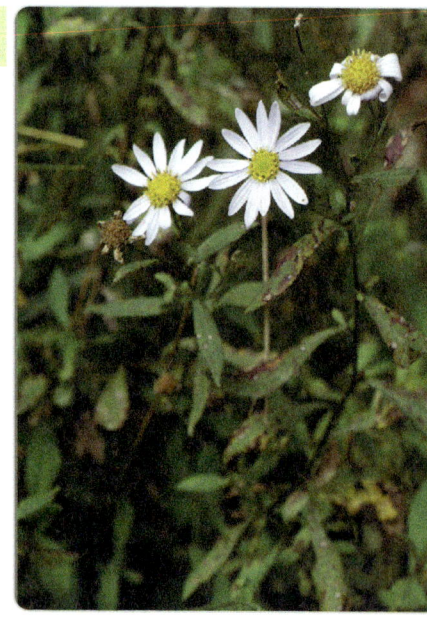

활용방안

- 어린 순을 나물로 한다.
- 까실쑥부쟁이/쑥부쟁이의 뿌리가 달린 전초를 산백국(山白菊)이라 하며 약용한다.

① 여름과 가을에 채취하여 신선한 것으로 사용하던가 햇볕에 말린다.
② 효능/효과 : 거풍, 청열, 해독, 거담, 지해의 효능이 있다. 풍열감기, 편도선염, 기관지염, 독사교상, 벌에 쏘인 자상을 치료한다.
③ 용법/용량 : 15~60g을 달이던가 짓찧어낸 즙을 복용한다.
  외용 : 짓찧어서 도포한다.

248 아마

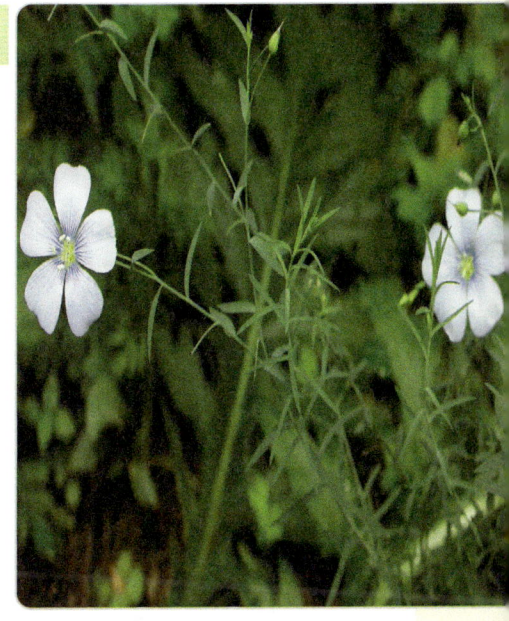

활용방안

- 뿌리, 줄기, 잎은 아마(亞麻), 종자는 아마자(亞麻子)라 하며 약용한다.

(1) 아마(亞麻)
① 효능/효과 : 뿌리에는 평간, 보허, 활혈의 효능이 있다. 만성간염, 타박과 염좌를 치료하고, 잎과 줄기에는 간풍에 의한 두통, 절상에 의한 출혈을 치료한다.
② 용법/용량 : 뿌리 15~30g을 달여서 복용한다.

(2) 아마자(亞麻子)
① 8~9월에 종자가 익었을 때 전초(全草)를 베어서 말린 다음 종자를 떨어서 햇볕에 말린다.
② 효능/효과 : 마풍, 피부양진, 탈모, 대변건조를 치료한다.
③ 용법/용량 : 9~15g을 달여서 복용하거나 산제로 하여 복용한다.
　외용 : 짓찧어서 붙이거나 전액으로 세척한다.

249 아욱

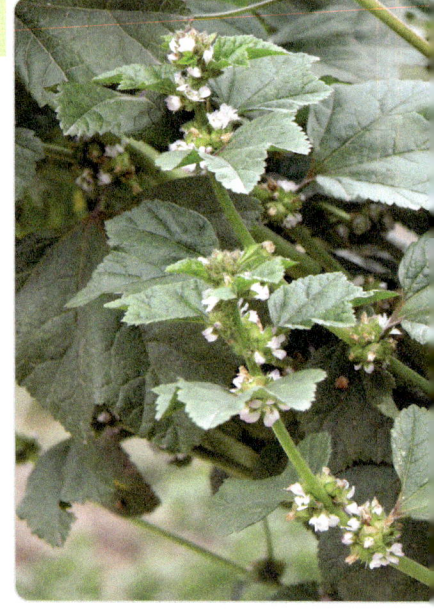

활용방안

- 종자는 동규자(冬葵子), 뿌리는 동규근(冬葵根), 새싹 및 잎은 동규엽(冬葵葉)이라 하며 약용한다.

(1) **동규자(冬葵子)**
① 봄에 종자가 성숙하였을 때 채취한다.
② 약효 : 이수, 골장, 최유의 효능이 있다. 이변불통, 임병, 부녀의 유즙불행, 유방종통을 치료한다.
③ 용법/용량 : 6~15g을 달여 복용하거나 또는 산제나 환제로 복용한다.

(2) **동규근(冬葵根)**
① 약효 : 청열, 해통, 이규, 임통의 효능이 있다. 소갈, 임병, 대소변불리, 백대, 허해, 도한, 독충의 교상을 치료한다.
② 용법/용량 : 30~60g을 달여서 복용하거나 또는 즙을 만들어 마시거나 가루 내어 복용한다.
　외용 : 약성이 남을 정도로 태워 분말을 만들어서 바른다.

250 알꽈리

활용방안

- 전초는 용주(龍珠), 뿌리는 용주근(龍珠根), 과실은 용주자(龍珠子)라 하며 약용한다.

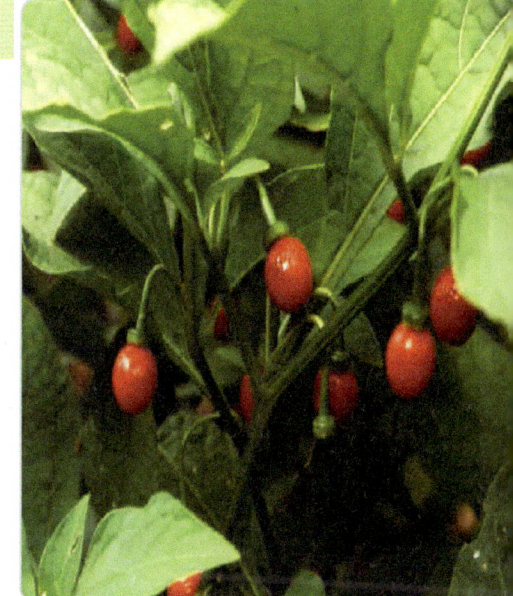

(1) 용주(龍珠)
① 7~8월에 채취한다.
② 효능/효과 : 임병, 정창을 치료한다.
③ 용법/용량 : 30~60g을 달여서 복용한다.
  외용 : 짓찧어서 바른다.

(2) 용주근(龍珠根)
이질을 치료하는데 용주근 30g을 달여 복용한다. 적리에는 백당을, 백리에는 홍당을 타서 하루 2회씩 식전에 복용한다.

(3) 용주자(龍珠子)
정종을 치료한다.
외용 : 짓이겨 으깨서 환부에 바른다.

251 애기고추나물

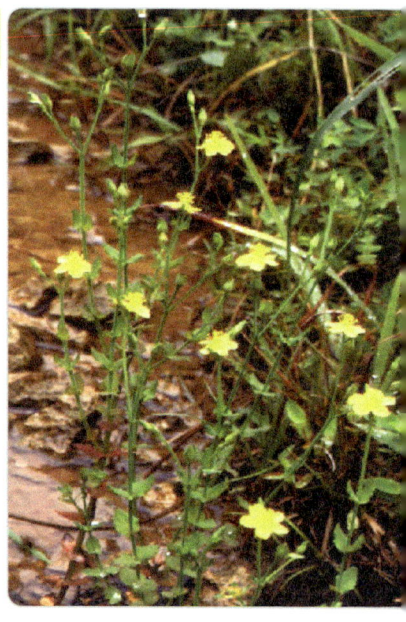

활용방안

- 전초를 지이초(地耳草)라 하며 약용한다.

① 여름, 가을에 채취하여 깨끗이 씻어 햇볕에 말린다.
② 효능/효과 : 청열, 이습, 소종, 해독의 효능이 있다. 전염성간염, 사리, 소아경풍, 감적, 편도선염, 급만성 간염, 초기간경화, 맹장염, 장옹, 절종, 사교상을 치료한다.
③ 용법/용량 : 15~30g(신선한 것은 30~60g), 대량투여시에는 90~120g까지 달여서 복용하거나 즙을 내어 복용한다.
외용 : 짓찧어서 도포하거나 전액으로 씻는다.

252 애기도라지

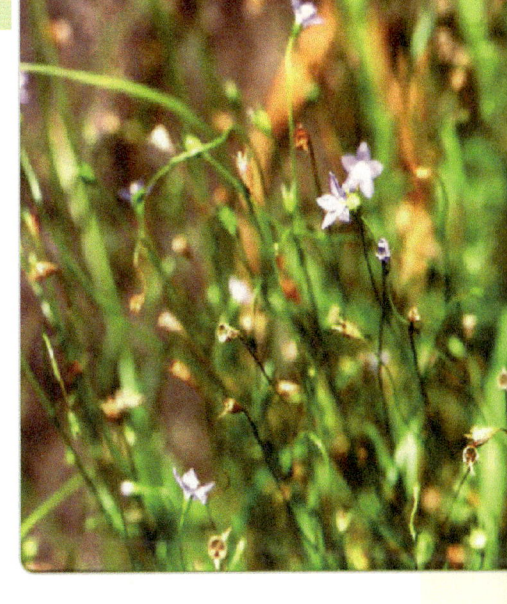

활용방안

- 뿌리 또는 뿌리가 달린 전초를 난화삼(蘭花蔘)이라 하며 약용한다.

① 여름에 채취하여 햇볕에 말린다.
② 약효 : 보허, 해표의 효능이 있다. 허손노상, 해혈, 비출혈, 자한, 도한, 부인의 백대, 상풍해수, 위통, 설사, 도상을 치료한다.
③ 용법/용량 : 6~15g(생것이면 30~60g)을 달여서 복용한다.
   외용 : 짓찧어 으깨서 바른다.

특징

도라지꽃과 비슷한 낱꽃이 피기 때문에 애기도라지라고 한다.

253 애기똥풀

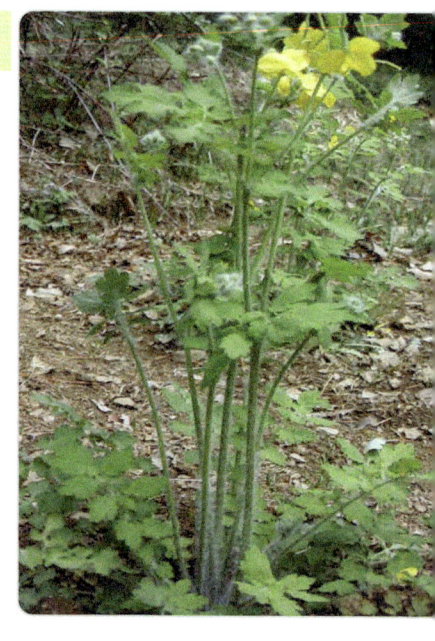

활용방안

- 지상부 전초는 백굴채(白屈菜), 뿌리는 백굴채근(白屈菜根)이라 하며 약용한다.

(1) 백굴채(白屈菜)
① 5~7월의 개화기에 지상부를 채취하여 통풍이 잘 되는 곳에 널어서 말린다.
② 효능/효과 : 진통, 지해, 이뇨, 해독의 효능이 있다. 위장의 동통, 황달, 수종, 개선창종, 사,충교상 등을 치료한다.
③ 용법/용량 : 1.5~6g을 달여서 복용한다.
   외용 : 짓찧어서 즙을 바른다.

(2) 백굴채근(白屈菜根)
① 여름에 채취하여 그늘에서 건조한다.
② 효능/효과 : 파어, 소종, 지혈, 지통의 효능이 있다. 노상어혈, 월경불순, 월경통, 소화성 궤양병, 사교상 등을 치료한다.
③ 용법/용량 : 3~9g을 달여서 복용한다.

254 애기메꽃

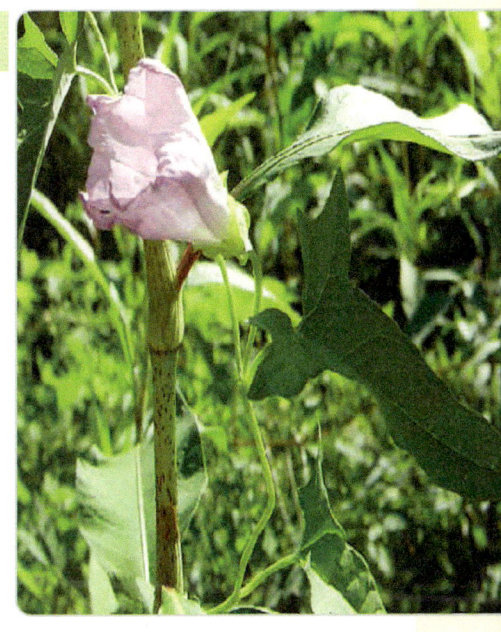

활용방안

- 어린순과 땅속줄기를 식용한다.
- 전초 또는 근경을 면근등(面根藤)이라 하며 약용한다.

① 8~9월에 채취한다.
② 효능/효과 : 임병, 백대, 월경불순, 소아감적, 비허 소화불량, 대소변불리, 당뇨, 타박상, 감적, 어린이토유증 등의 치료에 쓰며 꽃을 치통에 쓴다.
③ 용법/용량 : 30~60g을 달여서 복용한다.

255 애기쐐기풀

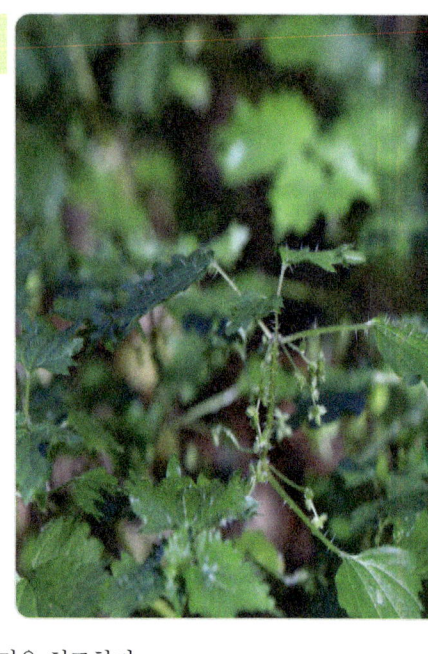

활용방안

- 가는잎쐐기풀/애기쐐기풀의 전초는 담마(蕁麻), 뿌리는 담마근(蕁麻根)이라 하며 약용한다.

(1) 담마(蕁麻)

① 전초를 여름, 가을에 채취하여 썰어서 햇볕에 말린다.
② 효능/효과 : 류머티즘에 의한 동통, 소아마비, 산후추풍, 산통, 소아경풍, 담마진을 치료한다.
③ 용법/용량 : 3~9g을 달여 복용하거나 고기와 같이 삶아서 복용한다.
  외용 : 짓찧어서 붙이거나 혹은 전액으로 씻는다.

(2) 담마근(蕁麻根)

① 효능/효과 : 거풍, 활혈, 지통의 효능이 있다. 류머티성 동통, 고혈압, 수족마비, 습진, Hansen씨병을 치료한다.
② 용법/용량 : 3~9g을 달여서 복용하거나 술에 담가 복용한다.
  외용 : 전액으로 씻는다.

256 애기우산나물

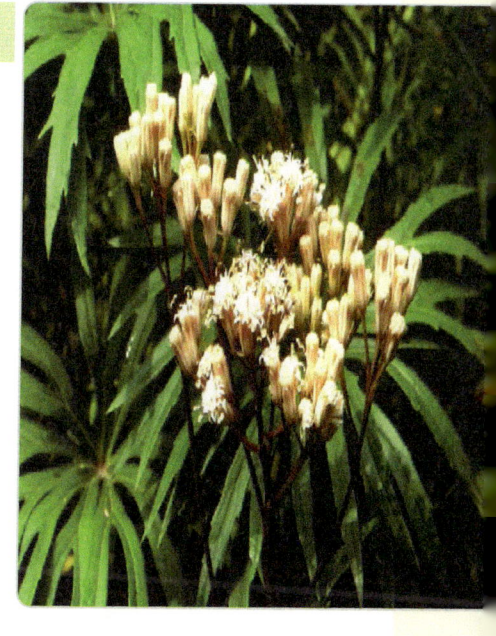

활용방안

- 어린 순을 나물로 한다.
- 애기우산나물/우산나물의 뿌리 또는 전초를 토아산(兎兒傘)이라 하며 약용한다.

① 가을에 채취하여 진흙를 완저히 털어내고 햇볕에 말린다.
② 효능/효과 : 거풍, 제습, 해독, 활혈, 소종, 지통의 효능이 있다. 풍습마비, 관절동통, 옹저창종, 타박상을 치료한다.
③ 용법/용량 : 6~15g을 달여서 또는 술에 담가서 복용한다.
   외용 : 짓찧어서 바른다.

257 애기풀

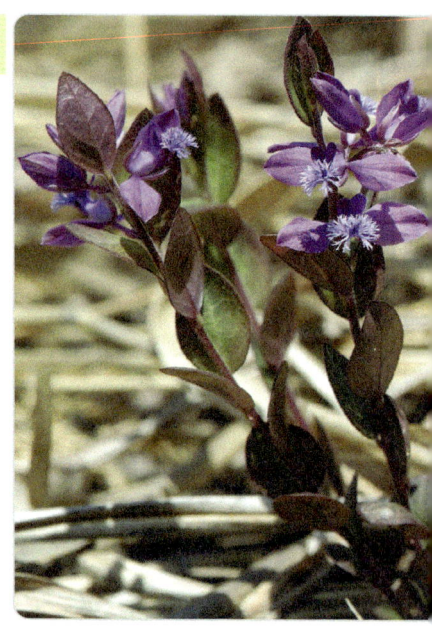

활용방안

- 어린 순을 나물로 한다.
- 전초를 영신초(靈神草)라 하며 약용한다.

① 여름에서 가을에 채취하여 씻어서 햇볕에 말린다.
② 효능/효과 : 지해, 화담, 활혈, 지혈, 안신, 해독의 효능이 있다. 해수다담, 토혈, 혈변, 정충, 불면, 인후종통, 사교상, 타박상을 치료한다.
③ 용법/용량 : 9~15g(생것은 30~60g)을 달여서 또는 생즙을 내어 복용한다.

외용 : 짓찧어서 붙인다.

258 약모밀

활용방안

- 항생물질이 내재되어 있어 약용으로 사용한다. 뿌리가 달린 전초를 어성초(魚腥草)라 하며 약용한다.

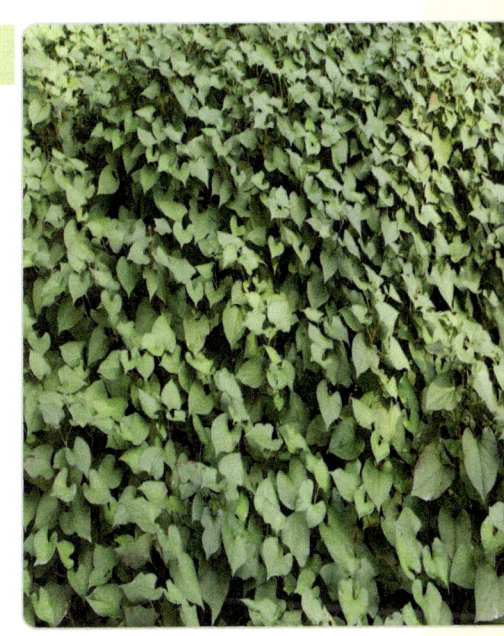

① 여름, 가을에 전초를 뿌리째 뽑아서 깨끗이 씻어 햇볕에 말려서 잘라 쓴다.
② 효능/효과 : 청열, 해독, 이뇨, 소종의 효능이 있다.
 폐렴, 폐농양, 열리, 말라리아, 수종, 임병, 백대, 옹저, 치창, 탈항, 습진, 독창, 개선을 치료한다.
③ 용법/용량 : 9~15g(생것은 30~60g)을 달여서 복용한다. 또는 짓찧어서 즙을 내어 마신다.
 외용 : 전액으로 훈세 또는 짓찧어서 붙인다.

259 양지꽃

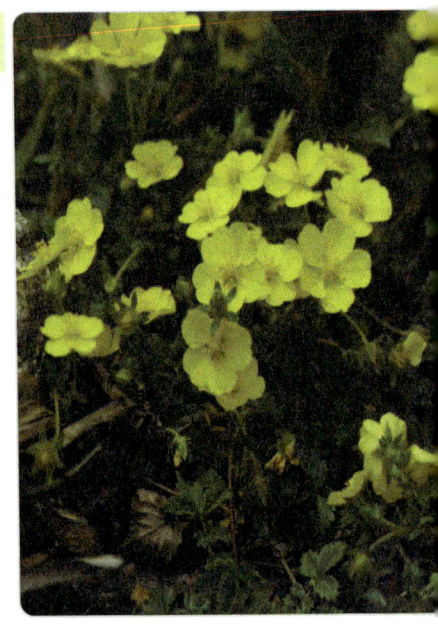

활용방안

- 어린 순은 식용한다.
- 전초는 치자연(雉子筵), 뿌리는 치자연근(雉子筵根)이라 하며 약용한다.

(1) 치자연(雉子筵)
① 여름에 채취하여 깨끗이 씻어 햇볕에 말린다.
② 효능/효과 : 중기를 보익하고 음허를 보하는 효능이 있다. 혈액순환장애에 의한 만성영양장애를 일으키는 만성병을 치료한다.
③ 용법/용량 : 9~15g을 달여서 복용한다.

(2) 치자연근(雉子筵根)
① 연중 수시로 채취하여 씻어서 햇볕에 말린다.
② 효능/효과 : 내복하면 지혈의 효능이 있다. 일반적인 기능성자궁출혈, 자궁근종출혈, 단순성월경과다, 골반 내의 만성적 염증의 월경과다, 산후악로부정, 폐결핵의 객혈을 치료한다.

260 양하

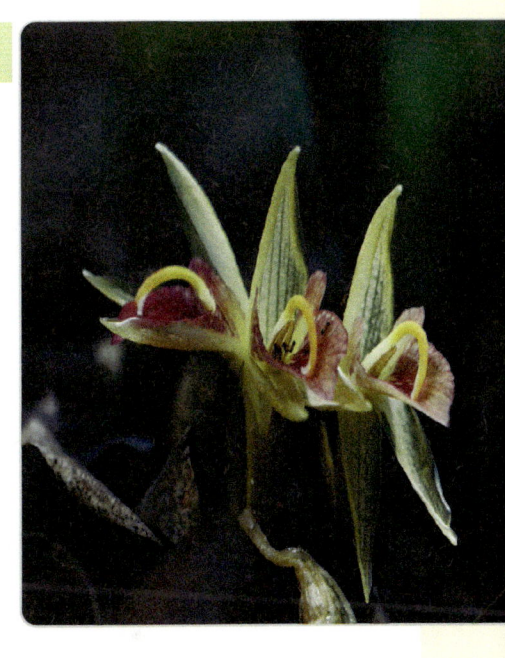

활용방안

- 꽃차례와 어린잎, 줄기는 식용한다.
- 근경은 양하(蘘荷), 잎은 양초((蘘草), 화수는 산마작(山麻雀), 과실은 양하자(蘘荷子)라 하며 약용한다.

양하(蘘荷)

① 가을에 채취하여 햇볕에 말린다.

② 효능/효과 : 활혈, 조경, 진해, 거담, 해독의 효능이 있다. 월경불순, 노년해수, 창종, 적목, 후비 등을 치료한다.

③ 용법/용량 : 9~15g을 달여 복용한다. 또는 분말하거나 짓찧어 즙으로 만들어 복용한다.

외용 : 짓찧은 즙을 입에 머금고 있거나 점안 또는 환부에 도포한다.

261 어저귀

활용방안

- 전초 또는 잎은 경마(苘麻), 뿌리는 경마근(苘麻根), 종자는 경실(苘實)이라 하며 약용한다.

(1) 경마(苘麻)
① 효능/효과 : 잎은 각종 종기와 부스럼을 치료하고 전초는 해독, 거풍의 효능이 있다. 이질, 중이염, 이명, 이농, 관절의 둔통을 치료한다.
② 용법/용량 : 9~30g을 달여 복용한다.
   외용 : 짓찧어서 붙인다.

(2) 경마근(苘麻根)
① 12월 중에 캐어 경엽을 제거하고 깨끗이 씻어 햇볕에 말린다.
② 효능/효과 : 하리, 소변임력을 치료한다.
③ 용법/용량 : 30~60g을 달여서 복용한다.

262 억새

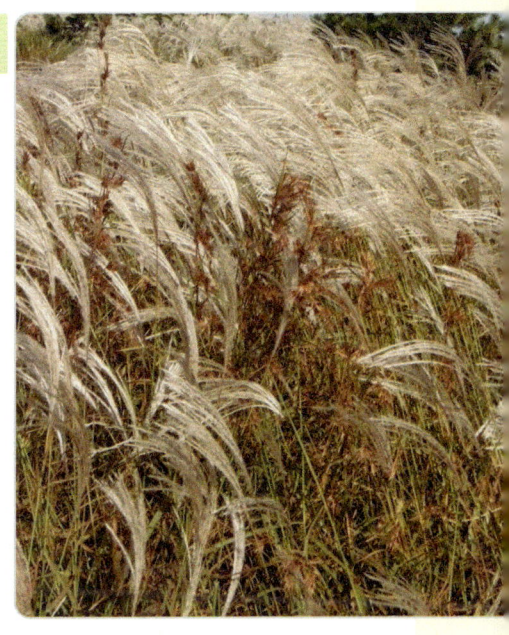

활용방안

- 줄기는 망경(芒茎), 뿌리는 망근(芒根)이다.

(1) 망경(芒茎)

① 효능/효과 : 산짐승 등에 의한 교상을 치료한다. 망경과 칡뿌리를 혼합하여 진하게 달여 복용한다. 또는 생즙을 내어 복용한다. 삶은 즙을 복용하면 산혈하고 이뇨, 해열, 해독하며 풍사를 치유한다.

② 용법/용량 : 2.5~4.5g을 달여서 복용한다.

(2) 망근(芒根)

① 가을, 겨울에 채취하여 지상경을 제거하고 햇볕에 말린다.
② 효능/효과 : 통기혈, 지갈의 효능이 있다. 해수, 백대하, 소변불리, 임병을 치료한다.
③ 용법/용량 : 9~18g을 달여서 복용한다.

263 엉겅퀴

활용방안

- 어린 순을 식용으로 한다.
- 엉겅퀴/바늘엉겅퀴/큰엉겅퀴의 전초 또는 뿌리를 대계(大薊)라 하며 약용한다.

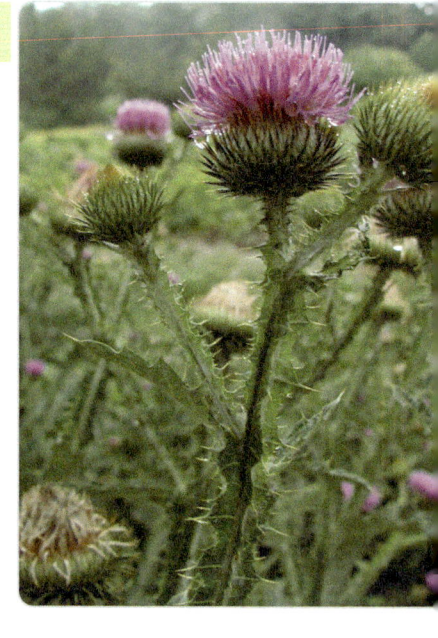

① 여름과 가을에 전초를 성화시에 채취하여 묵은 줄기는 제거하고 햇볕에 말린다.
② 효능/효과 : 양혈, 지혈, 거어, 소옹종의 효능이 있다. 토혈, 비출혈, 혈뇨, 혈림, 혈붕, 대하, 장풍, 장옹, 옹양종독, 정창을 치료한다.
③ 용법/용량 : 5~10g(생것이면 30~60g)을 달여서 복용한다. 혹은 짓찧어 낸 즙을 바른다.

264 여뀌

활용방안

- 잎과 줄기에서 즙을 내어 고기잡이에 사용하고, 어린순은 식용한다.
- 전초는 수료(水蓼), 뿌리는 수료근(水蓼根), 과실은 요실(蓼實)이라 하며 약용한다.

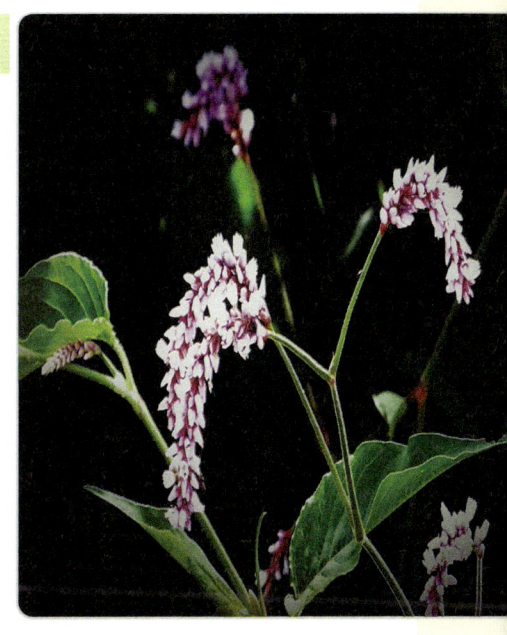

(1) 수료(水蓼)

① 개화기에 채취하여 햇볕에 말린다.
② 효능/효과 : 화습, 행체, 거풍, 소종의 효능이 있다. 사세복통, 토사전근, 수양성 하리, 이질, 류마티즘통, 각기, 옹종, 개선, 타박상을 치료한다.
③ 용법/용량 : 15~30g(생것은 30~60g)을 달여 복용하거나 생즙을 내어 복용한다.

외용 : 짓찧어 환부에 붙이거나 전액으로 씻는다.

(2) 수료근(水蓼根)

① 가을 개화시에 채취한다.

② 효능/효과 : 제습, 거풍, 활혈, 해독의 효능이 있다. 이질, 위복교통, 류마티즘성 골통, 월경불순, 피부습진, 개선을 치료한다.

③ 용법/용량 : 15~30g을 달여 복용한다. 또는 술에 담근다.

외용 : 전즙으로 씻거나 볶아서 뜨거울 때 도포한다.

(3) 요실(蓼實)

① 가을에 잘익은 열매를 불순물을 제거하고 통풍이 잘되는 곳에서 말린다.

② 효능/효과 : 온중, 이수, 파어, 산결의 효능이 있다. 토사복통, 수기부종, 옹종창양, 나력을 치료한다.

③ 용법/용량 : 달여 복용하거나 분말, 생즙으로 복용한다.

외용 : 전즙으로는 환부를 씻고 분말을 고루 바른다.

265 여우구슬

활용방안

- 전초를 진주초(珍珠草)라 하며 약용한다.

① 전초 또는 뿌리가 붙은 전초를 여름, 가을에 채취하여 햇볕에 말린다.
② 효능/효과 : 소간, 청열, 이수, 해독의 효능이 있다. 장염, 이질, 전염성간염, 위염으로 인한 수종, 요로감염, 소아의 영양불량, 급성결막염과 각막혼탁, 구창두창, 무명종독을 치료한다.
③ 용법/용량 : 15~30g(생것은 30~60g)을 달여서 복용하거나 짓찧어서 생즙을 내어 마신다.

외용 : 짓찧어서 붙인다.

266 여우콩

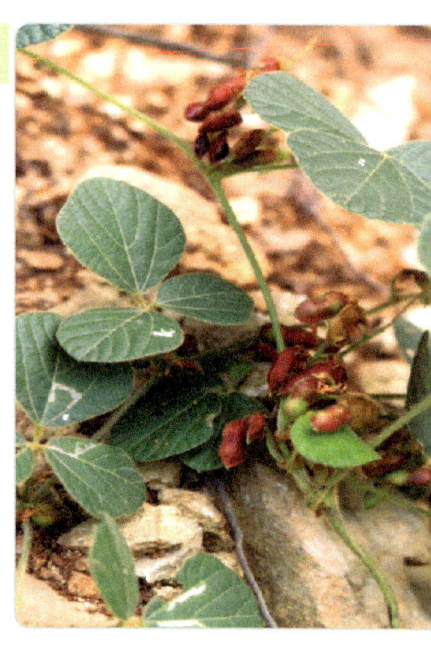

활용방안

- 줄기와 잎은 녹곽(鹿藿), 뿌리는 녹곽근(鹿藿根)이라 하며 약용한다.

(1) 녹곽(鹿藿)

① 8~9월에 채취하여 햇볕에 말려서 건조한 곳에 보관한다.
① 효능/효과 : 양혈, 해독의 효능이 있다. 두통, 요통 및 복통, 산욕열, 나력, 옹종, 신체의 심부에 생기는 악성종양을 치료한다.
② 용법/용량 : 9~15g을 달여서 복용한다.
  외용 : 짓찧어서 붙인다.

(2) 녹곽근(鹿藿根)

소아의 감적, 부인의 통경, 옹종, 나력을 치료한다.

267 염주

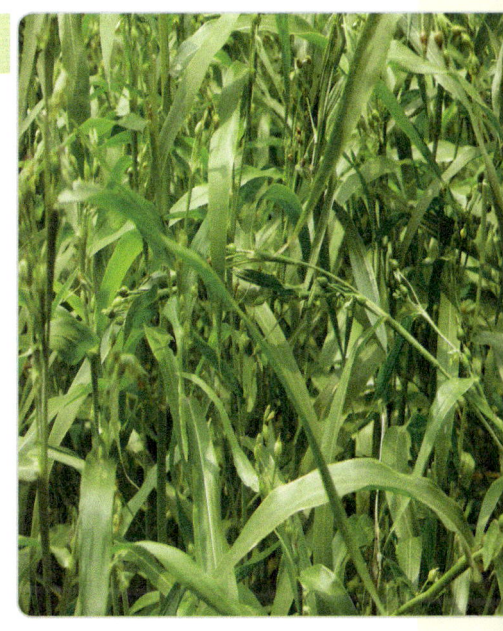

활용방안

- 종인은 의이인(薏苡仁), 뿌리는 의이근(薏苡根), 잎은 의이엽(薏苡葉)이라 하며 약용한다.

(1) 의이인(薏苡仁)
① 가을철 과실이 성숙했을 때 채취, 햇볕에 말린 뒤 외각과 외피를 제거한다.
② 효능/효과 : 건비보폐, 이습, 청열, 배농의 효능이 있다. 설사, 장옹, 습비, 근맥구연, 관절굴신불리, 수종, 각기, 폐위, 임탁, 백대를 치료한다.
③ 용법/용량 : 9~30g을 달여서 마시거나 산제로 복용한다.

(2) 의이근(薏苡根)
① 가을철에 채취한다.
② 효능/효과 : 청열, 이온, 건비, 살충의 효능이 있다. 황달, 수종, 임병, 탈장, 폐경, 대하, 기생충에 의한 복통을 치료한다.
③ 용법/용량 : 9~15g(생것은 30~60g)을 달여서 복용한다. 짓찧어 낸 즙을 술과 같이 복용하면 황달을 치료한다.

268 오미자

활용방안

- 어린순을 나물로 먹거나, 열매는 차로 우려 마신다.
- 과실을 오미자(五味子)라 하며 약용한다.

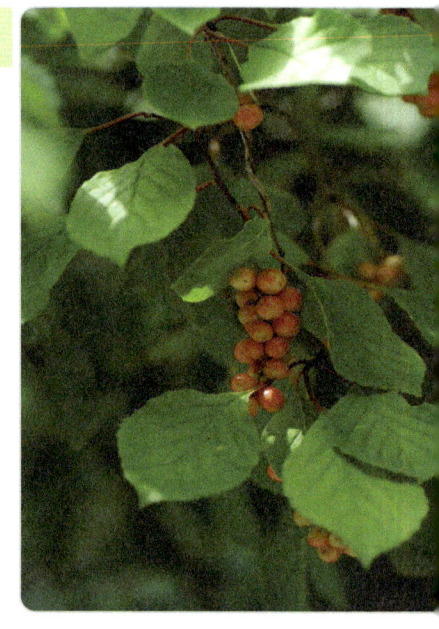

① 10월 하순 또는 그 이후에 과실이 완전히 성숙하였을 때 따서 과피와 협잡물을 제거하고 체로 쳐 시루에 넣고 쪄서 햇볕에 말린다.

② 효능/효과 : 자양 및 강장, 진해약으로 쓰이며 염폐, 자신, 생진액, 수한, 삽정, 지사의 효능이 있다. 폐허해수, 구중건조구갈, 자한, 도한, 노상이수, 몽정, 유정, 만성하리를 치료한다.

③ 용법/용량 : 1.5~6g을 달여 복용한다. 또는 환제, 산제로 하여 쓴다.
외용 : 분말하여 문지르거나 또는 전액으로 씻는다.

269 오이풀

활용방안

- 오이풀/산오이풀/긴오이풀/큰오이풀/가는오이풀/애기오이풀의 뿌리 및 근경을 지유(地楡)라 하며 약용한다.

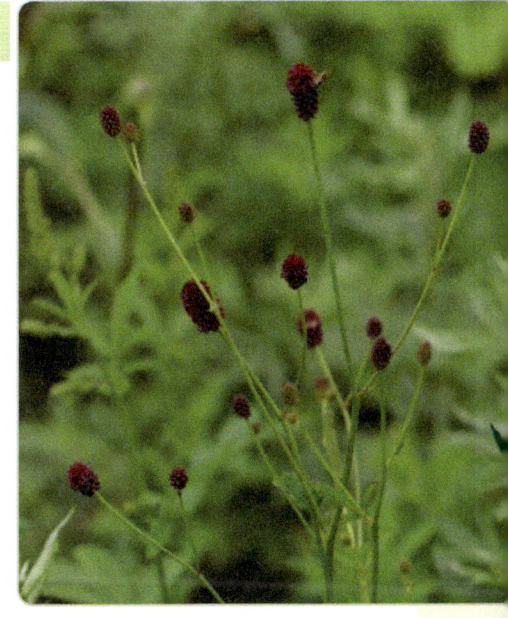

① 봄 발아 전 또는 가을에 잎과 줄기가 마른 다음에 뿌리는 캐서 가는 줄기와 수염뿌리를 제거하고 깨끗이 씻어서 햇볕에 말린다.

② 효능/효과 : 양혈, 지혈, 청열, 해독의 효능이 있다. 토혈, 비출혈, 혈리, 붕루, 장풍, 치루, 옹종, 습진, 금창, 화상을 치료한다.

③ 용법/용량 : 6-9g을 달여서 복용하거나 환제, 산제로 복용한다.

외용 : 짓찧어서 즙을 내어 바르거나 분말을 만들어서 바른다.

270 옥잠화

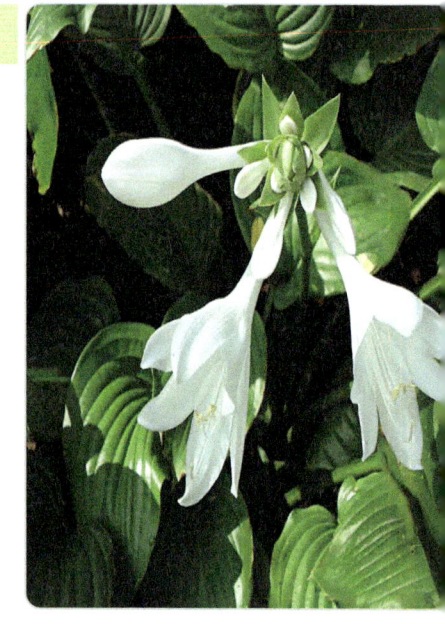

활용방안

- 꽃을 옥잠화(玉簪花), 근경을 옥잠화근(玉簪花根), 잎을 옥잠엽(玉簪葉)이라 하며 약용한다.

(1) 옥잠화(玉簪花)
① 효능/효과 : 인후종통, 소변불통, 창독, 소상을 치료한다.
② 용법/용량 : 2.5~3g을 달여서 복용한다.
 외용 : 짓찧어서 도포한다.

(2) 옥잠화근(玉簪花根)
① 효능/효과 : 소종, 해독, 지혈의 효능이 있다. 옹저, 나력, 인종, 토혈, 목안에 생선가시가 걸려있는 것을 치료한다.
② 용법/용량 : 3~9g을 달여 복용한다. 또는 짓찧어서 즙을 내어 복용한다.
 외용 : 짓찧어서 도포한다.

271 올방개

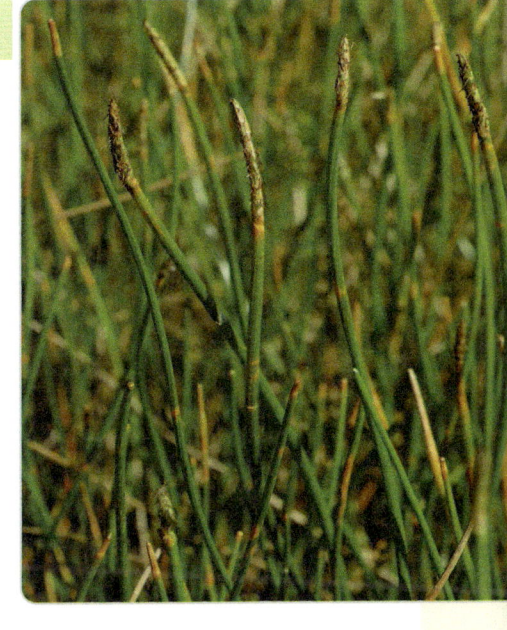

활용방안

- 알줄기를 발제(荸薺), 땅속줄기는 통천초(通天草)라 하며 약용한다.

발제(荸薺)

① 외피와 새싹을 제거하고 짓찧어 백색의 유액을 여과·침전시켜서 건조한다.
② 효능/효과 : 청열, 화담, 소적의 효능이 있다. 온병에 의한 소갈, 황달, 열림, 비적, 눈의 충혈, 인후종통, 사마귀를 치료한다.
③ 용법/용량 : 6~14g을 달여서 복용한다. 또는 짓찧은 즙을 마시거나 술에 담가 복용한다. 혹은 약성이 남을 정도로 태워서 분말하여 쓴다.

외용 : 분말을 살포하거나, 또는 분말을 물에 맑게 해서 점안한다. 생것을 짓찧어 문질러 바른다.

272 왕고들빼기

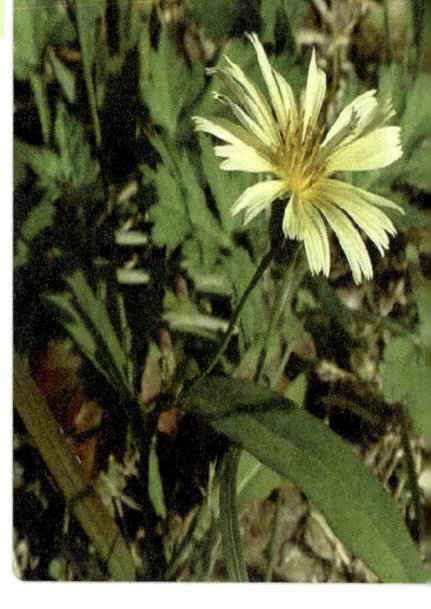

활용방안

- 어린 순을 나물로 한다.
- 전초를 산와거(山渦巨)라 하며 약용한다.

① 봄에서 여름에 채취하여 깨끗이 씻어 햇볕에 말린다. 생것으로도 쓴다.
② 효능/효과 : 해열, 양혈, 소종의 효능이 있다. 염증성 熱열, 편도선염, 자궁염, 혈붕, 유선염, 옹종, 절종을 치료한다.
③ 용법/용량 : 줄기나 잎을 달여서 복용하면 열을 풀 수가 있다. 분말을 바르면 사마귀를 제거할 수가 있다. 봄 여름 사이 뿌리를 다려 마시면 감기, 해열, 인후염, 자궁염증, 산후출혈, 종기치료에 효력이 있다.

273 왕바랭이

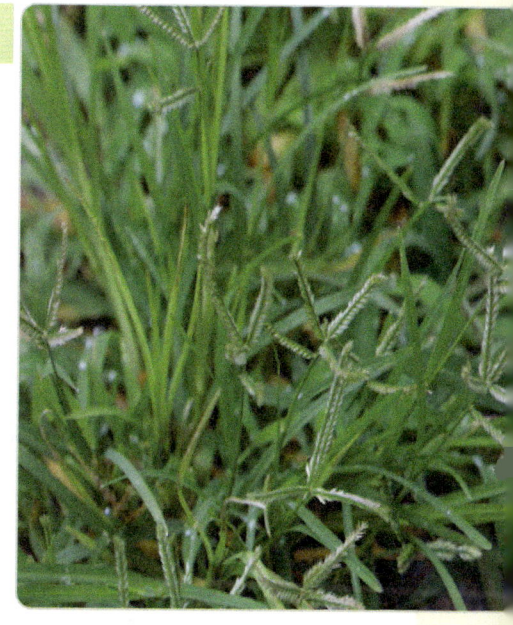

활용방안

- 전초를 우근초(牛筋草)라 하며 약용한다.

① 뿌리가 달린 전초를 8~9월에 채취하여 깨끗이 씻어 햇볕에 말린다.
② 효능/효과 : 청열, 이습의 효능이 있다. 상서발열, 소아급성경련, 황달, 이질, 임병, 소변불리를 치료한다. 또 일본뇌염을 예방한다.

③ 용법/용량 : 9~15g(생것은 30~60g)을 달여서 복용하거나 생즙을 내어 마신다.

274 왜떡쑥

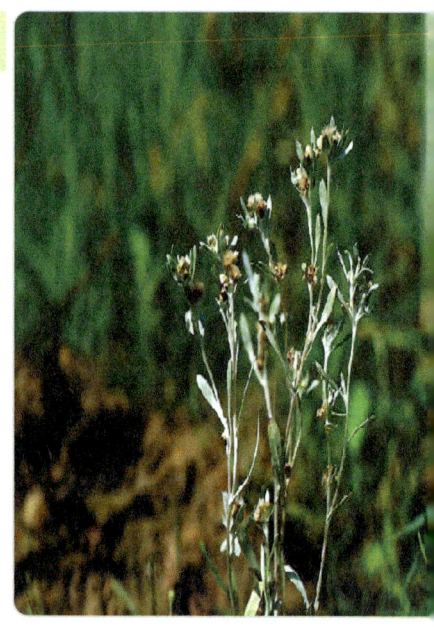

활용방안

- 어린 순을 나물로 한다.
- 전초를 습서국초(濕鼠麴草)라 하며 약용한다.

① 늦은 여름 꽃이 필 때 채취하여 잘게 썰어서 햇볕에 말린다.
② 효능/효과 : 지해, 화담, 거습, 조중, 혈압강하, 소창종의 효능이 있다. 해수기천, 근골동통, 습열에 의한 이질, 위궤양, 고혈압, 옹창종독을 치료한다.
③ 용법/용량 : 3~10g을 달이거나 술에 담가서 복용한다.
　외용 : 짓찧어서 바른다.

275 왜승마

활용방안

- 근경을 삼면도(三面刀)라 하며 약용한다.

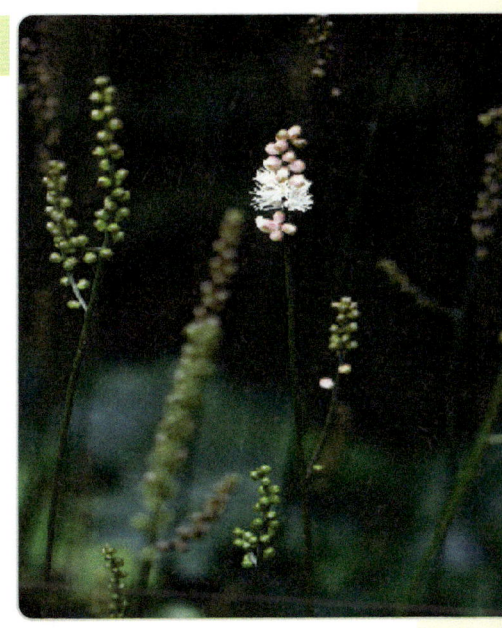

① 가을에 채취, 깨끗이 씻어 햇볕에 말린다.
② 효능/효과 : 청열, 활혈, 해독의 효능이 있다. 인건통, 타박상, 노손, 류머티성 요각통, 절종을 치료한다.
③ 용법/용량 : 3~6g을 달여 복용하거나 혹은 술에 담가 복용한다.
외용 : 짓찧어서 붙인다.

276 용담

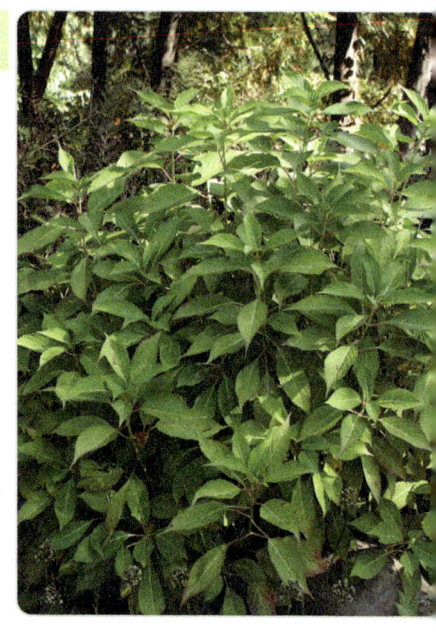

활용방안

- 용담/큰용담/과남풀/칼잎용담의 뿌리 및 근경을 용담(龍膽)이라 하며 약용한다.

① 봄, 가을에 채취하여 햇볕에 말리며, 가을에 채취한 것이 양질이다.
② 효능/효과 : 간담의 실화를 사하고 하초의 습열을 제거하는 효능이 있다. 간경열성, 경간광조, 을형뇌염, 두통, 안적, 인후통, 황달, 열리, 옹종창양, 음낭종통, 음부습양을 치료한다.
③ 용법/용량 : 3~10g을 달여서 복용하거나 혹은 환제, 산제로 해서 복용한다.
  외용 : 가루를 만들어 반죽해서 바른다.

277 우산잔디

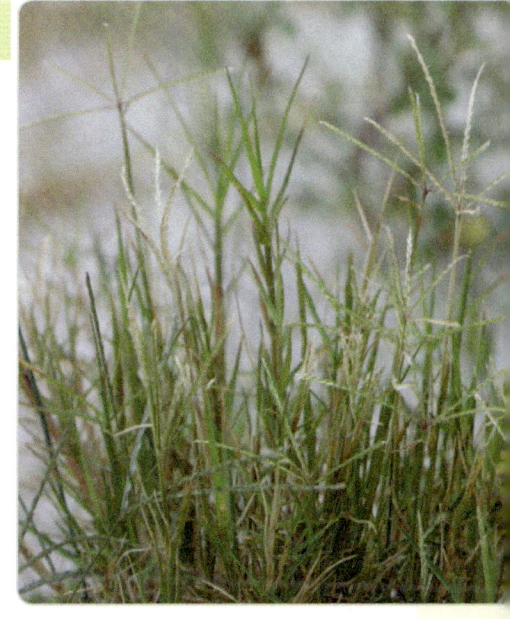

활용방안

- 전초를 철선초(鐵線草)라 하며 약용한다.

① 효능/효과 : 거풍, 활락, 해열, 지혈, 생기의 효능이 있다. 류머티즘에 의한 탈력, 수족근육의 마비, 경련, 반신불수, 노상지혈, 타박상, 도상, 염창을 치료한다. 근육의 담화에 의한 쇠약, 근골산통에는 주침하여 복용한다. 장환의 염창에는 짓찧어서 도포하면 생기를 한다. 도상, 타박상에 도포하면 지혈, 수구하고 근골을 잇는다.

② 용법/용량 : 15~30g을 달여서 복용한다.

외용 : 짓찧어서 바른다.

278 우엉

활용방안

- 과실은 우방자(牛蒡子), 뿌리는 우방근(牛蒡根), 경엽은 우방경엽(牛蒡莖葉)이라 하며 약용한다.

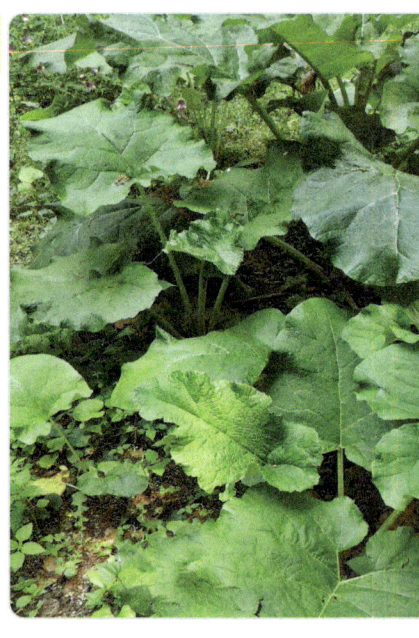

(1) 우방자(牛蒡子)
① 8~9월에 과실이 익은 후 거둬들여서 햇볕에 말린다.
② 효능/효과 : 거풍열, 소종, 해독의 효능이 있다. 풍열해수, 인후종통, 발진이 쉽게 나오지 않는 경우, 소양을 수반하는 풍진, 옹종창독을 치료한다.

(2) 우방근(牛蒡根)
① 10월에 2년 이상된 뿌리를 깨끗이 씻어서 햇볕에 말린다.
② 효능/효과 : 거풍열, 소종독의 효능이 있다. 안면부종, 현운, 인후열종, 치통, 해수, 당뇨병, 옹저창개를 치료한다.

(3) 우방경엽(牛蒡莖葉)
두풍통, 번민, 창상, 급성유선염, 피부의 풍양을 치료한다.

279 원추리

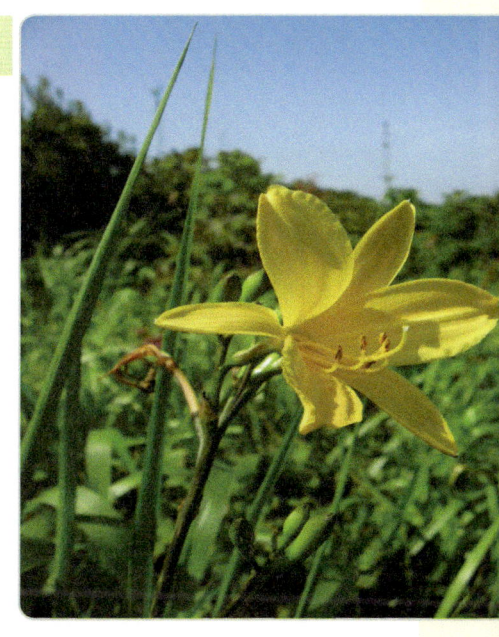

활용방안

- 뿌리는 훤초근(萱草根), 새싹은 훤초눈묘(萱草嫩苗), 화뇌는 금침채(金針菜)라 하며 약용한다.

(1) 훤초근(萱草根)
① 가을에 채취하여 수염뿌리를 제거하고 깨끗이 씻어서 햇볕에 말린다.
② 효능/효과 : 이수, 양혈의 효능이 있다. 수종, 배뇨곤란, 임탁, 대하, 황달, 비출혈, 혈변, 붕루, 유선염, 요로결석증을 치료한다.
③ 용법/용량 : 6~9g을 달여 복용하거나 짓찧어 즙을 복용한다.
   외용 : 짓찧어서 바른다.

(2) 훤초눈묘(萱草嫩苗)
① 효능/효과 : 이습열, 관흉, 소식의 효능이 있다. 흉막번열, 황달, 소변적삽 등을 치료한다.
② 용법/용량 : 신선한 것 15~30g을 달여 복용한다.

280 월귤

활용방안

- 잎은 월귤엽(越橘葉), 과실은 월귤과(越橘果)라 하며 약용한다.

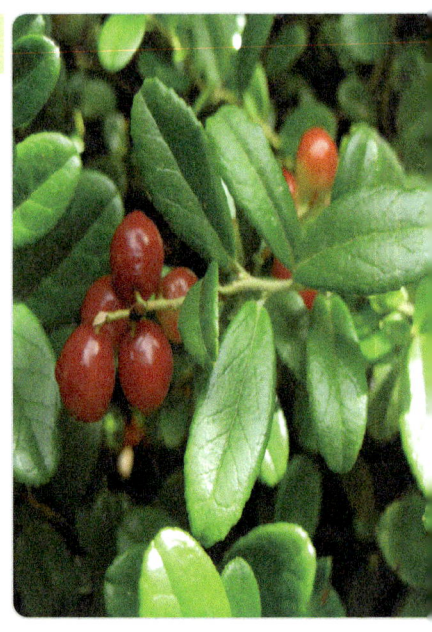

(1) 월귤엽(越橘葉)

① 6월에 꽃이 필 때 잎을 채취하여 햇볕에 말려 건조한 곳에 저장한다.
② 효능/효과 : 이뇨, 해독의 효능이 있다. 임독성의 요도염, 방광염 및 급성 류머티즘에 사용한다.
③ 용법/용량 : 1.5~6g을 달여서 복용한다.

(2) 월귤과(越橘果)

① 효능/효과 : 지통의 효능이 있다. 전염성설사를 치료한다.
② 용법/용량 : 3~10g을 달여서 복용한다.

281 윤판나물

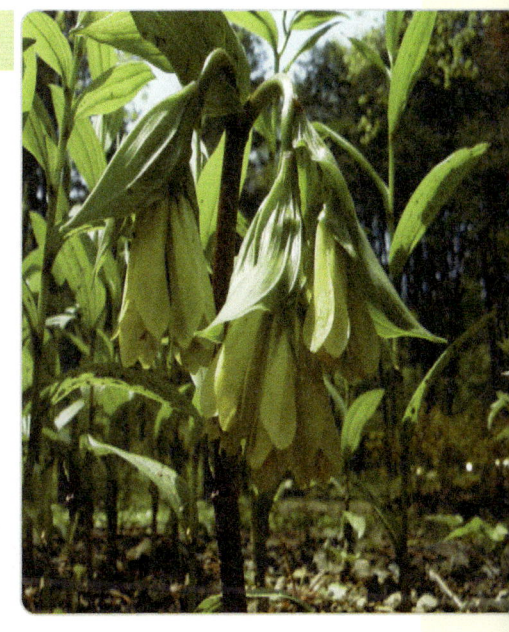

활용방안

- 어린 순을 나물로 한다.
- 근경 및 뿌리를 석죽근(石竹根)이라 하며 약용한다.

① 여름에서 가을에 채취하여 햇볕에 말린다.
② 효능/효과 : 윤폐, 지해, 건비, 소적의 효능이 잇다. 허손해천, 담중대혈, 장풍하혈, 식적장만, 폐결핵, 폐기종, 장염, 대장출혈, 치질을 치료한다.
③ 용법/용량 : 15~30g을 달여서 복용한다.
   외용 : 짓찧어서 바른다.

282 으름덩굴

활용방안

- 으름덩굴, 여덟잎으름의 과실을 팔월찰(八月札), 목질경을 목통(木通), 뿌리는 목통근(木通根), 종자를 예지자(預知子)라 하여 약용한다.

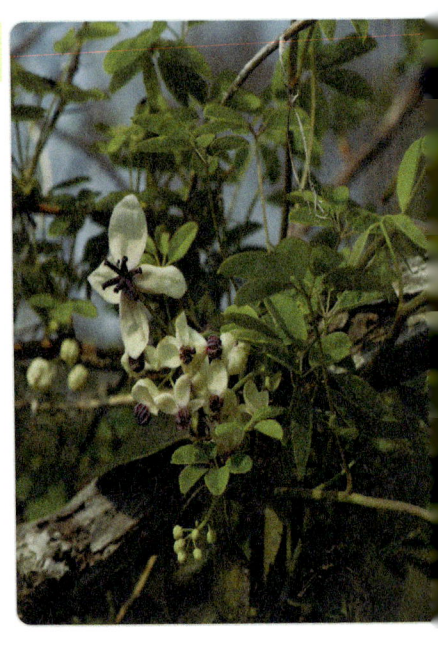

(1) 팔월찰(八月札)
① 과실로서, 9~10월 성숙할 때 채취한다.
② 효능/효과 : 이기, 서간, 활혈, 지통, 제번, 이뇨의 효능이 있다. 간위기통, 위열로 인한 식매, 번갈, 적백이질, 요통, 늑막염, 헤르니아, 월경통, 자궁하수, 혈뇨, 탁뇨, 요관결석을 치료한다.

(2) 목통(木通)
① 목질경으로서, 9월에 줄기부위를 끊어 외피를 벗겨서 그늘에서 말린다.
② 효능/효과 : 사화, 혈맥통리의 효능이 있다. 소변적삽, 수종, 부종, 빈뇨, 배뇨곤란, 흉중번열, 후비인통, 전신의 경직통, 유즙불통 등을 치료한다.

283 은방울꽃

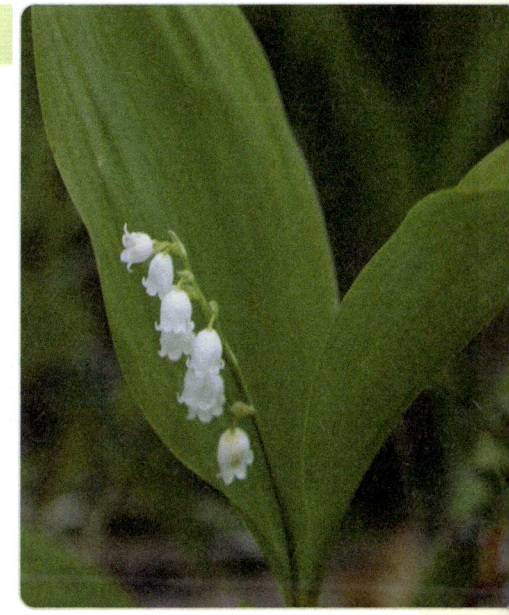

활용방안

- 꽃에서 방향유를 뽑는다.
- 전초 및 뿌리를 영란(鈴蘭)이라 하며 약용한다.

① 전초는 개화기에, 뿌리는 8월경에 채취하여 햇볕에 말린다.
② 효능/효과 : 온양, 이뇨, 활혈, 거풍의 효능이 있다. 심장의 쇠약, 부종, 노상, 붕루, 백대, 타박상, 소변불리, 단독을 치료한다.
③ 용법/용량 : 3~9g을 달이거나 산제로 복용한다.
  외용 : 달인 액(液)으로 환부를 씻거나, 불에 태운 재(灰)를 가루 내어 고루 바른다.

284 이삭여뀌

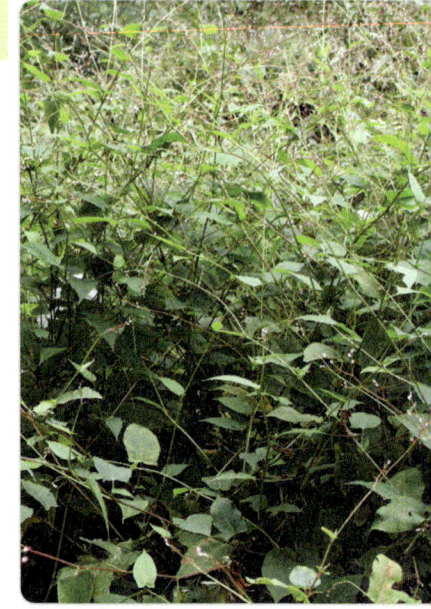

활용방안

- 전초는 금선초(金線草), 뿌리는 금선초근(金線草根)이라 하며 약용한다.

(1) 금선초(金線草)
① 가을에 채취하여 신선한 것 그대로 쓰거나 햇볕에 말린다.
② 효능/효과 : 거풍습, 이기, 지통, 지혈, 산어, 류머티즘에 의한 골통, 위통, 해혈, 토혈, 혈변, 혈붕, 월경통, 산후 혈어복통, 타박상을 치료한다.
③ 법/용량 : 15~30g을 달여 복용한다.

(2) 금선초근(金線草根)
① 효능/효과 : 산어, 소종, 지통, 타박골절, 노상토혈, 이질, 복통, 월경불순, 심복통, 화농성종양, 뱀, 개에게 물렸을때 치료한다.
② 용법/용량 : 15~30g을 달이거나 술에 담가 복용한다. 또는 육류와 같이 약한 불에 볶아서 먹는다.

285 이스라지

활용방안

- 열매부분은 잼이나 과실주를 만든다.
- 이스라지/앵도/산이스라지/풀또기의 종자를 욱리인(郁李仁)이라 하며 약용한다.

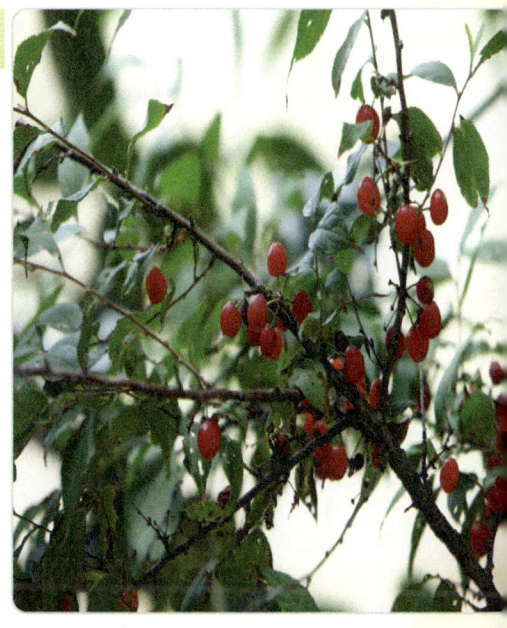

① 가을에 과실이 익었을 때 떠서 과육을 제거하고 핵을 꺼내어서 각을 제거하고 종인만 햇볕에 말린다.
② 효능/효과 : 완하약으로서 윤조, 골장, 하기, 이수의 효능이 있다. 대장기체, 조삽불통, 소변불리, 대복수종, 사지부종, 각기 등을 치료한다.
③ 용법/용량 : 3~9g을 달여 복용한다. 또는 환제, 산제로 복용한다.

286 이질풀

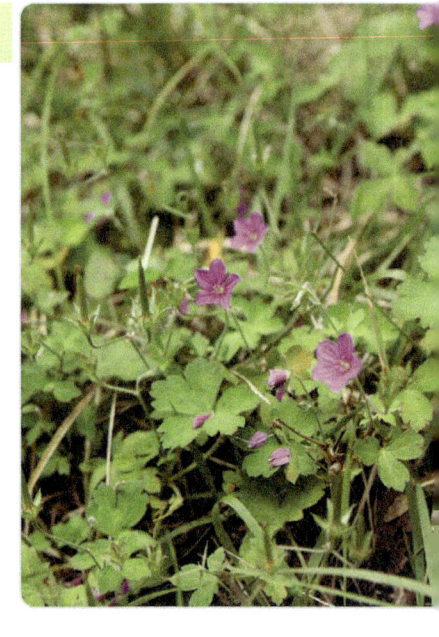

활용방안

- 어린 순을 나물로 먹는다.
- 쥐손이풀 및 이질풀의 동속 근연식물의 과실이 달린 전초를 노관초(老官草)라 하며 약용한다.

① 여름에서 가을철 과실이 익기 전 지상부위 또는 뿌리째 뽑아서 깨끗이 씻어 햇볕에 말린다.
② 효능/효과 : 거풍, 활혈, 청열, 해독의 효능이 있다. 류머티즘에 의한 동통, 경련과 마비, 화농성종양, 타박상, 장염, 이질을 치료한다.
③ 용법/용량 : 6~15g을 달여서 또는 술에 담그거나 전액을 졸여서 고제로 하여 복용한다.

287 익모초

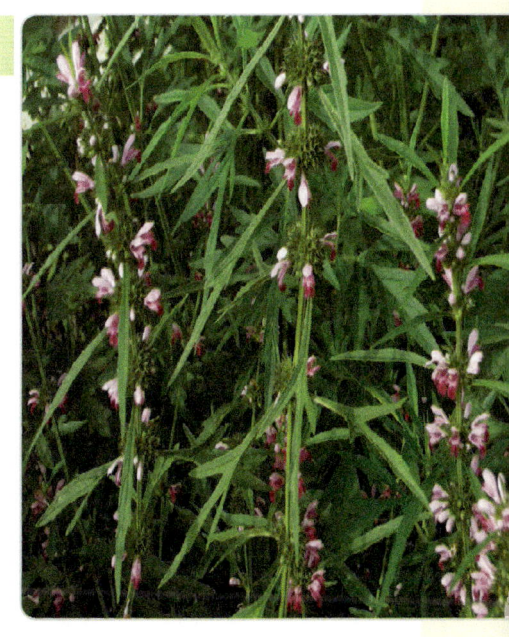

활용방안

- 전초는 익모초(益母草), 꽃은 익모초화(益母草花), 과실은 충울자(茺蔚子)라 하며 약용한다.

(1) **익모초(益母草)**
① 여름에 꽃이 다 피지 않았을 때 지상부분을 채취하여 햇볕에 말린다.
② 효능/효과 : 월경불순, 산후출혈, 산후혈운, 산전산후에 쓰이며 어혈복통, 혈뇨을 치료한다.
③ 용법/용량 : 9~18g을 달여서 복용한다. 또 바짝 졸여서 고로 하던가, 환제, 산제로 해서 복용한다.

(2) **충울자(茺蔚子)**
① 8~10월 과실이 성숙했을 때 채취한다.
② 효능/효과 : 활혈, 조경, 거풍, 청열의 효능이 있다. 월경불순, 붕중대하, 산후의 어혈에 의한 통증, 간열두통, 목적종통을 치료한다.
③ 용법/용량 : 6~10g을 달여서 복용하던가 혹은 환제, 산제로 만들어 복용한다.

288 인동덩굴

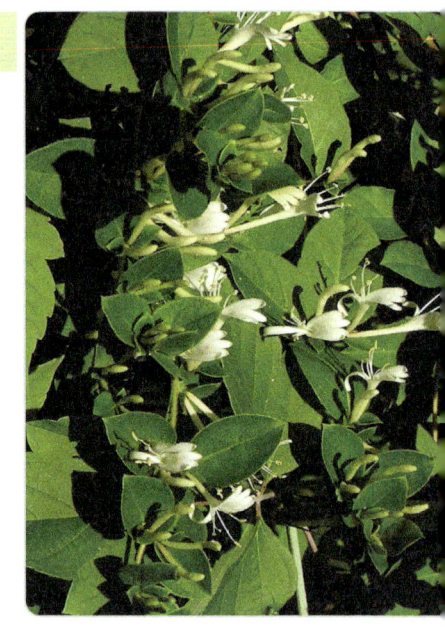

활용방안

- 경엽은 인동등(忍冬藤), 꽃봉오리는 금은화(金銀花), 과실은 은화자(銀花子), 꽃봉오리의 수증기 증류액은 금은화로(金銀花露)라 하며 약용한다.

(1) 인동등(忍冬藤)

① 가을과 겨울에 잎이 달린 덩굴을 채취하여 다발로 묶어서 또는 잘게 썰어서 햇볕에 말린다.

② 효능/효과 : 해열, 청열, 통경락의 효능이 있다. 온병발열, 열독혈리, 전염성간염, 옹종창독, 근골동통을 치료한다.

(2) 금은화(金銀花)

① 인동덩굴의 꽃봉우리로서, 5~6월 맑게 갠날 이른 아침에 이슬이 마를 때를 기다려서 채취하여 햇볕에 말리거나 그늘에 말린다.

② 효능/효과 : 청열, 해독의 효능이 있다. 온병으로 인한 발열, 열독혈리, 옹양, 종독, 나력, 치루를 치료하며 또 외감발열해수, 장염, 세

균성적리, 마진, 이하선염, 패혈증, 창근종독, 맹장염, 외상감염, 소아비독의 치료에 쓴인다. 양차로서 복용하면 서기체, 감모, 장의 전염병 등을 예방할 수 있다.

(3) 은화자(銀花子)
① 10월하순부터 11월상순에 채취하여 햇볕에 말린 다음 손으로 만져보아 뜨겁고 점성이 약간있을 정도로 볶는다.
② 효능/효과 : 청혈, 거습열, 청량, 해독의 효능이 있다. 장풍, 적리를 치료한다.

(4) 금은화로(金銀花露)
청열, 양혈, 소서, 지갈의 효능이 있다. 서온구갈, 열독창절, 옹저, 매독, 혈리를 치료한다.

289 일엽초

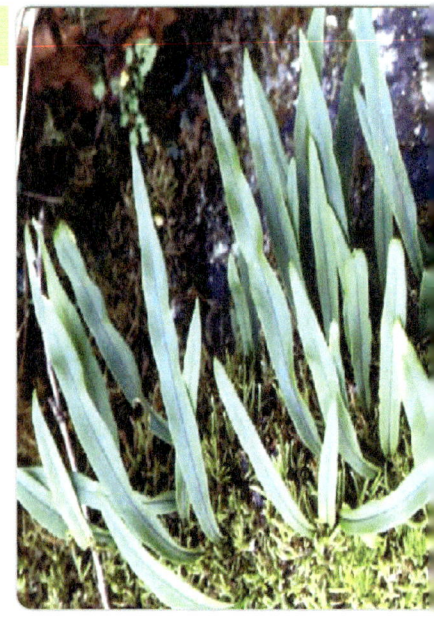

활용방안

- 일엽초의 전초를 와위(瓦韋)라 하며 약용한다. 5~8월에 채취하여 깨끗이 씻어 햇볕에 말린다.

① 효능/효과 : 이뇨, 지혈의 효능이 있다. 임병, 이질, 해수토혈, 아감을 치료한다. 타박상을 치료하려면 술로 달려서 마시며 뱀에게 물린 상처도 치료한다.

② 용법 용량 : 10~15g을 달여서 복용한다.

외용 : 약성이 남을 정도로 구워 가루를 만들어 산포한다.

290 잇꽃

활용방안

- 꽃은 홍화(紅花), 싹은 홍화묘(紅花苗), 과실은 홍화자(紅花子)라 하며 약용한다.

(1) 홍화(紅花)

① 7~8월에 꽃잎이 황색에서 홍색으로 변할 때 꽃을 그늘에서 말리거나 불에 쬐어서 말린다.
② 효능/효과 : 활혈, 통경, 화어, 지통의 효능이 있다. 무월경, 난산, 사산, 산후악로부전, 어혈에 의한 통증, 옹종, 타박상을 치료한다.
③ 용법/용량 : 3~6g을 달인다. 혹은 산제로 하던가 술에 담그고, 신선한 것은 생즙을 내서 복용한다.
외용 : 가루를 만들어 살포한다.

(2) 홍화자(紅花子)

① 효능/효과 : 활혈, 해독의 효능이 있다. 천연두로 신체의 상태가 나쁜 때, 부인의 혈기정체복통을 치료한다.
② 용법/용량 : 달이던가 환제, 산제로 하여 복용한다.

291 자귀풀

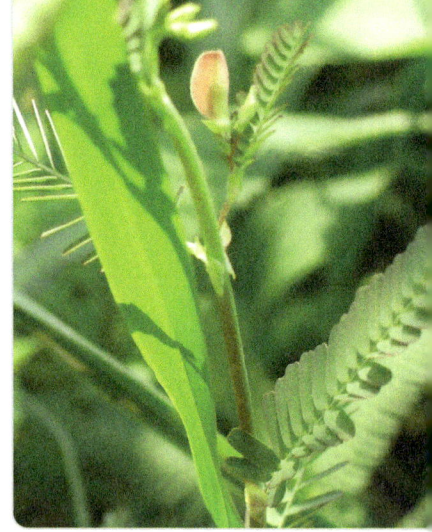

활용방안

- 전초를 합맹(合萌)이라 하며 약용한다.

① 여름에서 가을 사이에 채취하여 햇볕에 말리거나 또는 생풀을 쓰기도 한다. 말린 것은 쓰기 전에 잘게 썬다.
② 효능/효과 : 청열, 거풍, 이습, 소종, 해독의 효능이 있다. 풍열감모, 황달, 이질, 위염, 복부팽만, 임병, 옹종, 피부염, 습진을 치료한다.
③ 용법/용량 : 생풀을 짓찧어서 환부에 붙이거나 또는 말린 약재를 달여 환부를 닦아낸다. 이외의 질환에는 말린 약재를 1회에 4~8g씩 200cc의 물로 천천히 달여서 복용하거나 또는 생풀의 즙을 내어 복용한다.

292 자금우

활용방안

- 경엽은 자금우(紫金牛), 뿌리는 자금우근(紫金牛根)이라 하며 약용한다.

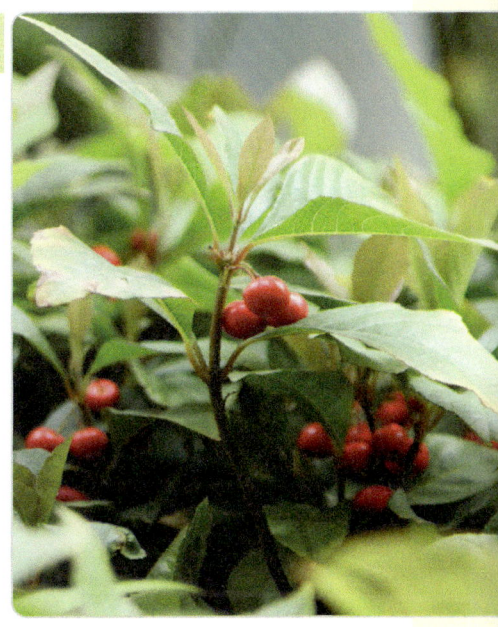

(1) 자금우(紫金牛)
① 연중 수시로 채취하여 씻어서 햇볕에 말린다.
② 효능/효과 : 진해, 거담, 이뇨, 활혈, 해독, 만성기관지염, 폐결핵, 해수객혈, 토혈, 근골산통, 간염, 이질, 급성·만성신염, 고혈압을 치료한다.
③ 용법/용량 : 9~12g(대량투여시에는 30~60g)을 달여서 복용하거나 짓찧어서 유액을 내어 복용한다.

(2) 자금우근(紫金牛根)
① 연중 수시로 채취하여 깨끗이 씻어서 햇볕에 말린다.
② 효능/효과 : 파어혈, 해독, 거풍담의 효능이 있다. 격기, 양기에 의한 복통을 치료한다.
③ 용법/용량 : 9~12g을 달여서 복용한다.

293 자리공

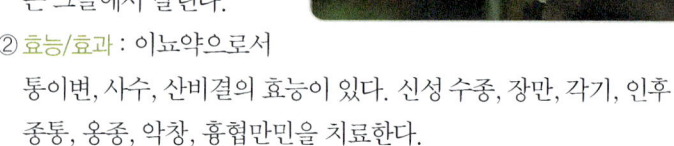

활용방안

- 뿌리는 상륙(商陸), 꽃은 상륙화(商陸花)라 하며 약용한다.

(1) 상륙(商陸)

① 가을, 겨울, 봄에 채취하여 수염뿌리 및 진흙을 제거하고 깨끗이 씻어 가로 또는 길이로 썰어 햇볕 또는 그늘에서 말린다.

② 효능/효과 : 이뇨약으로서 통이변, 사수, 산비결의 효능이 있다. 신성 수종, 장만, 각기, 인후종통, 옹종, 악창, 흉협만민을 치료한다.

③ 용법/용량 : 4.5~9g을 달여 복용하거나 산제로 복용한다.
  외용 : 짓찧어서 붙인다.

(2) 상륙화(商陸花)

꽃을 따서 100일간 그늘에서 말려 해질녘에 일방촌비를 술로 복용한다.

294 자운영

활용방안

- 전초는 홍화채(紅花菜), 종자는 자운영자(紫雲英子)라 하며 약용한다.

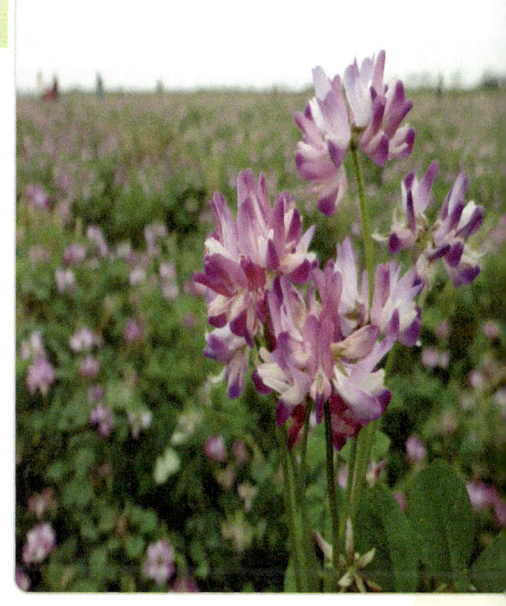

(1) 홍화채(紅花菜)
① 3~4월에 채취하여 생것으로 쓰거나 또는 햇볕에 말린다.
② 효능/효과 : 청열, 해독의 효능이 있다. 풍담해수, 인후통, 화안, 대상포진, 외상출혈을 치료한다.
③ 용법/용량 : 15~30g을 달여서 복용하거나 생즙을 내어서 마신다.
   외용 : 짓찧어서 붙이거나 분말로 만들어 조합하여 붙인다.

(2) 자운영자(紫雲英子)
① 가을철에 성숙한 종자를 채취하여 햇볕에 말린다.
② 효능/효과 : 활혈, 명목의 효능이 있고 안부질환을 치료한다.
③ 용법/용량 : 6~9g을 달여서 복용한다.

295 자주괴불주머니

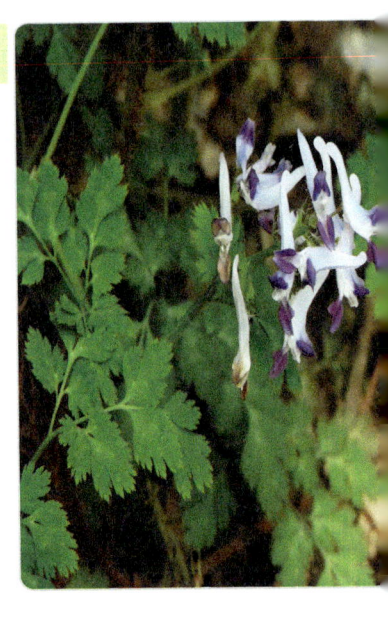

활용방안

- 전초 또는 뿌리를 자화어정초(紫花鱼灯草)라 하며 약용한다.

① 5~6월경에 채취하여 햇볕에 말린다. 생것으로도 쓴다.
② 효능/효과 : 살충, 해독의 효능이 있다. 개라, 선창, 악독충창, 도상, 유치를 치료한다.
③ 용법/용량 : 짓찧어 바른다. 전액으로 씻는다. 독성이 있으므로 이용에 유의하여야 한다.

296 자주닭개비

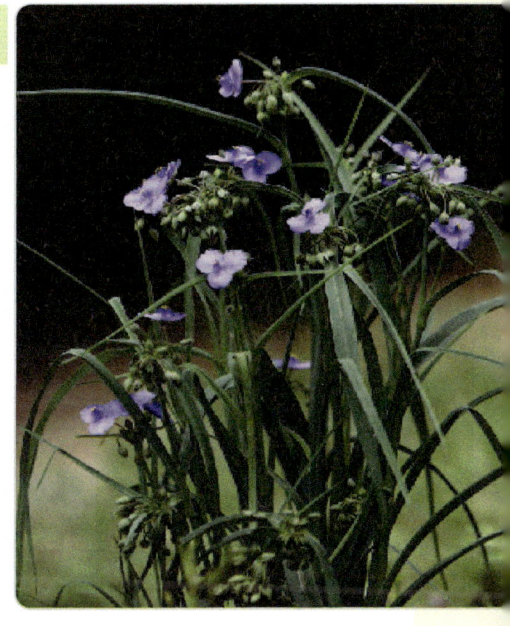

활용방안

- 전초를 자압척초(紫鴨跖草)라고 하며 약용한다.

① 여름, 가을에 채취하여 햇볕에 말리거나 신선한 것을 쓴다.
② 효능/효과 : 활혈, 이수, 소종, 산결, 해독의 효능이 있다. 옹저, 종독, 누력결핵, 임병을 치료한다.
③ 용법/용량 : 9~15g(생것은 30~60g)을 달여서 복용한다.
　외용 : 짓찧어서 환부에 붙인다. 임산부는 사용을 금한다.

297 자주쓴풀

활용방안

- 자주쓴풀/쓴풀/개쓴풀의 전초를 당약(當藥)이라 하며 약용한다.

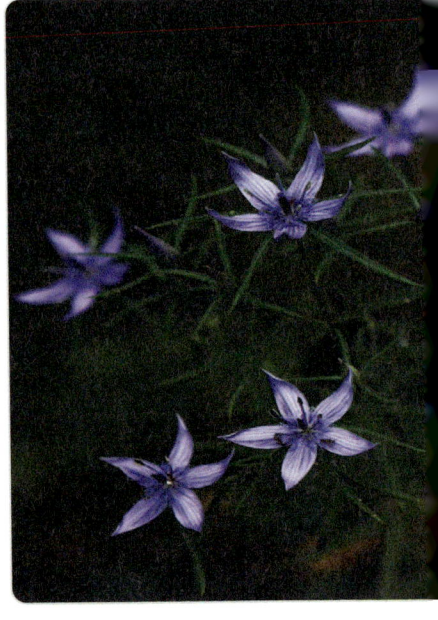

① 여름과 가을에 채취하여 마디를 자르고 그늘에서 말린다.
② 효능/효과 : 청열, 해독의 효능이 있다. 골수염, 후염, 편도선염, 결막염, 개선을 치료하며 고미건위약으로서 식욕부진, 소화불량에 쓰인다.
③ 용법/용량 : 1~3g을 달여서 복용하거나 산제로 쓴다.

298 작두콩

활용방안

- 어린 협과를 식용으로 한다.
- 종자는 도두(刀豆), 과각은 도두각(刀豆殼), 뿌리는 도두근(刀豆根)이라 하며 약용한다.

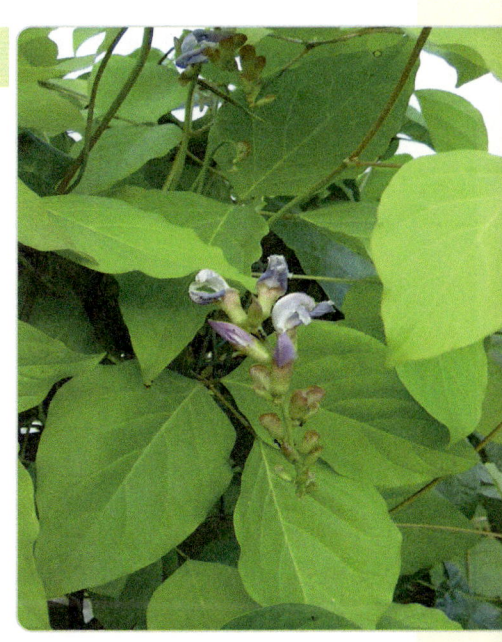

(1) 도두(刀豆)

① 가을에 종자가 익은 과실을 따서 햇볕에 말려 종자만 꺼낸다. 또는 먼저 종자를 까서 말린다. 사용할 때는 빻아 쓴다.
② 효능/효과 : 온중, 하기, 익신보원의 효능이 있다. 허한으로 인한 애역, 구토, 복창, 신허요통, 담천을 치료한다.
③ 용법/용량 : 9~15g을 달여서 복용한다. 또는 약성이 남을 정도로 태워서 분말하여 복용한다.

(2) 도두각(刀豆殼)

① 가을철에 과실이 익으면 과실을 까 낸 과각을 햇볕에 완전히 건조

하여 통풍이 잘 되는 곳에 충해를 받지 않도록 잘 저장한다.
② 효능/효과 : 화중, 하기, 산어, 활혈의 효능이 있다. 반위, 애역, 만성 하리, 폐경, 후두결핵, 매독, 후선을 치료한다.
③ 용법/용량 : 9~15g을 달여 복용한다.
외용 : 소존성으로 분말하여 살포한다.

(3) 도두근(刀豆根)
① 효능/효과 : 두풍, 류머티즘에 의한 허리, 척추통, 산기, 장기의 하리, 폐경, 타박상을 치료한다.
② 용법/용량 : 9~15g을 달여서 복용한다.
외용 : 짓찧어서 붙인다.

299 작약

활용방안

- 뿌리를 약용한다.

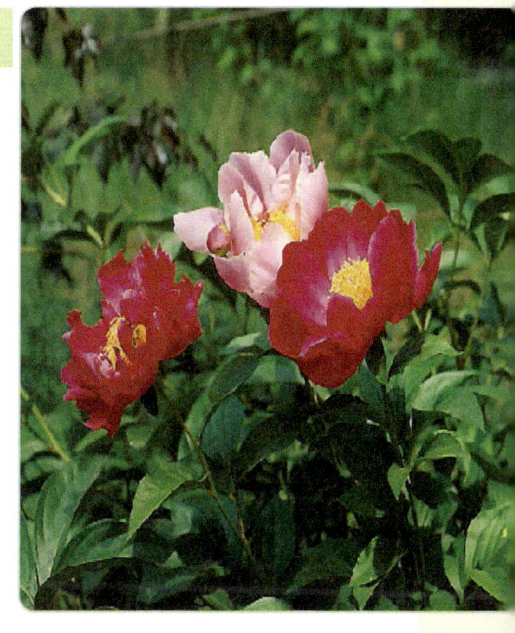

① 약용부분은 수염뿌리를 제거하고 원뿌리의 외피를 벗겨 건조한 것을 쓴다. 가을에 채취하여 외피를 제거하고 끓는 물에 가볍게 데친 다음 햇볕에 말린다. 사용하기 좋게 잘게 써는데, 때로는 썬 것을 불에 볶아서 쓰기도 한다.

② 효능/효과 : 진통, 해열, 진경, 이뇨, 조혈, 지한 등의 효능을 가지고 있으며 복통, 위통, 두통, 설사복통, 월경불순, 월경이 멈추지 않는 증세, 대하증, 식은 땀을 흘리는 증세, 신체허약증 등에 좋다고 한다.

③ 용법/용량 : 말린 약재를 1회에 2~5g씩 200cc의 물로 반량이 되도록 달이거나 가루로 빻아 복용한다.

300 잔대

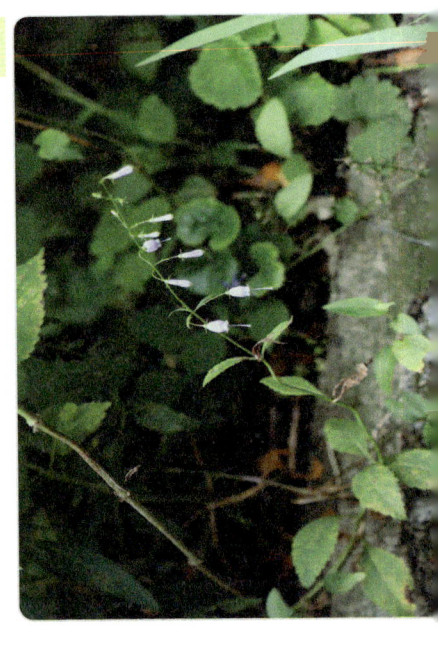

활용방안

- 연한 부분과 뿌리를 생으로 먹는다.
- 뿌리는 캔 다음에는 물에 씻어 껍질을 벗긴 후에 볕에 말려서 저장한다.
- 잔대 및 동속 근연식물의 뿌리를 사삼(沙蔘)이라 하며 약용한다.

① 가을에 뿌리를 채취해서 줄기나 잎, 수염뿌리를 제거하고 흙을 깨끗이 털어 씻어서 코르크를 긁어내고 햇볕에 말리던거 불에 쬐어서 말린다.
② 효능/효과 : 보음, 청폐, 거담, 지해의 효능이 있다. 폐열조해, 허로구해, 음상인건후통을 치료한다. 또 혈압을 내린다.
③ 용법/용량 : 10~15g(생것은 30~90g)을 달이던가 환제, 산제로 해서 복용한다.

301 장구채

활용방안

- 전초는 여루채(女婁菜), 종자는 왕불류행(王不留行)이라 하며 약용한다.

(1) 여루채(女婁菜)

① 7~8월에 채취하여 햇볕에 말린다.

② 효능/효과 : 활혈, 조경, 이수, 통유, 건비의 효능이 있다. 월경불순, 소유, 소아감적, 쇠약, 인후종통, 중이염을 치료한다.

③ 용법/용량 : 6~12g을 달여서 복용한다.

외용 : 짓찧어서 환부에 도포한다.

(2) 왕불류행(王不留行)

① 효능/효과 : 활혈, 통경, 최유, 소종, 염창에 효능이 있다. 무월경, 유즙불통, 난산, 혈림, 옹종, 금창출혈을 치료한다.

② 용법/용량 : 4.5~9g을 달여 복용하거나 환제, 산제로 복용한다.

외용 : 분말하여 고루 도포한다.

302 전호

활용방안

- 어린 잎은 식용한다.
- 뿌리를 아삼(峨蔘)이라 하며 약용한다.

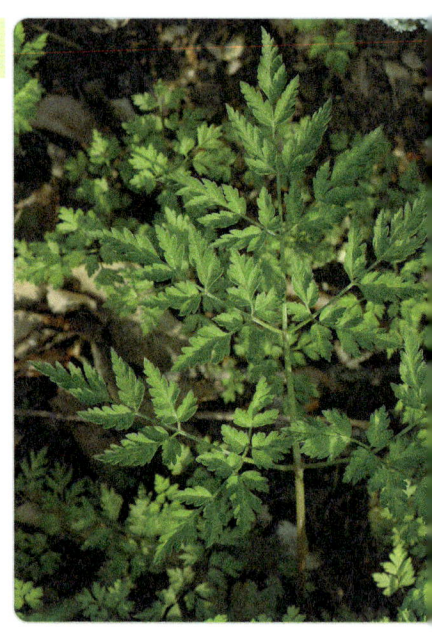

① 3~4월 또는 9~10월에 채취하여 줄기, 코르크 및 잔뿌리를 제거하고 깨끗이 씻어 끓는 물에 살짝 데쳐 햇볕에 말리거나 불에 쬐어 말린다.
② 효능/효과 : 보중익기, 비허식창, 사지무력, 폐허해천, 노인의 야뇨, 수종, 위병, 타박상, 토혈을 치료하며 통기하는 효능이 있다.
③ 용법/용량 : 9~15g을 달여서 복용한다.

303 절국대

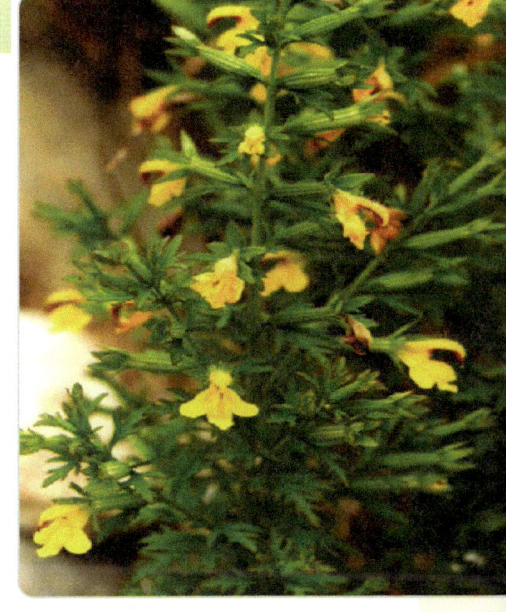

활용방안

- 전초를 영인진(鈴茵陳)이라 하며 약용한다.

① 7~8월 개화시에 채취하여 전초를 햇볕에 말린다.
② 효능/효과 : 청열, 이습, 활혈, 거어의 효능이 있다. 황달, 소변곤란, 수종복창, 타박상에 의한 통증, 혈리, 혈림, 대하과다, 징하, 적취, 산후의 어혈정지에 의한 복통을 치료한다.
③ 용법/용량 : 10~15g(생것은 30~60g)을 달여서 복용하거나 가루를 만들어 복용한다.

304 절굿대

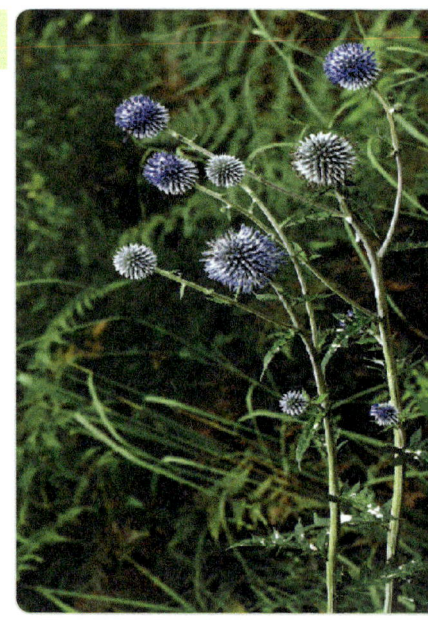

활용방안

- 뻐꾹채/큰절굿대/절굿대의 뿌리는 누로(漏蘆), 꽃차례는 추골풍(追骨風)이라 하며 약용한다.

(1) 누로(漏蘆)
① 가을에 줄기와 수염뿌리를 제거하고 깨끗이 씻어 햇볕에 말린다.
② 효능/효과 : 청열, 해독, 소종, 배통, 하유, 근맥소통의 효능이 있다. 등에 생긴 종양, 유방의 종통, 유즙불통, 나력악창, 습비근맥구련, 골절동통, 열독혈리, 치창출혈을 치료한다.
외용 : 달인 액(液)으로 씻던가 또는 가루를 만들어 고루 바른다.

(2) 추골풍(追骨風)
활혈, 발산의 효능이 있다. 술에 담가서 복용하면 타박상을 치료한다.

305 접시꽃

활용방안

- 꽃은 촉규화(蜀葵花), 뿌리는 촉규근(蜀葵根), 경엽은 촉규묘(蜀葵苗), 종자는 촉규자(蜀葵子)라고 하며 약용한다.

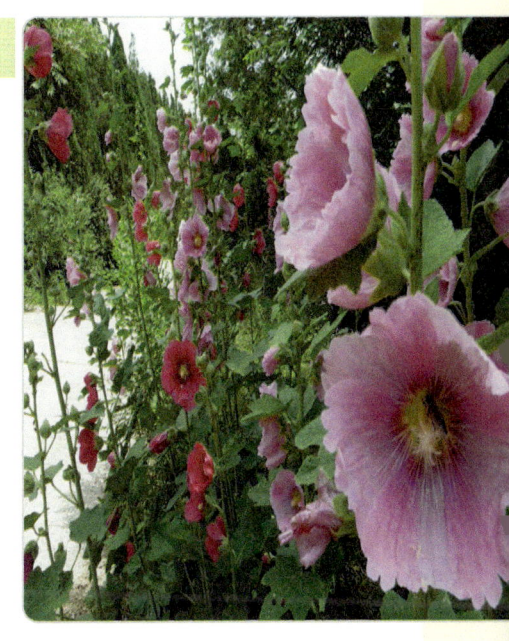

(1) 촉규화(蜀葵花)

① 가을, 여름에 채취하여 햇볕에 말린다.
② 효능/효과 : 화혈, 윤조, 이변통리하는 효능이 있다. 이질, 토혈, 혈붕, 대하, 대소변불통, 말라리아, 소아의 풍진을 치료한다. 백색화(白色花)는 백대하, 적색화(赤色花) 적대하를 치료한다.
③ 용법/용량 : 3~6g을 달여서 복용 또는 분말하여 복용한다.
 외용 : 분말을 조합하여 붙인다. 임신 중의 복용을 금한다.

(2) 촉규근(蜀葵根)

① 효능/효과 : 청열, 양혈, 이뇨, 배농의 효능이 있다. 비뇨계제질환,

백대, 혈뇨, 토혈, 혈붕, 급성충수염, 창종을 치료한다.

② 용법/용량 : 30~60g을 달여 복용한다. 환제나 산제로 하여 복용하기도 한다.

외용 : 짓찧어서 붙인다.

(3) 촉규묘(蜀葵苗)

① 효능/효과 : 외부에서 들어오는 열사을 제하고 위장을 이롭게하는 효능이 있다. 열독하리, 임병, 도상을 치료한다.

② 용법/용량 : 6~10g을 달여서 복용하거나 또는 삶거나 짓찧어서 즙을 만들어서 마신다.

외용 : 짓찧어서 붙인다. 소존성으로 분말하여 조합해서 붙인다.

(4) 촉규자(蜀葵子)

① 효능/효과 : 이수, 통림, 골장의 효능이 있다. 수종, 임병, 변비, 개창을 치료한다.

② 용법/용량 : 3~9g을 달여서 복용하거나 산제로 하여 복용한다.

외용 : 분말하여 조합해서 붙인다.

306 젓가락나물

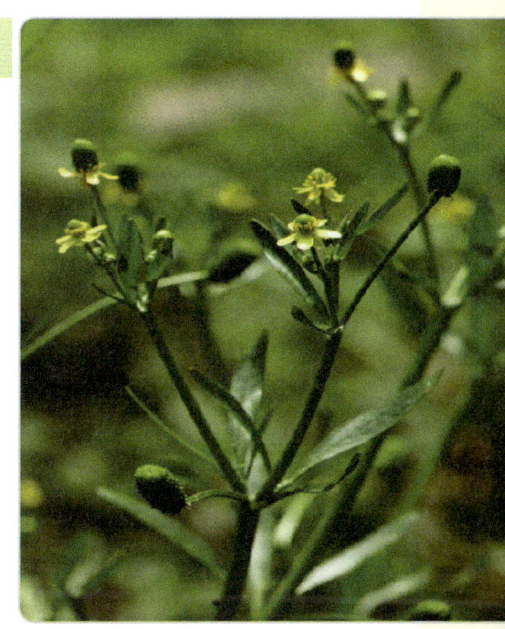

활용방안

- 젓가락풀, 왜젓가락나물의 전초를 회회산(回回蒜)이라 하며 약용한다.

① 여름 개화기에 채취하여 햇볕에 말리거나 생용한다.
② 효능/효과 : 소종, 절학, 살충의 효능이 있다. 간염, 간경변성 복수, 말라리아, 창나, 우피선, 고혈압, 천식, 식도암, 악성 창옹종, 각막편운을 치료한다.
③ 용법/용량 : 3~9g을 달여 복용한다.
   외용 : 짓찧어 붙여서 발포시키거나 생즙을 내어 바르거나 전액으로 씻는다.

307 제비꽃

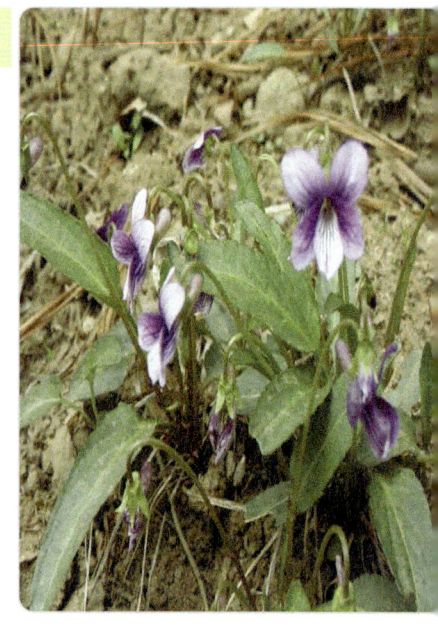

활용방안

- 어린 식물체는 식용한다.
- 왜제비꽃/제비꽃의 뿌리를 포함한 전초를 지정(地丁)이라 하며 약용한다.

① 5~8월 열매가 성숙하면 뿌리째 뽑아서 진흙을 제거하고 햇볕에 말린다.
② 효능/효과 : 청열, 이습, 해독, 소종의 효능이 있다. 정창, 옹종, 나력, 황달, 이질, 하리, 적목, 후비, 독사교상을 치료한다. 또 각종의 화농성 감염증, 임파결핵, 급성유선염, 전립선염, 위염, 방광염, 관절종통, 목적종통, 맥립종, 혈변, 비출혈을 치료한다.
③ 용법/용량 : 15~30g(생것은 60~90g)을 달여서 복용하거나 생즙 또는 분말하여 복용한다.
외용 : 짓찧어 도포하거나 졸여서 고제로 만들어서 펴 붙인다.

308 제비꿀

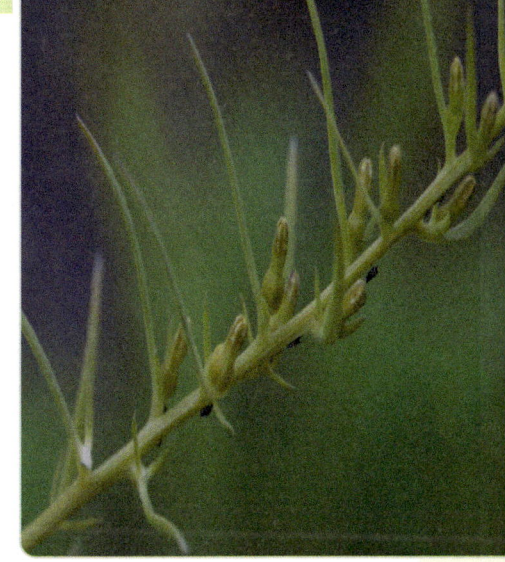

활용방안

- 전초는 백예초(百蘂草), 뿌리는 백예초근(百蘂草根)이라 하며 약용한다.

(1) 백예초(百蘂草)
① 봄, 여름에 채취하여 햇볕에 말린다.
② 효능/효과 : 청열해독(淸熱解毒), 보신삽정의 효능이 있다. 급성유선염, 폐렴, 폐농양, 편도선염, 상호흡도감염, 신허요통, 두혼, 유정, 골정을 치료한다.
③ 용법/용량 : 9~15g을 달여서 복용한다. 또는 술에 담가 복용한다.

(2) 백예초근(百蘂草根)
젖(乳)을 내리게 하고 혈맥을 유통케하며 기를 고르게 한다. 3~9g을 달여서 복용한다.

309 제비쑥

활용방안

- 어린 순을 나물로 한다.
- 전초는 모호(牡蒿), 뿌리는 모호근(牡蒿根)이라 하며 약용한다.

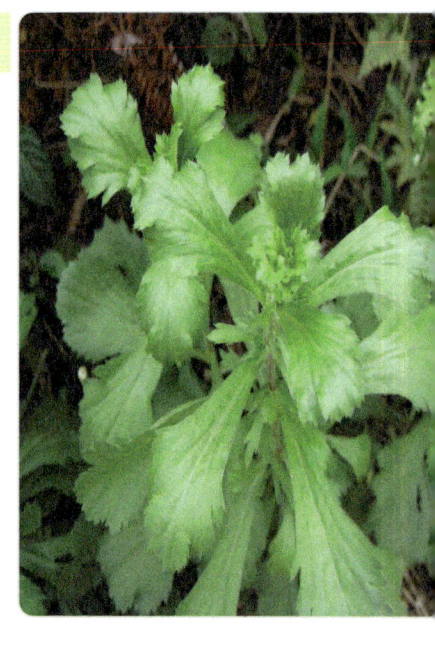

(1) 모호(牡蒿)

① 여름과 가을에 채취하여 햇볕에 말린다.
② 효능/효과 : 해표, 청열, 살충의 효능이 있다. 감기로 인한 신열, 노상으로 인한 해수, 매일 일정시의 발열, 소아의 감으로 인한 발열, 말라리아, 구내염, 개선, 습진을 치료한다.
③ 용법/용량 : 5~15g을 달여서 복용한다. 또는 짓찧어 낸 즙을 복용한다.
  외용 : 달인 액(液)으로 씻는다.

(2) 모호근(牡蒿根)

류머티즘으로 인한 비통, 한습부종을 치료한다.

310 조개풀

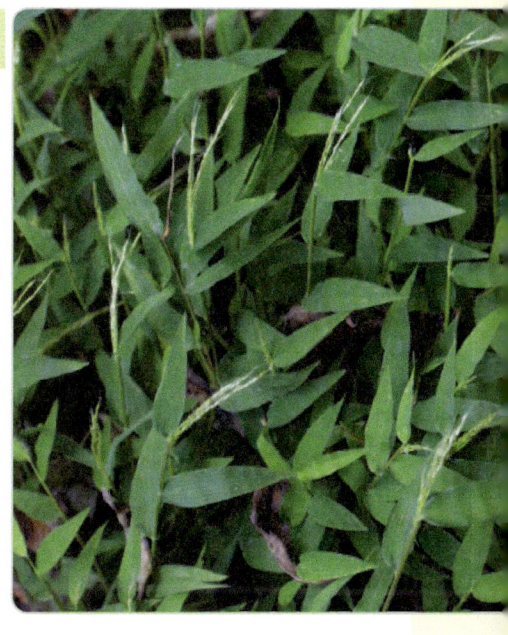

활용방안

- 전초를 신초(藎草)라 하며 약용한다.

① 9월 개화기에 채취하여 햇볕에 말린다. 혹은 선용하기도 한다.
② 효능/효과 : 지해, 정천, 소종, 살충의 효능이 있다. 해수, 천식, 악창, 개선을 치료한다.
③ 용법/용량 : 6~12g을 달여서 복용한다.

외용 : 전액으로 세척하거나 짓찧어 환부에 붙인다.

311 조름나물

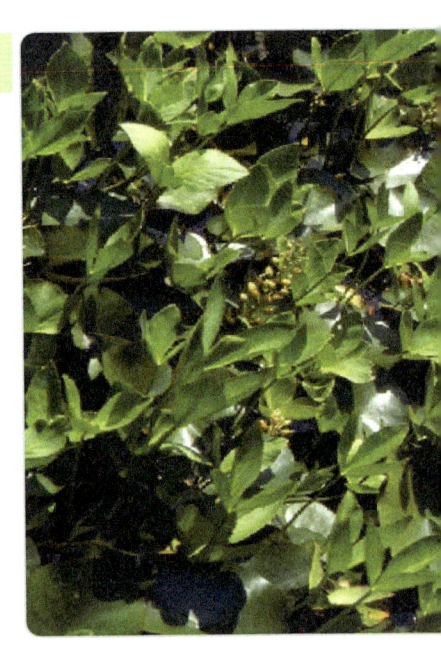

활용방안

- 잎 또는 전초를 수채(睡菜), 근경은 수채근(睡菜根)이라 하며 약용한다.

(1) 수채(睡菜)

① 여름부터 가을에 걸쳐 엽병이 붙은 잎을 채취하여 햇볕에 말린다.
② 효능/효과 : 건비, 소식, 양심, 안신의 효능이 있다. 심격사열, 위염, 위통, 소화불량, 심계와 불면증, 정신불안증을 치료한다.

(2) 수채근(睡菜根)

① 연중 채취한다.
② 효능/효과 : 윤폐, 지해, 소종, 강혈압의 효능이 있다.
③ 용법/용량 : 10~15g(생것이면 30g)을 달여서 복용한다.

312 조릿대풀

활용방안

- 전초를 담죽엽(淡竹葉), 근경 및 덩이뿌리는 쇄골자(碎骨子)라 하며 약용한다.

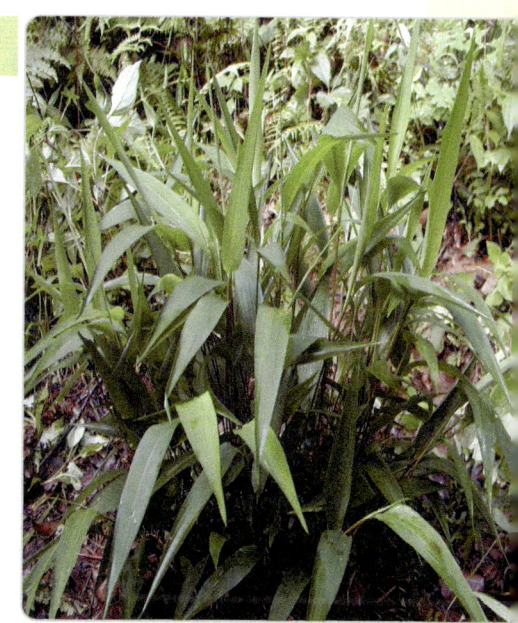

(1) 담죽엽(淡竹葉)

① 전초를 5~6월 개화하기 전에 채취하여 수염뿌리를 제거하고 햇볕에 말려 썰어서 사용한다.
② 효능/효과 : 청심화, 제번열, 이뇨의 효능이 있다. 열병에 의한 구갈, 심번, 소변적삽, 임탁, 구미, 설창, 치은종통을 치료한다.
③ 용법/용량 : 9~15g을 달여서 복용한다.

(2) 쇄골자(碎骨子)

① 여름, 가을에 채취하여 햇볕에 말린다.
② 효능/효과 : 청열, 이뇨, 골태의 효능이 있다. 신염, 발열심번, 구갈을 치료한다. 타태하고 출산을 촉진한다.

313 조뱅이

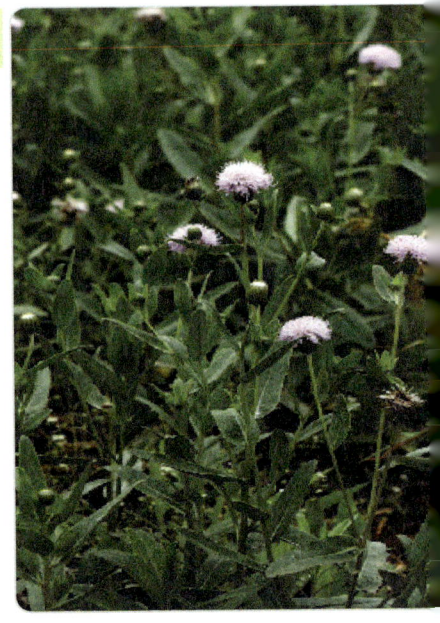

활용방안

- 어린 순을 나물로 한다.
- 전초 또는 뿌리를 소계(小薊)라 하며 약용한다.

① 여름과 가을에 채취하여 햇볕에 말린다.
② 효능/효과 : 양혈, 거담, 지혈의 효능이 있다. 토혈, 비출혈, 혈뇨, 혈림, 혈변, 혈붕, 급성전염성 간염, 창상출혈, 정창, 옹독을 치료한다.
③ 용법/용량 : 5~10g(생것은 30~60g)을 달여서 복용하던가 짓찧어낸 생즙 또는 가루를 만들어 복용한다.

외용 : 짓찧어서 바르던가 달인 액(液)으로 씻는다.

314 좀가지풀

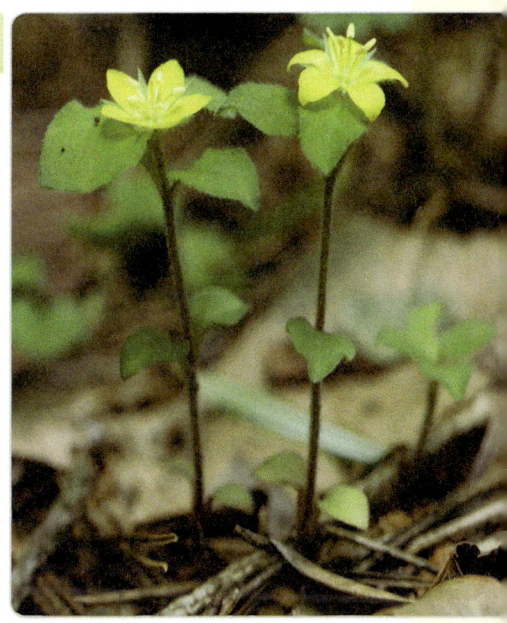

활용방안

- 좀가지풀/참좁쌀풀의 전초를 만도배(蠻刀背)라 하며 약용한다.

① 봄, 여름에 채취하여 햇볕에 말린다.
② 효능/효과 : 거어, 소종의 효능이 있다. 타박상, 염좌, 혈열을 치료한다.
③ 용법/용량 : 9~15g을 달여서 복용하거나 술에 담가 마신다.

315 좀꿩의다리

활용방안

- 어린순은 식용으로 한다.
- 좀꿩의다리/연잎꿩의다리/돈잎꿩의다리의 뿌리를 연과초(煙鍋草)라 하며 약용한다.

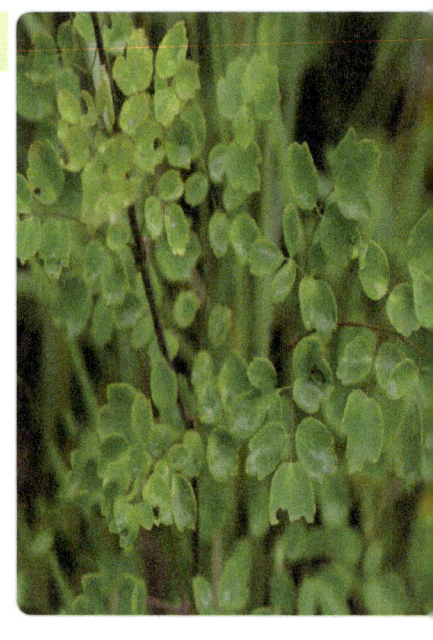

① 여름에 채취하여 햇볕에 건조한다.
② 효능/효과 : 청열, 해독하는 효능이 있다. 치통, 급성피부염, 습진을 치료한다.
③ 용법/용량 : 6~9g을 달여서 복용한다.
　외용 : 분말하여 살포한다.

316 좀다람쥐꼬리

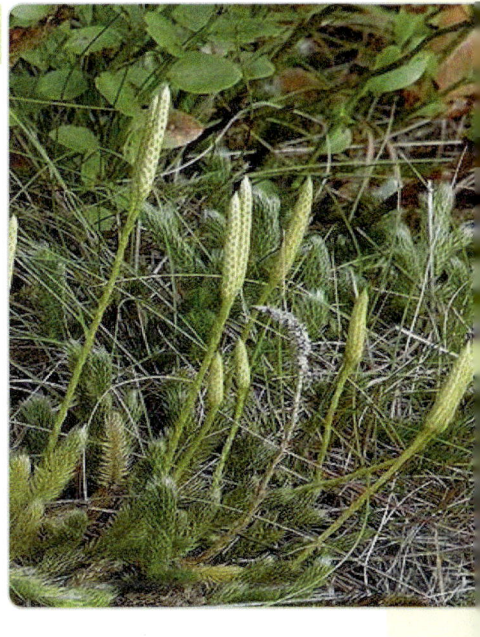

활용방안

- 전초를 소접근초(小接筋草)라고 하며 약용한다.

① 전초를 일년내 채취할 수 있으며 그늘에서 말리거나 신선한 채로 사용한다.
② 효능/효과 : 지혈, 속근, 산풍, 화혈, 소종, 지통의 효능이 있다. 타박상, 외상출혈, 류머티성의 통증을 치료한다.
③ 용법/용량 : 3~6g을 달여서 또는 술에 담가 복용한다.
   외용 : 전액으로 씻거나 가루 내거나 짓찧어서 바른다.

317 좀목형

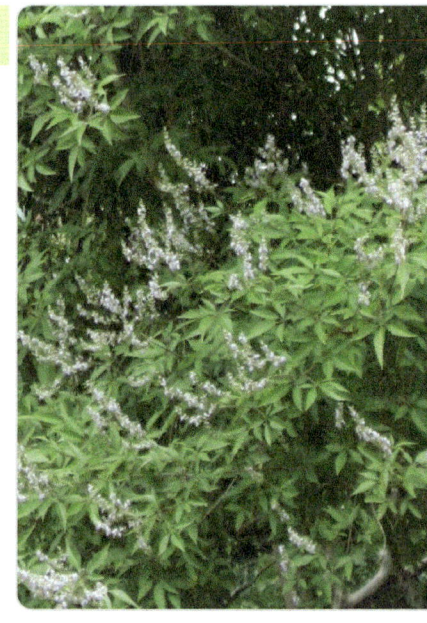

활용방안

- 목형/좀목형의 과실은 모형자(牡荊子), 뿌리는 모형근(牡荊根), 줄기는 모형경(牡荊莖), 잎은 모형엽(牡荊葉), 줄기에서 짜낸즙은 모형력(牡荊瀝)이라 하며 약용한다.

(1) **모형자(牡荊子)**

① 8~9월의 성숙시에 채취하여 햇볕에서 말린 다음 먼지나 협잡물을 털어내고 건조한 곳에 보관한다.

② 효능/효과 : 거풍, 화담, 강기, 지통의 효능이 있다. 해수천식, 서열발사, 위통, 산기, 백대하를 치료한다.

③ 용법/용량 : 6~10g을 달여서 복용한다. 또는 가루를 만들거나 술에 담가서 복용한다.

(2) **모형근(牡荊根)**

① 효능/효과 : 감기, 두통, 말라리아, 류머티성 관절통을 치료한다. 물에 삶아서 복용하고, 주로 심풍, 두풍, 지체의 일체의 풍을 치료한

다. 또 피부가 풀려서 발한한다.
② 용법/용량 : 10~15g을 달여서 복용한다.

(3) 모형경(牡荊莖)
① 8~10월에 채취하여 그늘에서 말린다.
② 효능/효과 : 감기, 류머티즘, 후비, 창종, 치통을 치료한다.
③ 용법/용량 : 6~10g을 달여서 복용한다. 또는 달인 액(液)으로 씻던가 양치질한다.

(4) 모형엽(牡荊葉)
① 효능/효과 : 거풍, 해표, 제습, 살충, 지통의 효능이 있다. 풍한감기, 사기복통토사, 이질, 류머티즘통, 각기, 옹종, 발의 무좀을 치료한다.
② 용법/용량 : 10~15g(생것은 30~60g)을 달이거나 짓찧어 즙을 내어 복용한다.
외용 : 짓찧어서 바르거나 달인 액(液)으로 훈세한다.

(5) 모형력(牡荊瀝)
① 생모형을 30cm 정도의 길이로 잘라서 양끝을 벽돌 위에 놓고 구우면 즙이 양끝으로부터 흘러나오므로 그릇에 즙을 받는다.
② 효능/효과 : 거풍습, 소담연, 통경락, 이기혈의 효능이 있다. 중풍구금, 담열경간, 두운현기, 후비, 급성결막염을 치료한다.
③ 용법/용량 : 30~60g을 끓인 물로 마신다.

318 줄

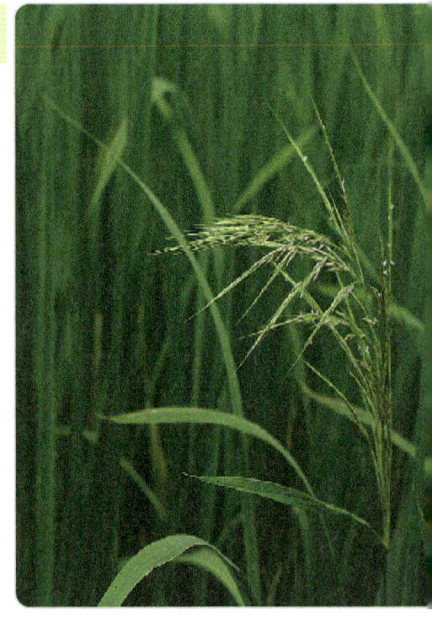

활용방안

- 균핵(菌核)은 교백(茭白), 근경 및 뿌리는 고근(菰根), 과실은 고미(菰米)라고 하며 약용한다.

(1) 교백(茭白)
① 효능/효과 : 해열, 지갈, 번열, 소갈, 황달, 이질, 적목, 풍창을 치료하고 주독을 해소한다.
② 용법/용량 : 30~60g을 달여서 복용한다.

(2) 고근(菰根)
① 효능/효과 : 화상, 장위고열, 다뇨를 치료한다.
② 용법/용량 : 생것 60~90g을 달여서 복용한다.

(3) 고미(菰米)
① 9~10월에 성숙한 과실을 따서 외피를 제거하고 햇볕에 말린다.
② 효능/효과 : 지갈, 해번열, 심장병을 치료하고 또 이뇨제도 된다.
③ 용법/용량 : 9~15g을 달여서 복용한다.

319 중대가리풀

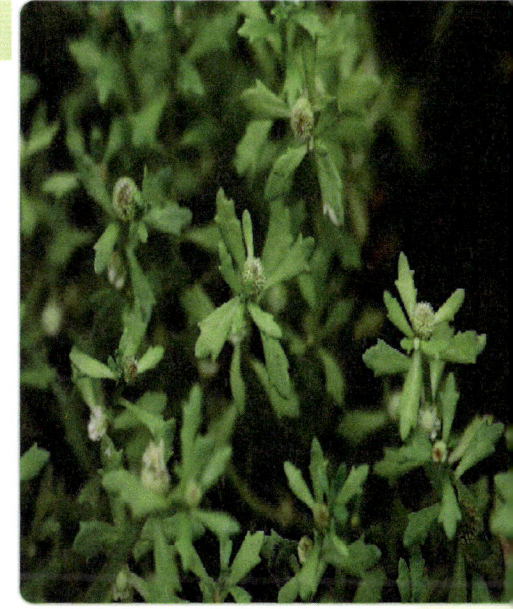

활용방안

- 꽃이 달린 전초를 아불식초(鵝不食草)라 하며 약용한다.

① 개화시에 채취하여 햇볕에 말린다.
② 효능/효과 : 거풍, 산한, 승습, 거예, 통비새의 효능이 있다. 감기, 천식, 후비, 백일해, 사기로 인한 복통, 적리, 학질, 감사, 축농증, 콧속의 종양, 눈이 침침하고 가려운 안질, 염창, 개선, 타박상을 치료한다.
③ 용법/용량 : 5~15g을 달이던가 또는 짓찧어 낸 즙을 복용한다.
외용 : 짓이겨 으깨서 코를 틀어막는다. 또는 가루를 만들어 코로 들이마시던가 짓찧어서 바른다.

320 쥐코리망초

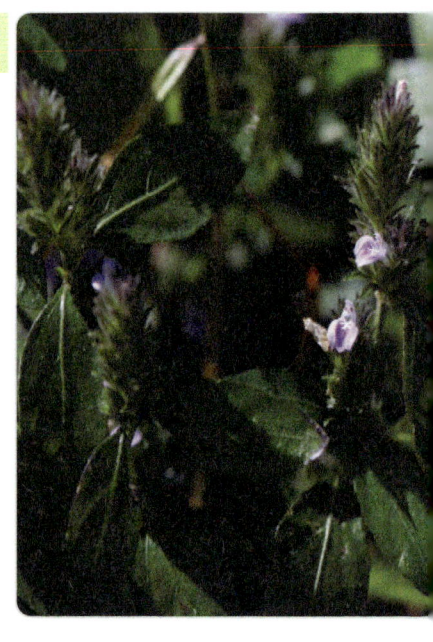

활용방안

- 전초를 류마티스에 사용한다.
- 전초를 작상(嚼床)이라 하며 약용한다.

① 입추 후 채취하여 햇볕에 말린다.
② 효능/효과 : 청열, 해독, 이습, 활혈, 지통의 효능이 있다. 감기발열, 해수, 인후통, 말라리아, 세균성 설사, 황달, 신염부종, 근골동통, 영양불량인한 빈혈증, 옹저정창, 타박상을 치료한다.
③ 용법/용량 : 10~15g(생것은 30~45g)을 달여서 복용한다.
  외용 : 짓찧어서 바르던가 달인 액(液)으로 씻는다.

321 쥐꼬리풀

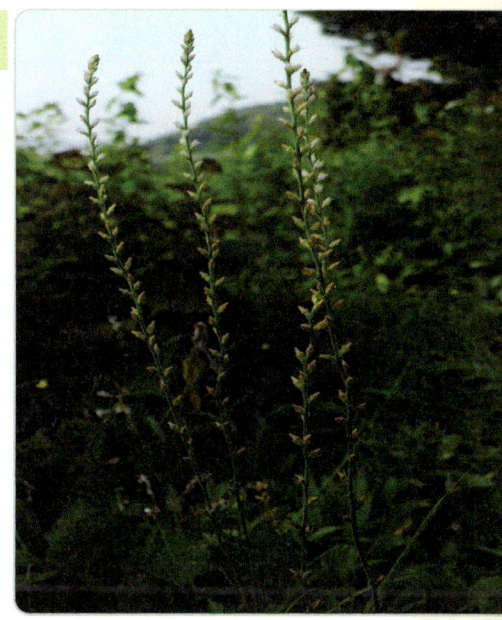

활용방안

- 전초 또는 뿌리를 폐근초(肺根草)라 하며 약용한다.

① 6~7월에 채취하여 햇볕에 말린다.
② 효능/효과 : 청폐, 화담, 지해, 활혈, 살충의 효능이 있다. 해수, 토혈, 백일해, 천식, 폐옹, 유옹, 장풍혈변, 무월경, 소아의 영양불량으로 인한 빈혈증, 회충증을 치료한다.
③ 용법/용량 : 1~30g을 달여서 복용한다.

322 쥐방울덩굴

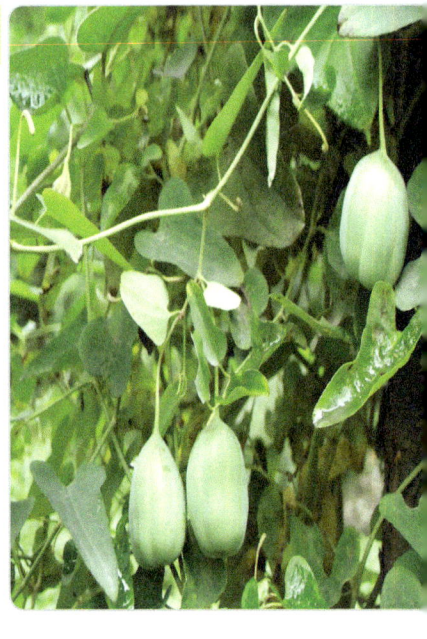

활용방안

- 건조한 성숙과실은 마두령(馬兜鈴), 뿌리는 청목향(靑木香), 잎과 줄기는 천선등(天仙藤)이라 하며 약용한다.

(1) 마두령(馬兜鈴)

① 9~10월에 과실이 녹색에서 황색으로 변할 때 과병까지 함께 따서 햇볕에 말린다.
② 효능/효과 : 청폐, 강기, 평천, 지해의 효능이 있다. 폐열해천, 객혈, 실음(음성이 나오지 않는 증상), 치루종통을 치료한다.
③ 용법/용량 : 3~9g을 달여 복용한다.

(2) 청목향(靑木香)

① 10~11월에 줄기와 잎이 마른 다음에 뿌리를 캐어 수염뿌리와 진흙 등을 떨어내고 햇볕에 말린다.
② 효능/효과 : 행기, 해독, 소종의 효능이 있다. 흉,복부의 창만, 장염

에 의한 설사, 고혈압, 산기, 사교상, 옹종, 정창, 피부의 소양, 습란을 치료한다.

③ 용법/용량 : 3~9g을 달여 복용한다. 또는 산제로 사용한다.

외용 : 분말을 조합하여 붙이거나 짓찧어 즙을 만들어서 바른다. 허한의 병자는 복용에 주의해야 한다.

(3) 천선등(天仙藤)

① 서리가 내리기 전후 잎이 떨어지기 전에 채취하여 햇볕에 말린다.
② 효능/효과 : 행기, 화습, 활혈, 지통의 효능이 있다. 위통, 산기통, 임신수종, 산후혈기복통, 류머티성 동통을 치료한다.
③ 용법/용량 : 4.5~9g을 달여 마시거나 혹은 산제로 하여 복용한다.

외용 : 달인 액(液)으로 세척하거나 짓찧어서 붙인다. 허약체질자는 복용에 주의해야 한다.

323 쥐오줌풀

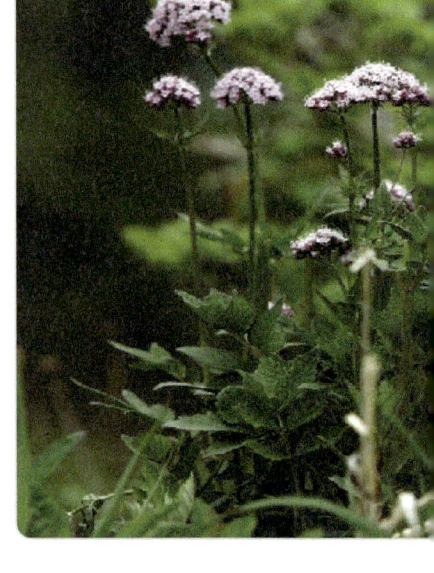

활용방안

- 쥐오줌풀/넓은잎쥐오줌풀/좀쥐오줌풀/설령쥐오줌풀의 뿌리 및 근경을 힐초(纈草)라 하며 약용한다.

① 9~10월에 채취하여 진흙을 제거하고 햇볕에 말린다.

② 효능/효과 : 정신불안, 위약, 요통, 월경불순, 신경쇠약, 무월경, 월경곤란, 뇌신경, 심장, 위 등의 쇠약 및 만성신경증, 요붕증, 동계, 요통, 히스테리, 극산병, 심장병, 산후 심장병, 류머티성 심장병, 위장경련, 관절염, 타박상, 외상출혈 등을 치료한다. 뿌리는 진정제로 특히 히스테리, 신경과민에 효능이 매우 크고, 길초유(吉草油)를 제조한다. 길초유는 소량으로는 인체에 기운을 북돋우고 혈압을 오르게 하며, 대량으로서는 중추신경을 마비하고 혈압을 내리며 반사 홍분성을 감퇴시킨다.

③ 용법/용량 : 3~4.5g을 달여서 복용한다. 술에 담가서 복용한다.

324 지느러미엉겅퀴

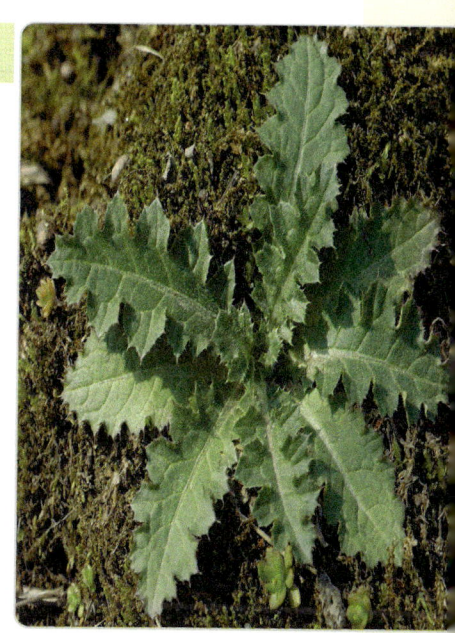

활용방안

- 전초 혹은 뿌리를 비렴(飛廉)이라 하며 약용한다.

① 겨울에서 봄에 걸쳐 뿌리를, 여름에는 줄기, 잎, 꽃을 채취하며, 신선한 채로 사용하던가 혹은 햇볕에 말린다.
② 효능/효과 : 거풍, 청열, 이습, 양혈, 산어의 효능이 있다. 풍열에 의한 감기, 두풍으로 인한 현기증, 풍열에 의한 비통, 피부자양, 요로감염, 유미뇨, 요혈, 대하, 타박으로 인한 어종, 정창종독, 화상을 치료한다.
③ 용법/용량 : 생것을 30~60g 달여서 복용한다. 또는 산제로 해서 혹은 술에 담가서 사용한다.

외용 : 짓찧어서 바르던가 약성이 남을 정도로 태워서 가루를 만들어 도포한다.

325 지채

활용방안

- 연한 잎을 나물로 한다.
- 전초와 과실을 해구채(海韭菜)라 하며 약용한다.

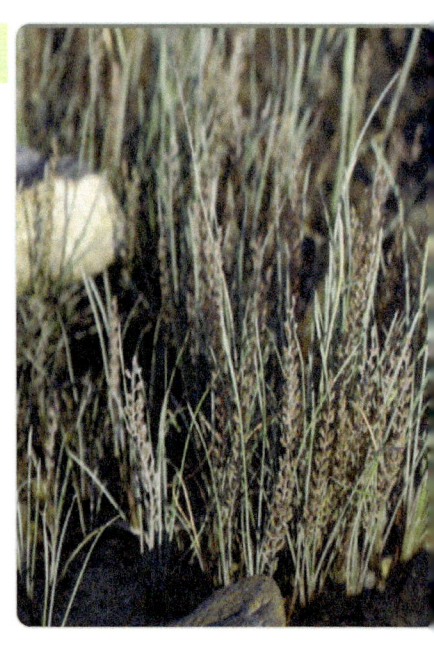

① 8~9월(과실은 9~10월)에 채취하여 깨끗이 씻어 햇볕에 말린다.
② 효능/효과 : 과실은 보자, 지사, 지통의 효능이 있어서 복통을 다스리고, 전초는 청열양음, 생진액, 지갈의 효능이 있다.
③ 용법/용량 : 8~16g을 달여 복용한다.

326 지치

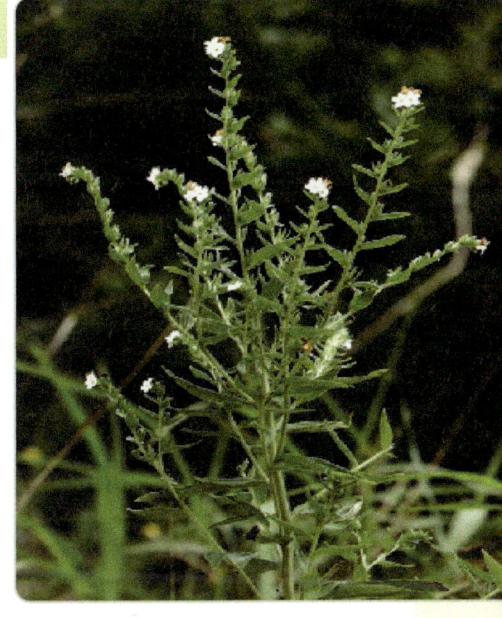

활용방안

- 뿌리를 자초(紫草)라 하며 약용한다.

① 4~5월 또는 9~10월에 뿌리를 캐어 줄기와 진흙을 제거하고(변색되므로 물로 씻지 않는다) 햇볕에 말리던가 약한 불에 구워서 말린다.
② 효능/효과 : 양혈, 활혈, 청열, 해독, 투진, 골장의 효능이 있다. 습열에 의한 반진, 습열에 의한 황달, 자전, 토혈, 비출혈, 혈뇨, 임탁, 혈리, 열결변비, 화상, 습진, 단독, 옹양을 치료한다.
③ 용법/용량 : 3~10g을 달여서 복용한다. 또는 산제로 한다.
   외용 : 바짝 졸여서 고를 만들어 바른다.

327 지칭개

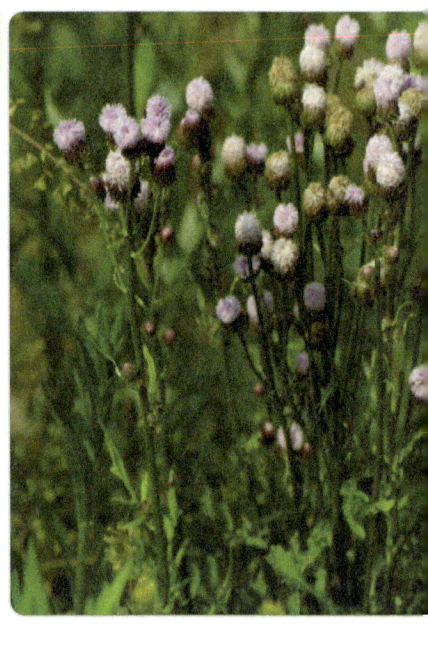

활용방안

- 어린잎을 식용으로 사용한다.
- 전초를 니호채(泥胡菜)라 하며 약용한다.

① 여름과 가을에 채취하여 씻어서 햇볕에 말린다.
② 효능/효과 : 청열, 해독, 소종, 거어의 효능이 있다. 치루, 옹종정창, 외상출혈, 골절을 치료한다.
③ 용법/용량 : 10~15g을 달여서 복용한다.
　외용 : 짓찧어서 바르거나 달인 액(液)으로 씻는다.

328 진퍼리까치수염

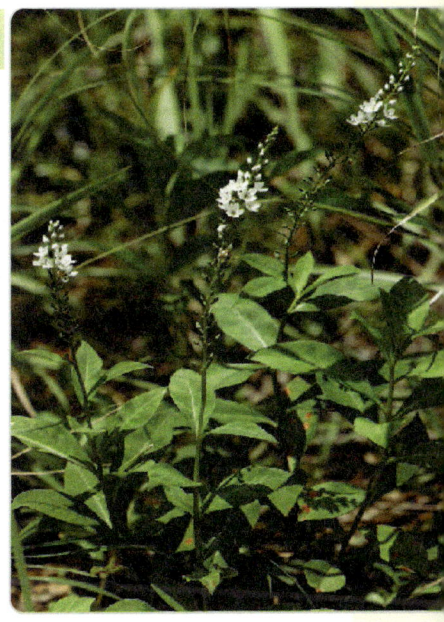

활용방안

- 전초를 성숙채(星宿菜)라 하며 약용한다.

① 뿌리가 달린 전초를 4~8월에 채취하여 햇볕에 말리거나 신선한 채로 쓴다.
② 효능/효과 : 활혈, 산어, 이수, 화습의 효능이 있다. 타박상, 관절류머티즘통, 부인의 월경폐지, 급성유선염, 나력, 목적종통, 수종, 황달, 말라리아, 이질을 치료한다.
③ 용법/용량 : 9~15g(생것은 30~150g)을 달여서 복용한다.
  외용 : 짓찧어서 붙이거나 달인 액(液)으로 훈세한다.

329 진황정

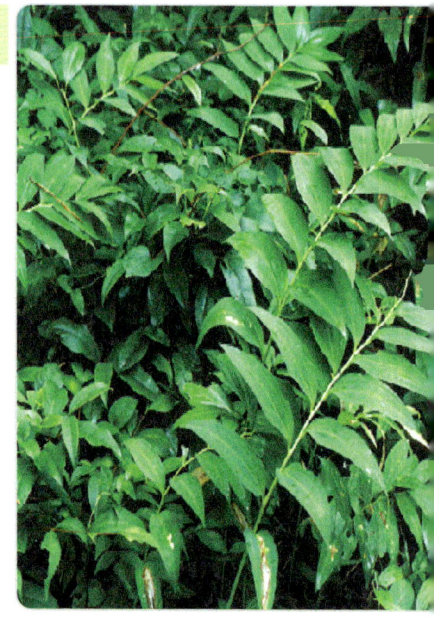

활용방안

- 근경을 황정(黃精)이라 하며 약용한다.

① 원황정(층층갈고리둥굴레) 및 동속 근연식물의 근경을 봄, 가을에 채취한다. 근경을 캐내 지상부분과 수염뿌리를 제거하고 깨끗이 씻어 증기에 넣고 광택이 날 때까지 쪄서 햇빛에 말리거나 또는 불에 쬐어말린다.

② 효능/효과 : 자양강장제로서 보중익기하고 심폐를 자윤하고 근골을 튼튼히 하는 효능이있다. 구병쇠약, 폐결핵의 해혈, 병후 체력부족, 식욕부진, 근골쇠약, 풍습동통, 나에 의한 피부질환 등을 치료한다.

③ 용법/용량 : 9~15g(신선한 것은 30~60g)을 달여서 복용한다. 장시간 약한 불로 달여서 고로 하거나 환제로 만들어 복용한다.

외용 : 전액으로 환부를 씻는다.

330 질경이

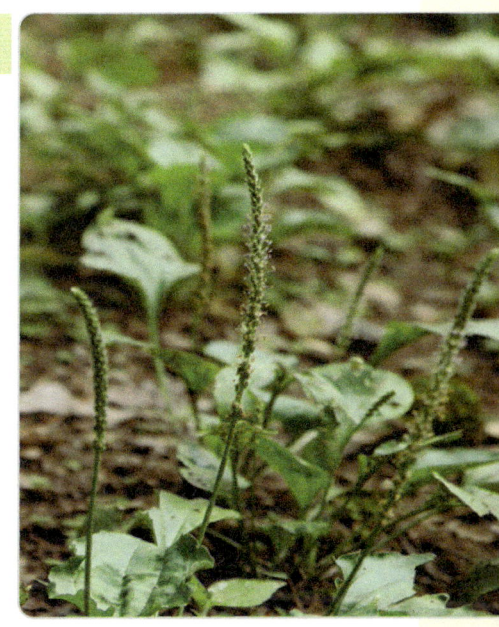

활용방안

- 질경이/개질경이/털질경이/왕질경이의 전초는 차전(車前), 종자는 차전자(車前子)라 하며 약용한다.

(1) **차전(車前)**
① 여름에 채취하여 진흙을 털어내고 햇볕에 말린다.
② 효능/효과 : 이수, 청열, 명목, 거담, 소변불통, 혈뇨, 황달, 수종, 열리, 비출혈, 급성 결막염의 통증, 급성 편도선염, 해수, 피부궤양을 치료한다.
③ 용법/용량 : 10~15g을 달여서 복용한다. 또는 짓찧어 낸 즙을 복용한다.

(2) **차전자(車前子)**
① 가을에 과수를 거둬들여 햇볕에 말린 후 종자를 비벼서 과각을 제거한다.
② 효능/효과 : 이수, 청열, 명목, 거담, 혈뇨, 해수다담를 치료한다.
③ 용법/용량 : 5-10g을 달여서 복용한다. 또 환제, 산제로도 사용한다.

331 짚신나물

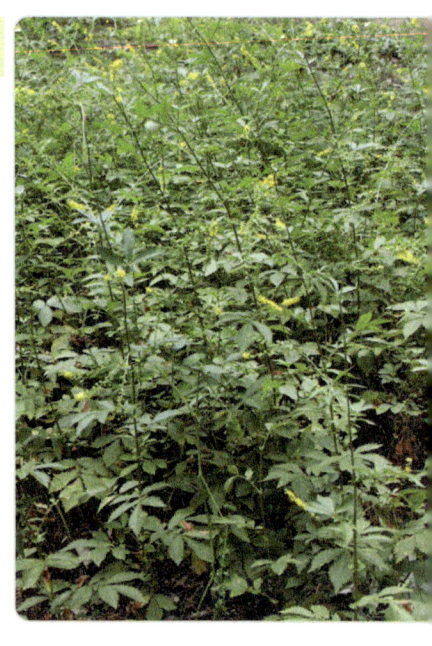

활용방안

- 어린 순을 나물로 한다.
- 짚신나물/산짚신나물의 전초는 선학초(仙鶴草), 뿌리는 용아초근(龍牙草根), 근경은 선학초근아(仙鶴草根芽)라 하며 약용한다.

(1) 선학초(仙鶴草)

① 여름에서 가을 사이에 잎과 줄기가 무성하고 꽃은 아직 피지 않은 것의 전초를 베어 진흙을 제거하고 햇볕에 말린다.

② 효능/효과 : 지혈, 건위의 효능이 있다. 폐결핵의 객혈, 토혈, 치출혈, 혈뇨, 혈변, 적백리, 출혈성장염, 위궤양출혈, 간의 농양, 자궁출혈, 대하, 과로에 의한 탈력, 옹종, 타박, 절상출혈을 치료한다.

③ 용법/용량 : 9~15g(생것은 15~30g) 달여 복용하거나 생즙을 내어 복용한다. 산제로 쓰기도 한다.

외용 : 짓찧어서 붙인다.

(2) 용아초근(龍芽草根)

① 가을 이후에 뿌리를 캐어 노두(蘆頭)를 끊어내고 뿌리만 깨끗하게 씻어서 말린다.

② 효능/효과 : 적, 백의 세균성설사, 부녀의 무월경, 종독을 치료하고 요충을 구제한다.

③ 용법/용량 : 9~15g을 달여 복용한다.

외용 : 짓찧어 붙인다.

(3) 선학초근아(仙鶴草根芽)

① 막눈이 달린 근경으로, 겨울, 봄에 새그루에서 싹이 나오기 전에 근경을 캐어 노경을 제거하고 유아(幼芽)만 취하여 깨끗이 씻어 햇볕에 말린다.

② 효능/효과 :조충증을 치료한다.

332 쪽

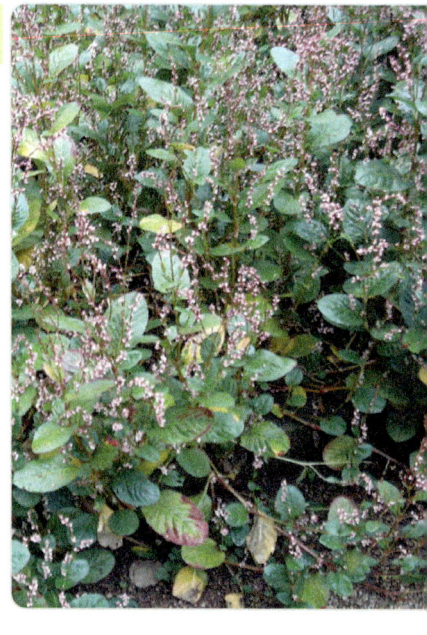

활용방안

- 과실은 남실(藍實), 잎 및 전초는 대청엽(大靑葉), 잎 및 전초의 가공품은 청대(靑黛), 염료 및 청대제조시의 침전물은 남전(藍澱)이라 하며 약용한다.

(1) 남실(藍實)

① 가을에 성숙한 과실을 채취하여 햇볕에 말린다.
② 효능/효과 : 청열, 해독의 효능이 있다. 습열발반인통, 감식, 종독, 창절을 치료한다.
③ 용법/용량 : 3~9g을 달여 복용한다.
　외용 : 분말을 고루 바른다.

(2) 대청엽(大靑葉)

① 소서, 대서 전후에 채집하여 햇볕에 건조한다.
② 효능/효과 : 청열, 해열, 양혈, 지혈의 효능이 있다. 온병에 의한 고열, 구갈, 유행성감기, 급성전염성간염, 세균성 하리, 급성폐렴,

비출혈, 황달, 이질, 후두결핵, 구창, 옹저, 종독을 치료한다.

(3) 청대(靑黛)

① 효능/효과 : 청열, 양혈, 해독의 효능이 있다. 온병열성, 반진, 토혈, 객혈, 소아경간, 창독, 단독, 사교상 등을 치료한다.

② 용법/용량 : 1.5~2.4g을 물에 달여 복용하거나 환제, 산제도 사용한다.
외용 : 분말을 살포하거나 도포한다.

(4) 남전(藍澱)

① 효능/효과 : 청열, 해독하는 효능이 있다. 효능은 청대와 같다. 열독, 정창, 옹종, 단독, 감식, 수포창을 치료한다.

② 용법/용량 : 물로 조복한다. 또는 환제로 복용한다.

333 찔레꽃

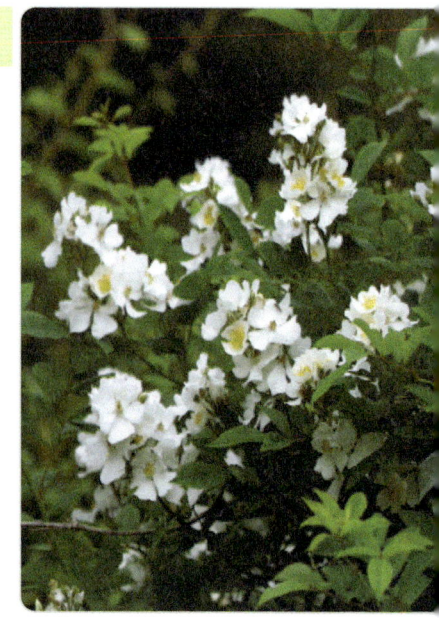

활용방안

- 맹아지의 새순은 식용할 수 있다.
- 꽃은 장미화(薔薇花), 뿌리는 장미근(薔薇根), 줄기는 장미지(薔薇枝), 잎은 장미엽(薔薇葉), 과실은 영실(營實)이라 하며 약용한다.

(1) 장미화(薔薇花)

① 5~6월 꽃이 한창 피었을 때 맑은 날씨에 채취하여 햇볕에 말린다.
② 효능/효과 : 청서, 화위, 지혈의 효능이 있다. 서열토혈, 구갈, 사리, 말라리아, 도상출혈을 치료한다.
③ 용법/용량 : 3~6g을 달여 복용한다.
   외용 : 분말을 살포한다.

(2) 장미근(薔薇根)

① 연중 수시로 채취하여 깨끗이 씻어 햇볕에 말린다.

② 효능/효과 : 청열, 이습, 거습, 활혈의 효능이 있다. 폐옹, 당뇨병, 이질, 관절염, 사지마비, 토혈, 비출혈, 빈뇨, 유뇨, 월경불순, 타박상, 창절개선을 치료한다.
③ 용법/용량 : 4.5~12g을 달여서 복용한다.
외용 : 짓찧어서 붙인다. 전액으로 양치질을 한다.

(3) 장미지(薔薇枝)
부인의 독발에 찔레의 햇가지와 후조의 내장 결석을 같이 삶아서 그 전즙을 바른다.

(4) 장미엽(薔薇葉)
짓찧어서 붙이면 생기의 효능이 있다.

(5) 영실(營實)
① 8~9월에 열매가 빨갛게 익기 전 푸른색이 조금 남아 있을 때 따서 그늘에서 건조하여 공기가 들어가지 않도록 밀봉한다.
② 용법/용량 : 3~9g을 달여서 복용한다. 술에 담그거나 환제, 산제로 하여 복용한다.
외용 : 짓찧어서 붙이거나 전액으로 씻는다.

334 차풀

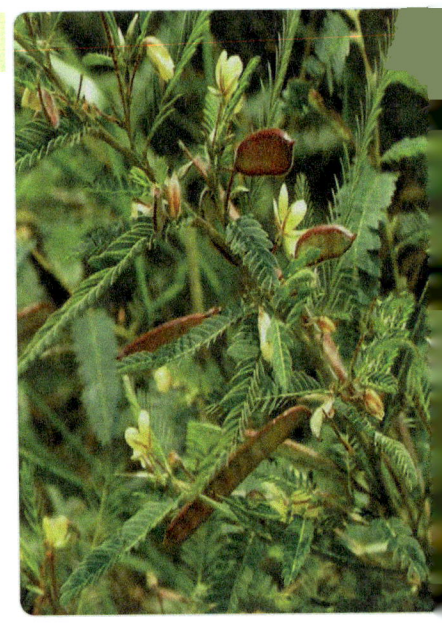

활용방안

- 전초는 산편두(山扁豆), 종자는 산편두자(山扁豆子)라 하며 약용한다.

(1) 산편두(山扁豆)

① 8~9월에 채취하여 햇볕에 말린다.
② 효능/효과 : 청간, 이습, 산어, 화적의 효능이 있다. 습열에 의한 황달, 서열토사, 수종, 노상적어, 소아감적, 정창, 옹종을 치료한다.
③ 용법/용량 : 6~15g (대량 일때에는 30~60g)을 달여서 복용한다.
   외용 : 짓찧어서 붙이거나 전액으로 씻는다.

(2) 산편두자(山扁豆子)

① 효능/효과 : 주로 이뇨제로 쓰이고 건위, 정장의 효능이 있다.
② 용법/용량 : 9~18g을 달여서 복용한다.

335 참나리

활용방안

- 비늘줄기의 비늘잎은 백합(百合), 꽃은 백합화(百合花), 종자는 백합자(百合子)라 하며 약용한다.

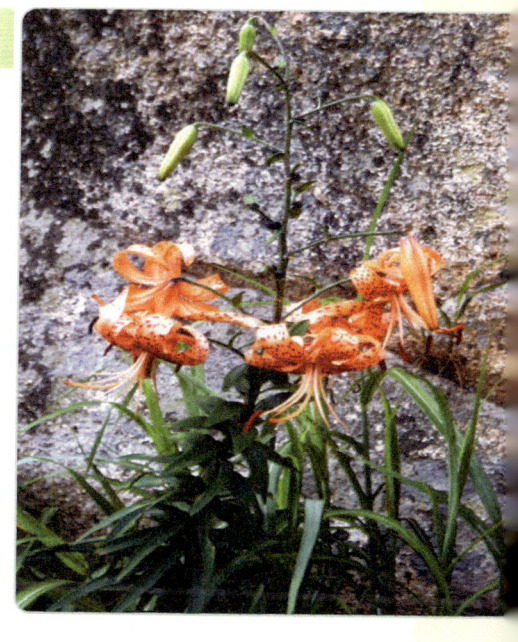

백합(百合)

① 가을에 채취하여 지상부분을 버리고 깨끗이 씻어 비늘조각을 끓는 물에 잠깐 담갔다가 건져내거나 살짝 쪄서 불에 쬐거나 햇볕에 말린다.

② 효능/효과 : 윤폐지해, 청심안신의 효능이 있다. 폐결핵의 구해, 해수담혈, 열병의 여열미청, 허번경계, 정신황홀, 각기부종을 치료한다.

③ 용법/용량 : 9~30g을 달여 복용한다. 또는 삶아 먹거나 죽을 만들어 먹는다.

외용 : 짓찧어서 도포한다.

336 참당귀

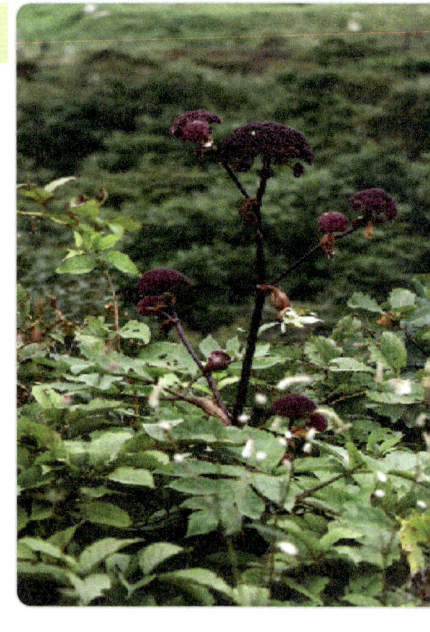

활용방안

- 주로 약용식물이지만 어린 순은 나물로 먹는다.
- 개당귀/왜개당귀/참당귀의 뿌리를 당귀(當歸)라 하며 약용한다.

① 가을에서 이듬해 봄 사이에 채취하여 햇볕에 말린다.
② 효능/효과 : 거풍, 화혈, 보혈, 구어혈, 조경, 진정의 효능이 있다. 관절통, 신체허약, 두통, 현운, 월경불순, 복통, 질타손상, 장조변비, 염좌를 치료한다.
③ 용법/용량 : 9~15g을 달여 복용한다.
　외용 : 전액으로 씻는다.

337 참비녀골풀

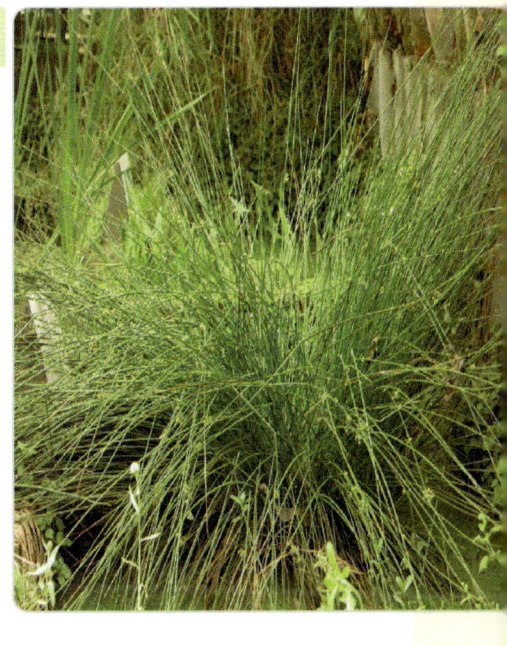

활용방안

- 경수 또는 전초는 등심초(燈心草), 뿌리 및 근경은 등심초근(燈心草根)이라 하며 약용한다.

등심초(燈心草)

① 8~9월경에 베어서 그대로 햇볕에 말리거나 경피를 세로로 쪼개서 표피는 버리고 심를 햇볕에 말린다.

② 효능/효과 : 이뇨약으로서 청심, 강화, 이뇨, 통림의 효능이 있다. 임병, 수종, 소변불리, 황달로 인한 습열, 심번불면, 소아야읍, 편도선염, 소아경기, 비뇨기계의 염증, 창상을 치료한다.

③ 용법/용량 : 1.5~3g(생것은 15~30g)을 달여서 또는 환제, 산제로 복용한다.

외용 : 소존성을 가루로 만들어 환부에 살포하거나 또는 목안에 불어 넣는다.

338 참새귀리

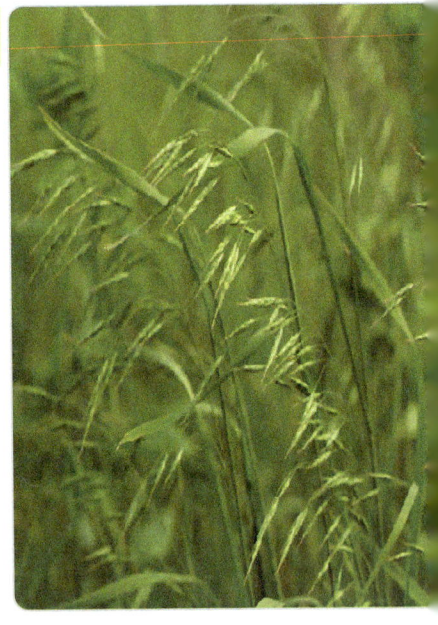

활용방안

- 경엽을 작맥(雀麥), 종자를 작맥미(雀麥米)라고 하며 약용한다.

(1) 작맥(雀麥)

① 효능/효과 : 난산에는 삶은 즙을 먹는다. 한출부지에는 작맥 30g을 달여서 복용하거나 미강 15g을 가해서 달여 복용한다.

(2) 작맥미(雀麥米)

① 효능/효과 : 골장, 익간, 화비의 효능이 있다.
② 용법/용량 : 삶아서 먹는다.

339 참소리쟁이

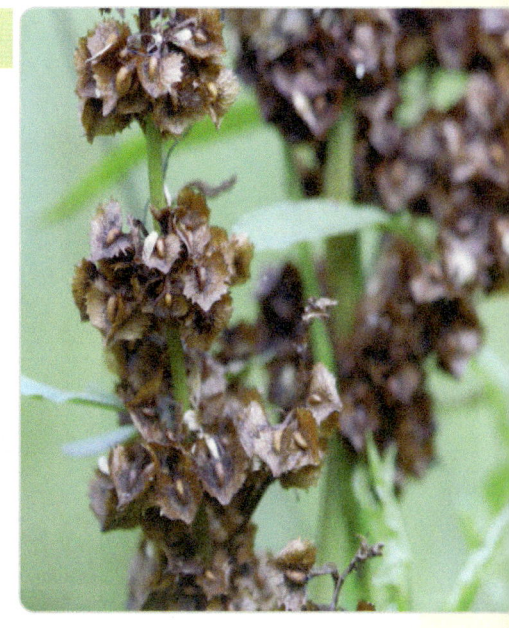

활용방안

- 뿌리는 양제(羊蹄), 잎은 양제엽(羊蹄葉), 열매는 양제실(羊蹄實)이라 하며 약용한다.

(1) 양제(羊蹄)

① 8~9월에 채취하여 햇볕에 말린다.
② 효능/효과 : 청열, 통변, 이수, 지혈, 살충의 효능이 있다. 대변조결, 임탁, 황달, 토혈, 장풍, 기능성 자궁출혈, 독창, 개선, 옹종, 타박상을 치료한다.
③ 용법/용량 : 9~15g을 달여 복용한다. 도즙, 고제로 하여 사용한다.
  외용 : 짓찧어서 붙이거나 즙을 내어 바른다. 또는 전액으로 씻는다.

(2) 양제엽(羊蹄葉)

① 효능/효과 : 장풍변비, 소아감적, 적목, 설종, 개선을 치료한다.
② 용법/용량 : 9~15g을 달여 복용한다.
  외용 : 짓찧어서 붙이거나 전액으로 양치질한다.

340 참으아리

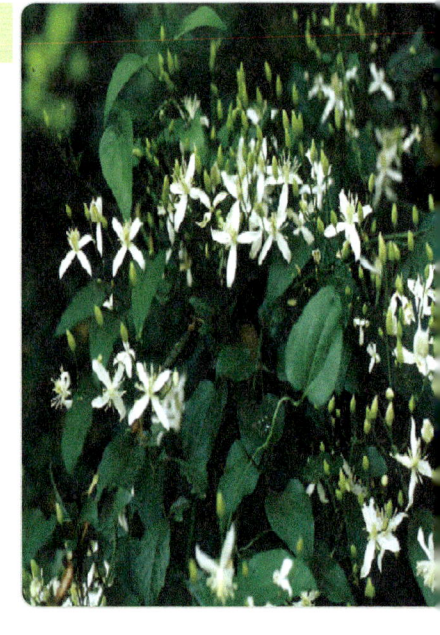

활용방안

- 어린 순과 새 잎은 식용한다.
- 으아리/외대으아리/좁은잎사위질빵/참으아리의 뿌리를 위령선(威靈仙)이라 하며 약용한다.

① 가을에 채취하여 잎과 줄기, 수염뿌리를 제거하고 깨끗이 씻어 햇볕에 건조한다.

② 효능/효과 : 거풍, 거습, 경락소통, 소담연, 산벽적의 효능이 있다. 통풍, 완비, 요슬냉통, 각기, 말라리아, 징하, 적취, 파상풍, 편두염, 류머티성의 심부통, 급성 황달형전염성간염, 浮부종, 소변불리, 편두통, 인후종통, 타박에 의한 내상을 치료한다.

③ 용법/용량 : 6~9g을 달여서 또는 산제로 복용한다.

외용 : 짓찧어서 도포한다.

341 참취

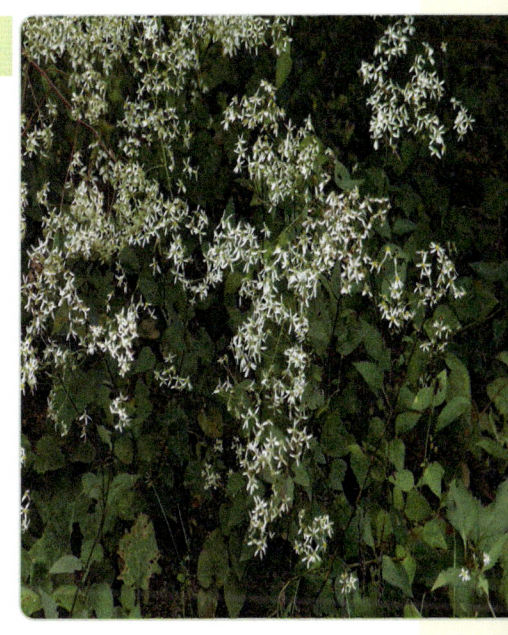

활용방안

- 취나물에는 비타민의 함량이 많아 대표적인 식품적 가치를 갖는 채소이다.
- 전초는 동풍채(東風菜), 뿌리는 동풍채근(東風菜根)이라 하며 약용한다.

(1) **동풍채(東風菜)**
타박상, 독사교상을 치료한다.

(2) **동풍채근(東風菜根)**
① 효능/효과 : 소풍, 행기, 활혈, 지통의 효능이 있다. 장염에 의한 복통, 골절동통, 타박상을 치료한다.
② 용법/용량 : 15~30g을 달여서 복용한다. 또는 가루를 만들어가 술에 담가서 사용한다.
  외용 : 가루를 만들어 살포하거나 짓찧어서 바른다.

342 창포

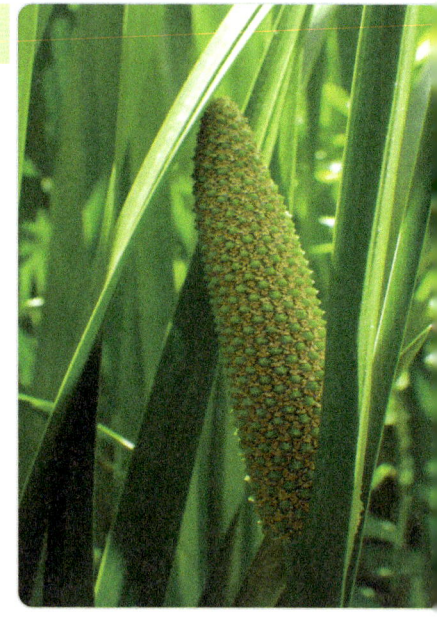

활용방안

- 잎에는 특이한 향기가 있어 욕실용 향수나 입욕제, 화장품, 비누 등에 이용한다.
- 근경을 백창(白菖)이라 하며 약용한다.

① 연중 채취 가능하나 8~10월에 채취한 것이 약성이 가장 좋다. 수염뿌리를 제거하고 깨끗이 씻어 햇볕에 말린다.
② 효능/효과 : 화담, 개궁, 건비, 이습의 효능이 있다. 전간, 경계건망, 신지불청, 설사이질, 류머티성 동통, 옹종, 개창 등을 치료한다.
③ 용법/용량 : 3~6g을 달여 복용한다. 또는 분말하여 캡슐에 넣어 복용한다.
  외용 : 전액으로 씻는다. 분말을 살포한다.

343 채고추나물

활용방안

- 어린 순은 식용한다.
- 전초를 소련교(小連翹)라 하며 약용한다.

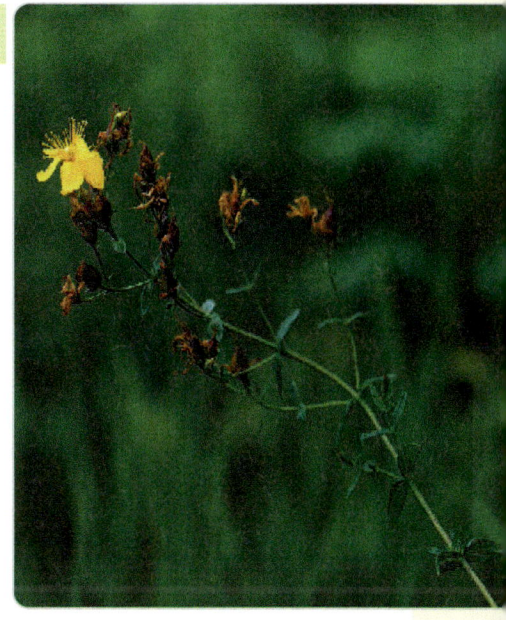

① 6~8월에 채취하여 햇볕에 말린다.
② 효능/효과 : 활혈, 지혈, 조경, 통유, 소종, 지통의 효능이 있다. 토혈, 비출혈, 자궁출혈, 월경불순, 유즙불통, 작은 부스럼, 타박상, 창상출혈을 치료한다.
③ 용법/용량 : 15~30g 달여서 복용한다.
   외용 : 짓찧어서 도포한다.

344 천궁

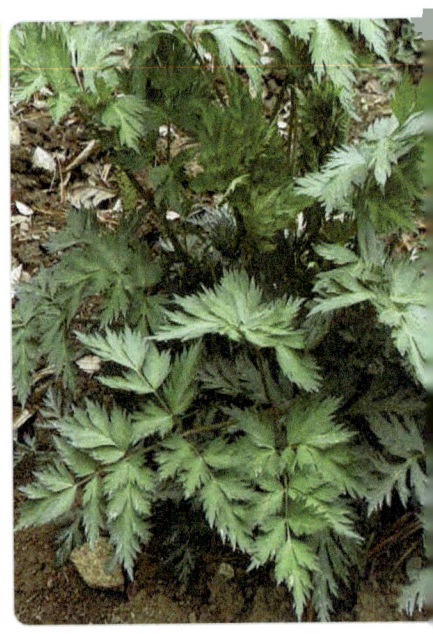

활용방안

- 왜천궁/천궁의 근경을 천궁(川芎)이라 하며 약용한다.

① 9~11월에 근경을 캐어 잎과 줄기를 제거하고 햇볕에 말린다. 또는 약한 불로 쬐어서 건조하여 수염뿌리를 제거한다.

② 효능/효과 : 행기, 개울, 거풍, 조습, 활혈, 지통의 효능이 있다. 풍냉으로 인한 두통선운, 협복동통, 한사에 의한 근육마비, 월경불순, 난산, 산후어저괴통, 옹저창양을 치료한다.

③ 용법/용량 : 3~6g을 달여서 복용한다. 또는 환제나 산제로 하여 쓴다.
외용 : 분말을 살포하거나 조합하여 도포한다.

345 천마

활용방안

- 근경은 천마(天麻), 잎과 줄기는 천마경엽(天麻莖葉), 과실은 천마자(天麻子)이며 약용한다.

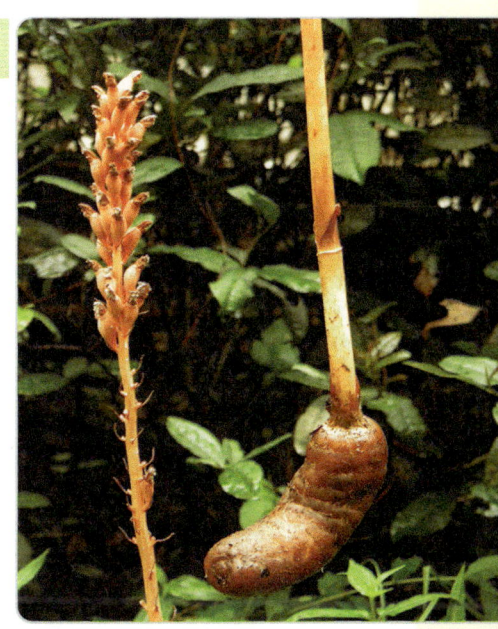

(1) 천마(天麻)
① 가을에서 이듬해 봄 사이에 채취하며 겨울에 채취한 것을 동마(冬麻)라 하며 품질이 우수하다.
② 효능/효과 : 강장, 진경, 진정의 고귀약으로서 식풍 정경의 효능이 있다. 현운안혹, 돌발적인 두통, 사지마비, 반신불수, 언어장애, 류머티성 관절염, 소아의 경간동풍의 치료에 쓰인다.
③ 용법/용량 : 4.5~9g을 달이거나 환제, 산제로 복용한다.

(2) 천마경엽(天麻莖葉)
짓찧어서 환부에 붙이면 열독에 의한 옹종 치료에 쓰인다.

(3) 천마자(天麻子)
효능은 천마와 같다. 과실을 따서 달여 복용한다.

346 천문동

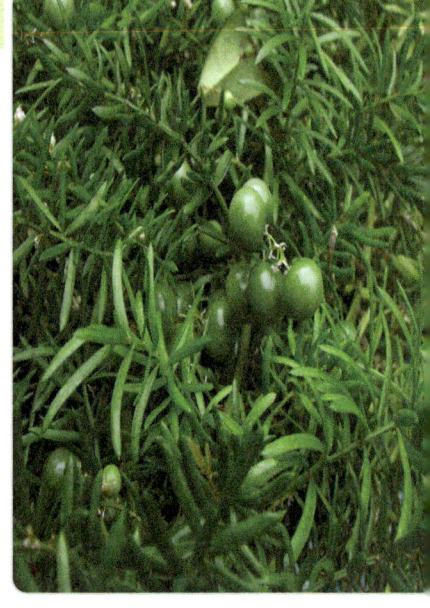

활용방안

- 뿌리는 약용 및 식용으로 이용한다.
- 덩이뿌리를 천문동(天門冬)이라 하며 약용한다.

① 덩이뿌리를 가을과 겨울에 캐며 겨울에 캔 것이 약성이 가장좋다. 깨끗이 씻은 후 수염뿌리를 제거하고 외피가 벗겨지기 쉽게 끓는 물로 삶거나 증숙하여 건져내 맑은 물에 담가 뜨거울 때 외피를 벗기고 깨끗이 씻어 약한 불에 쬐어 건조한다.

② 효능/효과 : 자음, 윤조, 청폐, 강화의 효능이 있다. 음허발열, 해수토혈, 폐루, 폐옹, 인후종통, 소갈, 변비를 치료한다.

③ 용법/용량 : 6~12g을 달여서 또는 고제, 환제, 산제로 복용한다.

347 천일홍

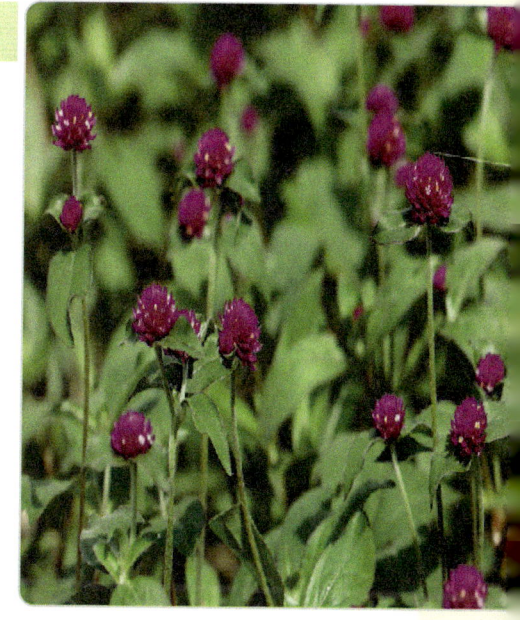

활용방안

- 전초 또는 꽃차례를 천일홍(千日紅)이라 하며 약용한다.

① 7~9월에 채취하여 햇볕에 말린다.
② 효능/효과 : 청간, 산결, 지해, 정천의 효능이 있다. 돌발적인 두통, 목통, 천식해수, 이질, 백일해, 소아경기, 나력, 창상을 치료한다.
③ 용법/용량 : 꽃은 3~9g, 전초는 15~30g을 달여 복용한다.
  외용 : 짓찧어서 붙이거나 전액으로 씻는다.

348 청가시덩굴

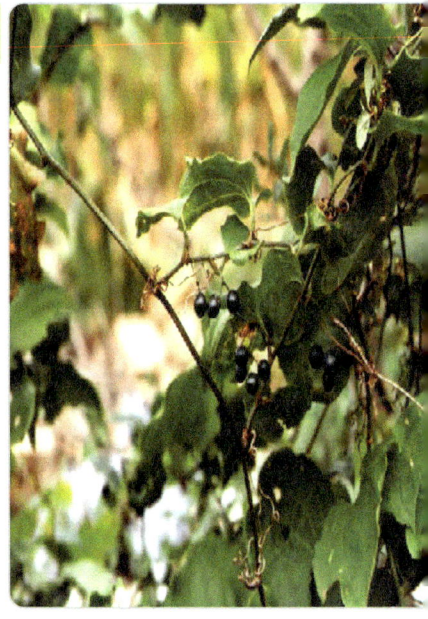

활용방안

- 봄에 새순과 어린 잎은 나물로 식용한다.
- 근경과 뿌리를 점어수(粘魚鬚)라 하며 약용한다.

① 연중 채취 가능하나 봄, 가을 2회 근부를 캐어 비늘잎을 제거하고 햇볕에 건조한다. 불순물을 제거하고 물에 담궈 부드럽게 되면 근두를 떼어 내고 잘게 썰어서 햇볕에 말린다.
② 효능/효과 : 거풍사, 활혈, 소종, 지통의 효능이 있다. 풍습, 근골동통, 정창, 종독을 치료한다.
③ 용법/용량 : 4.5~9g을 달여서 복용하거나 환제나 산제로 쓴다.
   외용 : 짓찧어서 붙이거나 가루 내어 고루 바른다.

349 청미래덩굴

활용방안

- 근경(根莖)은 발계(菝葜), 잎은 발계엽(菝葜葉)이라 하며 약용한다.

(1) **발계**(菝葜)
① 근경을 2월이나 8월에 캐어 잔뿌리를 제거하여 깨끗이 하여 햇볕에 말린다.
② 효능/효과 : 거풍습, 이소변, 소종독의 효능이 있다. 관절의 동통, 근육마비, 설사, 이질, 수종, 임병, 정창, 종독, 치창을 치료한다.
③ 용법/용량 : 9~15g(대량으로는 30~90g)을 달여 복용한다. 술에 담그거나 또는 환제, 산제로 복용한다.
외용 : 전액으로 훈세한다.

(2) **발계엽**(菝葜葉)
① 효능/효과 : 풍종, 창절, 종독, 염창, 화상을 치료한다.
② 용법/용량 : 술에 담가 복용한다.
외용 : 짓찧어서 또는 분말로 조포한다.

350 촛대승마

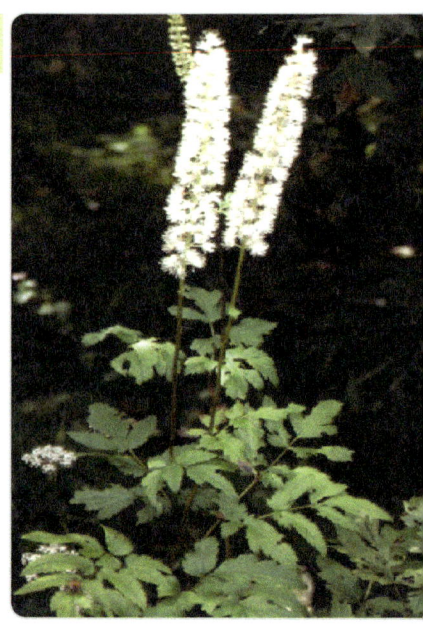

활용방안

- 근경(根莖)을 야승마(野升麻)라 하며 약용한다.

① 9~10월에 근경을 채취하여 경엽, 수염뿌리를 제거하고 햇볕에 말린다.
② 효능/효과 : 해열, 해독, 산풍, 승양, 투진의 효능이 있다. 시기역려, 양명두통, 후통, 반진, 풍열창양, 장기의 하리와 탈항, 여자의 혈붕, 소아의 마진을 치료한다.
③ 용법/용량 : 2~6g을 달여서 복용한다.

351 취명아주

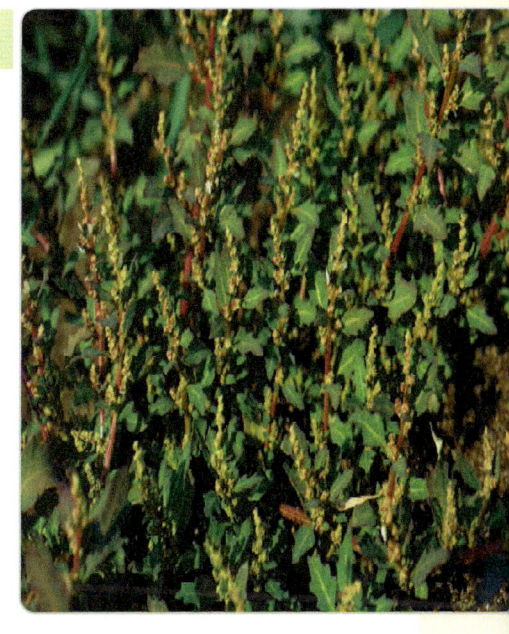

활용방안

- 어린잎은 식용한다.
- 전초를 여(藜)라 하며 약용한다.

① 어린 전초를 5~6월 화수가 나기 전 채취하여 햇볕에 말리거나 신선한 것 그대로 사용한다.
② 효능/효과 : 지사, 건위, 강장약으로 청열, 이습, 살충의 효능이 있다. 이질, 하리, 습진, 양진, 독충에 의한 교상을 치료한다.
③ 용법/용량 : 15~30g을 달여 복용한다.
   외용 : 전액으로 김을 쐬면서 씻거나 또는 짓찧어서 붙이거나 전액으로 환부를 씻는다.

352 칡

활용방안

- 칡전분은 제과원료, 제약 정제의 결합제로 쓰인다.
- 칡의 각 부분을 약용한다.

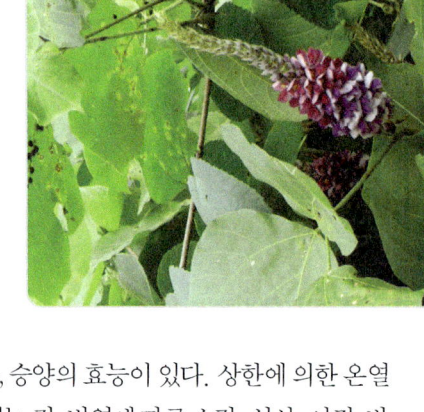

(1) 갈근(葛根)

① 덩이뿌리는 갈근이라 하며, 봄, 가을에 뿌리를 캐어 외피를 벗겨서 햇볕에 말린다.

② 효능/효과 : 발한, 해열, 진경, 해기, 투진, 지갈, 지사, 승양의 효능이 있다. 상한에 의한 온열 두통으로 목덜미가 굳어지는 것, 번열에 따른 소갈, 설사, 이질, 반진불투), 고혈압, 협심증, 난청을 치료한다.

(2) 갈만(葛蔓)

칡의 덩굴로, 옹종, 후비를 치료한다.

(3) 갈엽(葛葉)

절상출혈에 갈엽을 비벼서 부드럽게 하여 붙인다.

(4) 갈화(葛花)

8월 상순 무렵, 꽃이 만개하기 전에 따서 잎과 줄기를 제거하고 햇볕에 말린다. 주독을 풀어 술을 깨게 하는 효능이 있다. 상주에 의한 발열, 번갈, 악심, 식욕부진, 구역토산, 토혈, 내치 및 장풍하혈을 치료한다.

(5) 갈곡(葛穀)

칡의 씨를 말한다. 주독을 풀어주고 보심, 청폐하는 효능이 있고 下痢(하리)를 치료한다.

(6) 갈분(葛粉)

칡의 덩이뿌리를 갈아서 웃물을 제거한 다음 침전물을 건조한 가루이다. 생진, 지갈, 청열, 제번의 효능이 있다. 번열, 구갈, 열창, 후비 등을 치료한다.

353 컴프리

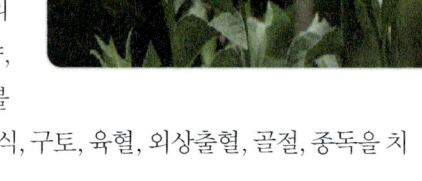

활용방안

- 뿌리 및 경엽(莖葉)을 감부리(甘富利)라 하며 약용한다.

① 봄에서 가을 사이에 수시로 채취하여 햇볕에 말리거나 생것으로 쓴다.
② 효능/효과 : 보혈, 강장, 청간, 지천, 지혈, 보비위의 효능이 있다. 신체허약, 빈혈, 간염, 황달, 소화불량, 위염, 장염, 설사, 천식, 구토, 육혈, 외상출혈, 골절, 종독을 치료한다.
③ 용법/용량 : 9~18g을 달여서 복용하거나 즙을 내어 복용한다.
외용 : 짓찧어 도포하거나 가루내어 개어 붙인다.

354 콩제비꽃

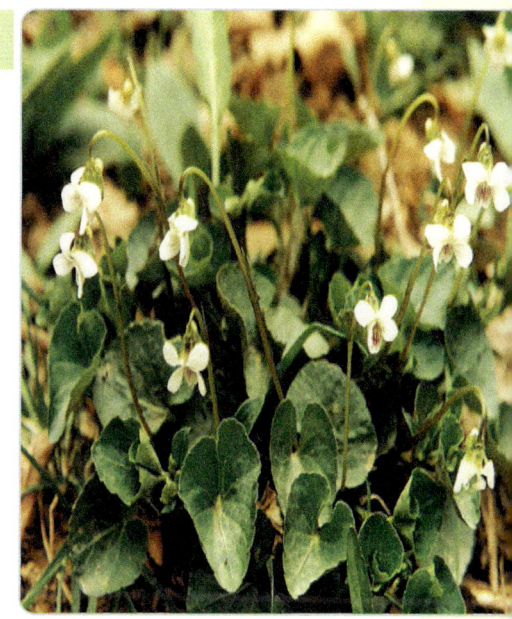

활용방안

- 어린 순을 나물로 한다.
- 전초를 소독초(消毒草)라 하며 약용한다.

① 7~8월에 채취하여 햇볕에 말리거나 생것으로 사용한다.
② 효능/효과 : 분말을 악성창종에 도포한다. 청열, 해독의 효능이 있다. 편도선염, 도상, 무명종독을 치료한다.
③ 용법/용량 :

외용 : 짓찧어서 도포하거나 분말로 만들어 조합하여 도포한다.

355 콩짜개덩굴

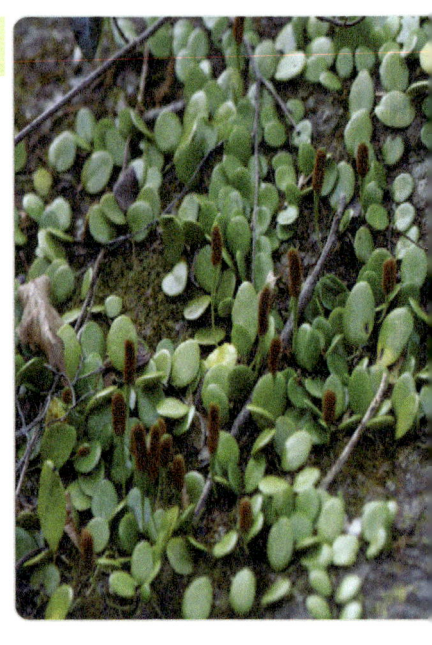

활용방안

- 전초 또는 뿌리를 달린 전초가 지련전(地連錢)이며 생약으로 이용한다.

① 콩짜개덩굴의 전초 또는 뿌리가 달린 전초로 여름과 가을에 채취하며 햇볕에 말린다.
② 효능/효과 : 청폐, 지해, 양혈, 해독하는 효능이 있다. 폐옹, 해수시 출혈, 토혈, 혈뇨, 옹종, 개라, 타박상, 풍화치통을 치료하며 온열병, 이질, 심기통, 월경불순 등을 치료한다.
③ 용량/용법 : 10~18g(생것이면 60~120g)을 달여서 복용한다. 또는 짓찧어 낸 즙을 마신다.

외용 : 짓찧어서 바르거나 가루를 고루 산포한다.

356 키다리난초

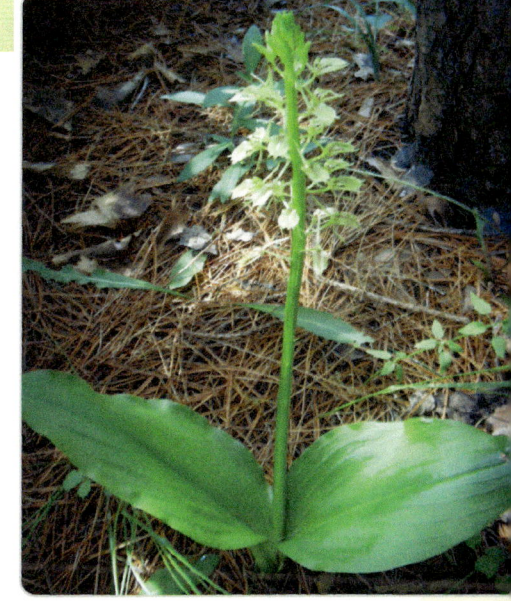

활용방안

- 뿌리가 달린 전초를 양이산(羊耳蒜)이라 하며 약용한다.

① 여름, 가을에 채취하여 깨끗하게 씻어서 햇볕에 말린다.
② 효능/효과 : 활혈, 조경, 지통, 강심, 진정의 효능이 있다. 붕루, 백대, 산후복통의 치료에 쓰이며 외상 급구에도 쓰인다.
③ 용법/용량 : 9g을 달여 마신다. 혹은 황주로 조복한다.

357 타래난초

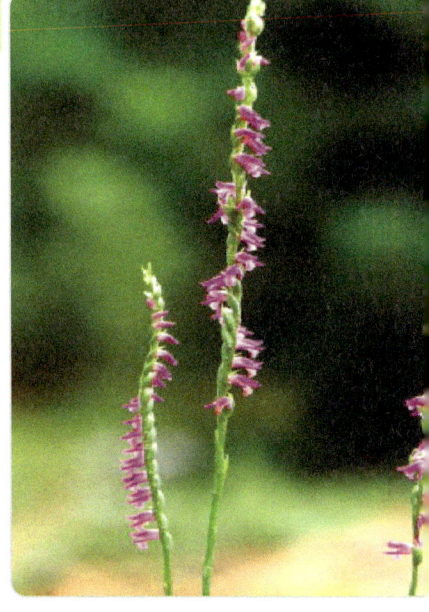

활용방안

- 뿌리 또는 전초를 반룡삼(盤龍蔘)이라 하며 약용한다.

① 개화기에 채취하여 햇볕에 건조한다.
② 효능/효과 : 익음, 청열, 윤폐, 지해의 효능이 있다. 병후허약, 음허에 의한 내열, 해수로 인한 토혈, 현운, 요부산통, 유정, 임탁대하, 창양옹종, 허열에 의한 구갈, 폐결핵에 의한 해혈을 치료한다.
③ 용법/용량 : 신선한 것을 15~30g 달여서 복용한다.
  외용 : 짓찧어서 환부에 도포한다.

358 타래붓꽃

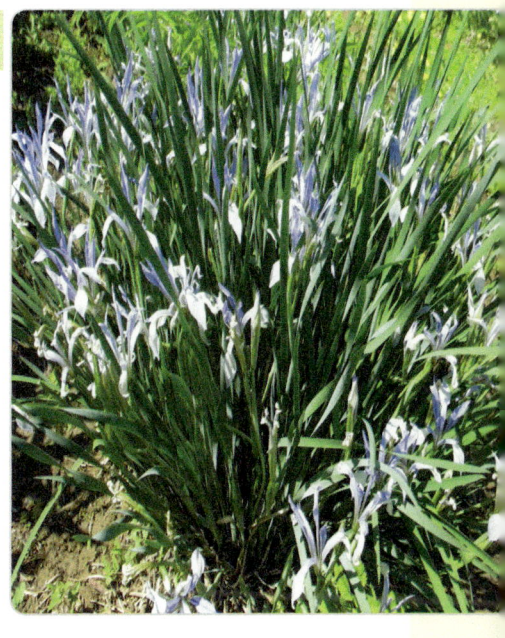

활용방안

- 종자는 마린자(馬藺子), 잎은 마린엽(馬藺葉), 꽃은 마린화(馬藺花), 뿌리는 마린근(馬藺根)이며 약용한다.

(1) 마린자(馬藺子)

① 8~9월 과실의 성숙기에 과수를 끊어 내어 햇볕에 말려 종자만을 골라 다시 햇볕에 말린다.

② 효능/효과 : 청열, 이습, 지혈, 해독의 효능이 있다. 황달, 사리, 토혈, 비출혈, 혈붕, 백대, 후비, 옹종, 피부한열, 위중열기, 풍한습비, 주독을 치료하고 근골을 튼튼히 하며 심번만을 그치게 하고 대소변을 잘나오게 한다.

③ 용법/용량 : 3~9g을 달이거나 환제, 산제로 복용한다.

외용 : 짓찧어서 도포한다.

(2) 마린엽(馬藺葉)

① 효능/효과 : 후비, 옹저, 임병, 대소변불통, 사석임탁의 제증을 치료한다.

② 용법/용량 : 3~9g을 달여 복용하거나 즙으로 복용한다.

(3) 마린화(馬藺花)

① 4월 개화 후 맑은 날을 가려 꽃을 따서 햇볕에 말리거나 또는 그늘에 말린다. 변색을 막기 위해서는 이슬이 묻지않게 하고 곰팡이를 방지하며 건조해서 통풍이 잘되는 곳에 저장한다.

② 효능/효과 : 청열, 해독, 지혈, 이뇨의 효능이 있다. 후비, 토혈, 비출혈, 소변불통, 임병, 산기, 옹저악창을 치료한다.

③ 용법/용량 : 3~6g을 달여서 복용한다. 또는 산제로 복용한다.

외용 : 짓찧어서 도포한다.

(4) 마린근(馬藺根)

① 효능/효과 : 청열해독하는 효능이 있다. 후비, 옹저, 류머티성 비통, 옹저, 악창을 치료한다.

② 용법/용량 : 3~9g을 달여서 복용한다.

특징

붓꽃과 비슷하지만 잎이 비틀려서 꼬이기 때문에 타래붓꽃이라고 한다.

359 탑꽃

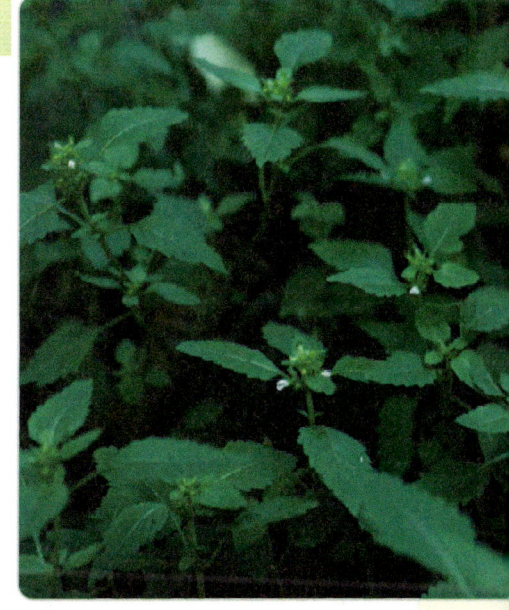

활용방안

- 애기탑꽃/탑꽃의 전초를 전도초(剪刀草)라 하며 약용한다.

① 6~8월에 채취하여 햇볕에 말린다.
② 효능/효과 : 거풍, 청열, 산어의 효능이 있다. 감기 두통, 장염, 급성유선염, 정창, 타박상, 혈붕, 주마진을 치료한다.
③ 용법/용량 : 15~30g(생것이면 30~60g)을 달이거나 짓찧어서 즙을 내어 복용한다.

외용 : 달인 액(液)으로 씻는다.

360 택사

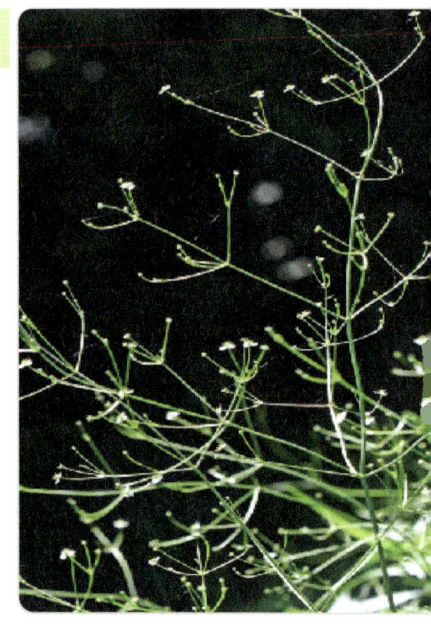

활용방안

- 질경이택사/택사의 덩이줄기는 택사(澤瀉), 잎은 택사엽(澤瀉葉), 과실은 택사실(澤瀉實)이라 하며 약용한다.

(1) 택사(澤瀉)

① 겨울에 잎이 마른 다음에 캐어 수염뿌리와 조피를 제거하고 불에 쬐어 건조한다.

② 효능/효과 : 거습열, 이뇨 및 지갈의 효능이 있다. 빈뇨, 위내정수, 구갈, 현운, 수종, 각기, 신염, 하리, 구토, 위하수, 장만, 담음, 임병, 혈뇨 등을 치료한다.

③ 용법/용량 : 6~12g을 달여 복용하거나 환제, 산제로 하여 사용한다.

(2) 택사엽(澤瀉葉)

소량의 비타민 C가 함유되어 있다. 만성기관지염, 유즙불출, 나병을 치료한다. 6~9g을 달여 복용한다.

361 털도깨비바늘

활용방안

- 잎은 식용으로 쓰인다.
- 전초를 금잔은반(金盞銀盤)이라 하며 약용한다.

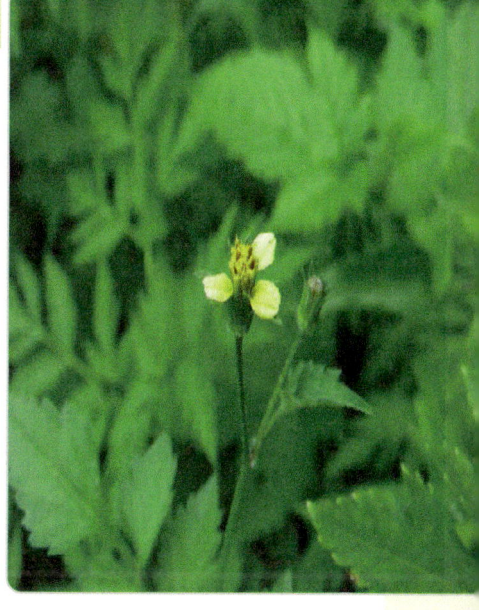

① 여름과 가을에 채취하여 햇볕에 말린다.
② 효능/효과 : 해표, 청열, 해독, 산어의 효능이 있다. 유행성감기, 일본뇌염, 인후종통, 장염, 세균성하리, 황달, 장옹, 소아의 경련, 감적, 창양개치를 치료한다.
③ 용법/용량 : 10~30g(생것은 60~90g)을 달여서 복용한다.
   외용 : 짓찧어서 바르던가 달인 액으로 씻는다.

362 털머위

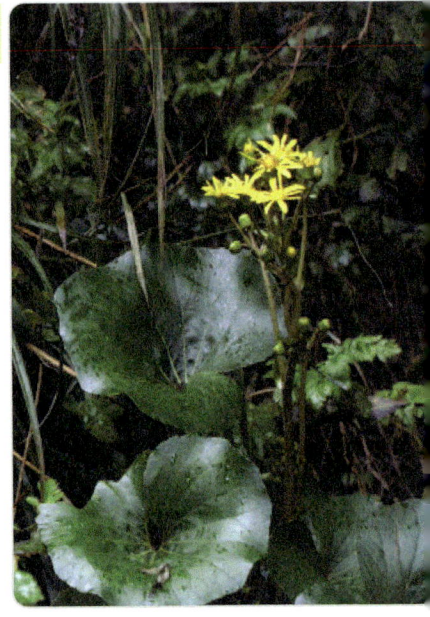

활용방안

- 엽병을 식용으로 한다.
- 전지를 연봉초(蓮蓬草)라 하며 약용한다.

① 여름과 가을에 채취하여 햇볕에 말려서 사용하거나 신선한 채로 사용한다.

② 효능/효과 : 청열, 해독, 활혈의 효능이 있다. 풍열감기, 인두종통, 옹종, 정창, 나력, 타박상을 치료한다.

③ 용법/용량 : 10~15g(생것은 30~60g)을 달여서 복용한다.

외용 : 짓찧어서 바른다.

363 털산쑥

활용방안

- 흰쑥/더위지기/털산쑥의 전초를 백호(白蒿)라 하며 약용한다.

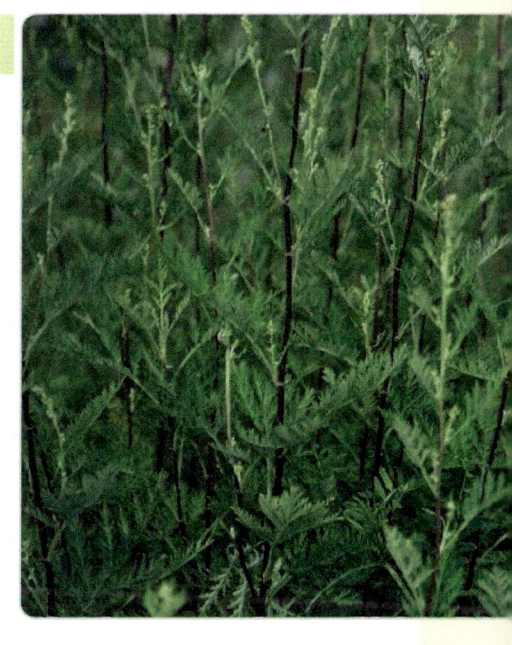

① 늦가을에 채취한다.
② 효능/효과 : 오장사기, 풍한습비를 치료하고 보중익기의 효능이 있다. 정신불안정으로 소식하기 때문에 항상 공복감을 갖는 증상, 풍한습비, 황달, 열리, 개라악창을 치료한다.
③ 용법/용량 : 달이거나, 또는 짓찧어 낸 즙을 복용한다.

364 털이슬

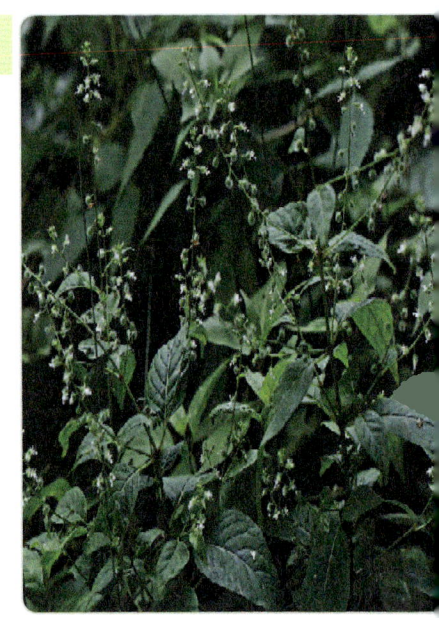

활용방안

- 털이슬/이슬의 전초를 우룡초(牛瀧草)라 하며 약용한다.

① 7~8월 개화기에 채취하여 햇볕에 말리거나 생것으로 쓴다.
② 효능/효과 : 청열, 해독, 생기의 효능이 있다. 개창, 농포를 치료한다.
③ 용법/용량 : 짓찧어 붙이거나 분말하여 살포하거나 개어서 도포한다.

365 톱풀

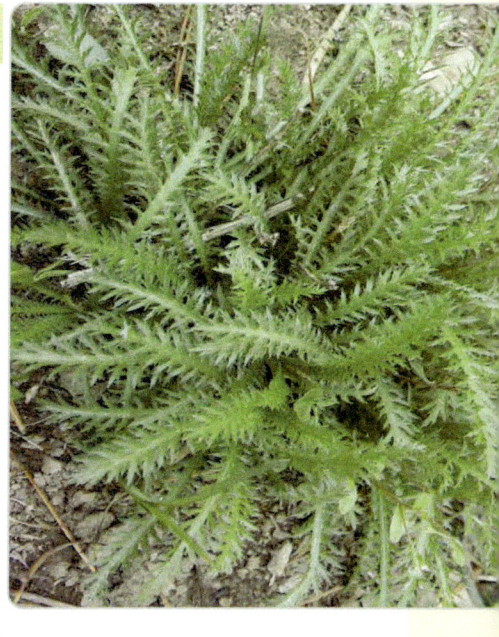

활용방안

- 톱풀/산톱풀의 전초는 일지호(一枝蒿), 과실은 시실(蓍實)이라 하며 약용한다.

(1) 일지호(一枝蒿)

① 여름과 가을에 꽃이 필 때 채취하여 햇볕에 말린다.
② 효능/효과 : 활혈, 건위, 강장, 치질, 거풍, 지통, 해독, 타박상, 류머티즘에 의한 통증, 옹종을 치료한다.
③ 용법/용량 : 1.5~3g을 달여서 복용한다. 또는 술에 담그거나 산제로서도 사용한다.
   외용 : 짓찧어서 바르던가 술에 담가 문질러 바른다. 또는 가루를 만들어 조합하여 도포한다.

(2) 시실(蓍實)

① 9~10월 과실이 익었을 때 채취해서 햇볕에 말린다.
② 효능/효과 : 익기, 충기부, 명목의 효능이 있다.
③ 용법/용량 : 3~10g을 달여서 복용한다.

366 투구꽃

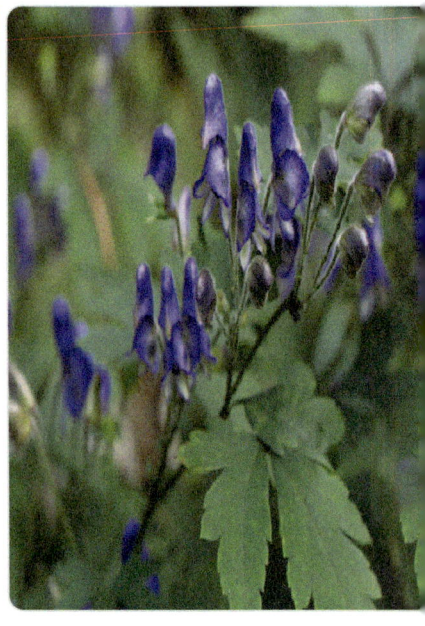

활용방안

- 덩이뿌리를 초오두(草烏頭)라 하며 약용한다.

① 가을에 줄기와 잎이 말랐을 때 뿌리를 캐어 남은 줄기, 잎, 흙을 제거하고 햇볕이나 불에 쬐어 말린다.
② 효능/효과 : 거풍습, 산한, 지통, 개담활, 소종의 효능이 있다. 뇌졸중, 해역 상기, 반신불수, 옹종정독, 대풍으로 인한 완비, 풍한습비, 중풍에 의한 사지마비, 파상풍, 돌발적 두통, 위통, 복냉통, 담벽, 가성 종괴, 냉리, 후비, 옹저, 정창, 나력을 치료한다.
③ 용법/용량 : 1.5~6g을 달여 복용하거나 환제, 산제로 하여 복용한다.
외용 : 분말로 조합하여 붙이거나 초, 술과 함께 갈아서 바른다.

367 파대가리

활용방안

- 전초 또는 뿌리를 수오공(水蜈蚣)이라 하며 약용한다.

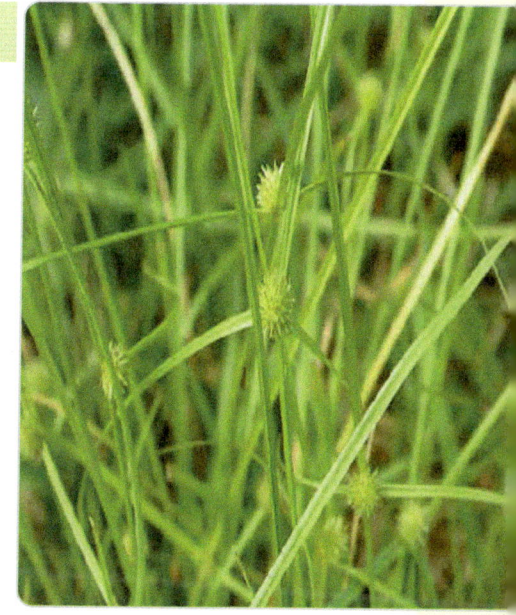

① 8~9월에 채취하여 햇볕에 건조한다. 또는 생것으로 쓴다.
② 효능/효과 : 풍한감모, 한열두통, 근골동통, 해수, 말라리아, 황달, 이질, 창양종독, 타박, 도상을 치료한다.
③ 용법/용량 : 신선한 것 40~80g을 달여서 복용하거나 도즙하여 복용한다.
  외용 : 짓찧어 붙인다.

368 파드득나물

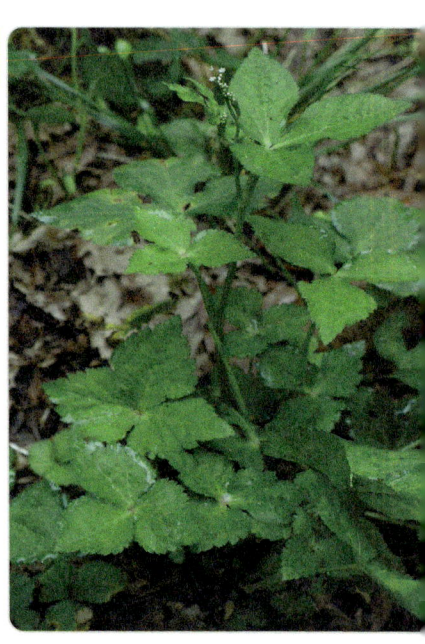

활용방안

- 경엽은 압아근(鴨兒根), 뿌리는 압아근근(鴨兒芹根), 과실은 압아근과(鴨兒芹果)라 하며 약용한다.

(1) **압아근(鴨兒根)**
① 6~7월 개화시에 채취하여 햇볕에 말린다.
② 효능/효과 : 소염, 활혈, 해독, 소종의 효능이 있다. 폐렴, 폐농종, 임병, 산기, 풍화치통, 옹저정종, 대상포진, 피부소양을 치료한다.
③ 용법/용량 : 15~30g을 달여서 복용한다.
   외용 : 짓찧어 도포하거나 분말하여 살포한다.

(2) **압아근근(鴨兒芹根)**
① 효능/효과 : 발표, 산한, 지해, 화담의 효능이 있다. 풍한감모, 습성의 해수, 타박상을 치료한다.
② 용법/용량 : 9~30g을 달여서 복용하거나 또는 분말하여 충복한다.

369 파리풀

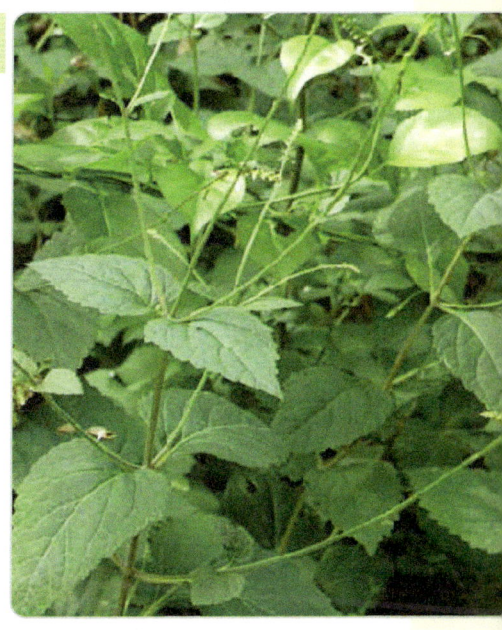

활용방안

- 뿌리의 전즙은 파리 살충제로 쓰인다.
- 전초 또는 뿌리를 노파자침선(老婆子針線)이라 하며 약용한다.

① 효능/효과 : 해독, 살충의 효능이 있다. 개창, 황색 즙이 나오는 창, 창독의 감염에 의한 발열을 치료한다

② 용법/용량 : 뿌리는 15~30g을 달여서 복용한다.

외용 : 짓찧어서 바르거나 혹은 가루를 만들어서 바른다.

특징

뿌리를 찧어 종이에 먹인 다음 파리를 잡기 때문에 파리풀이라 한다.

370 파초

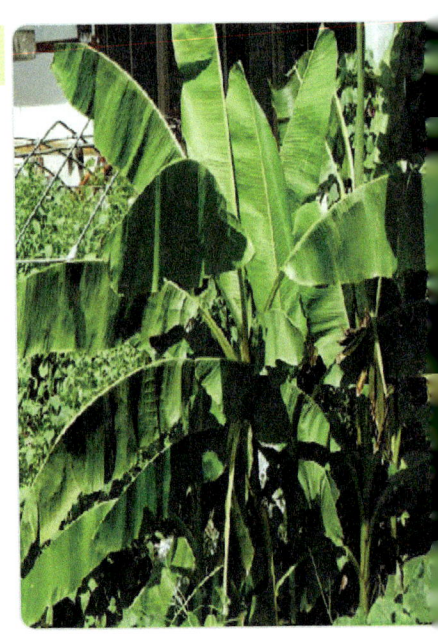

활용방안

- 근경은 파초근(芭蕉根), 잎은 파초엽(芭蕉葉), 꽃은 파초화(芭蕉花), 종자는 파초자(芭蕉子), 경즙은 파초유(芭蕉油)라 하며 약용한다.

(1) 파초근(芭蕉根)
① 연중 수시로 채취한다.
② 효능/효과 : 청열, 지갈, 이뇨, 해독하는 효능이 있다. 유행성열병, 번민, 당뇨병, 황달, 수종, 각기, 혈임, 혈붕, 옹종, 정창, 단독을 치료한다.
③ 용법/용량 : 15~30g(생것은 30~60g)을 달여 복용하거나 생즙을 내어 복용한다.
   외용 : 짓찧어서 붙이거나 도즙을 도포하거나 전액으로 양치질한다.

(2) 파초엽(芭蕉葉)
① 연중 채취한다.

② 효능/효과 : 청열, 이뇨, 해독의 효능이 있다. 열병, 중서, 각기, 옹종 열독, 화상 등을 치료한다.
③ 용법/용량 : 달여서 복용한다.
  외용 : 짓찧어서 도포하거나 분말하여 도포한다.

(3) 파초화(芭蕉花)
① 효능/효과 : 화담, 연견, 평간, 화어, 통경의 효능이 있다. 격막의 포장, 위부정체장만, 탄산반위, 구토담연, 두목혼현, 심통정충, 부녀의 월경불통을 치료한다.
② 용법/용량 : 6~9g을 달여서 복용한다.

(4) 파초자(芭蕉子)
종자를 생식하면 지갈, 윤폐하고 봄에 종인을 쪄서 먹으면 혈맥을 통하게 하고 골수를 보한다.

(5) 파초유(芭蕉油)
① 파초의 줄기중의 액즙으로 뿌리 근처에 직경 1cm의 구멍을 뚫어서 액즙을 받는다. 또는 짓찧어서 짜낸다.
② 효능/효과 : 청열, 지갈, 해독의 효능이 있다. 열병번갈, 경풍, 전간, 고혈압에 의한 두통, 정창, 옹저, 화상을 치료한다.

371 패랭이꽃

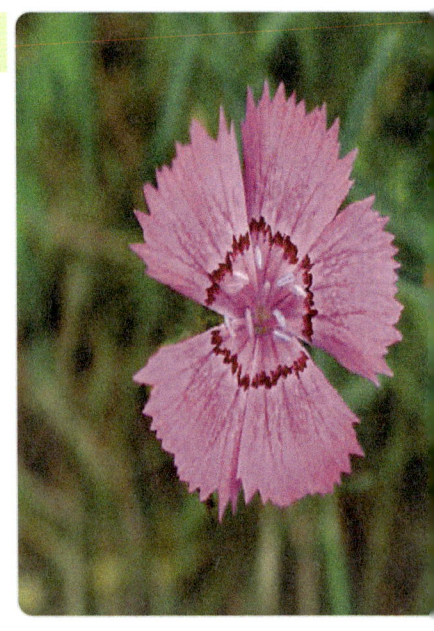

활용방안

- 꽃을 포함한 전초를 구맥(瞿麥)이라 하며 약용한다.

① 여름에서 가을까지의 개화시에 채취하여 햇볕에 말린다.
② 효능/효과 : 소염, 청열, 이수, 파혈, 통경의 효능이 있다. 소변불통, 혈뇨, 신염, 임병, 수종, 무월경, 옹종, 목적장예, 침음창독을 치료한다.
③ 용법/용량 : 4.5~9g을 달여 복용하거나 환제, 산제로 복용한다.
   외용 : 분말을 조합하여 바른다.

372 패모

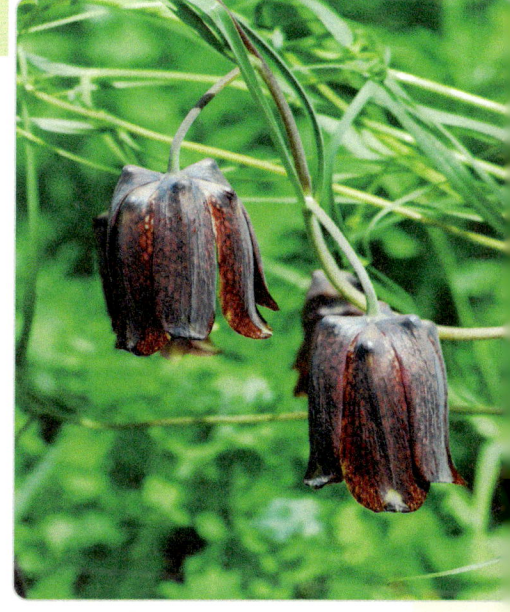

활용방안

- 비늘줄기를 패모(貝母)라 하며 약용한다.

① 여름, 가을에 비늘줄기를 캐어 흙을 씻어내고 큰 것은 심아를 제거하고 2편으로 쪼갠다. 크고 작은 것을 각각 대그릇에 비벼서 외피를 벗기고 석회를 더하여 고루 잘 혼합하여 하룻밤을 재워서 석회가 흡수되게 하여 햇볕이나 약한 불에 쬐어 말린다.

② 효능/효과 : 청열, 화담, 진해, 산결, 해독의 효능이 있다. 풍열에 의한 해수, 폐옹으로 인한 후비, 나력, 창양종독을 치료하고 천패모는 윤폐산결, 지수화담의 효능이 있다. 허로해수, 토담객혈, 심흉울결, 폐위, 영류, 나력, 후비, 유옹을 치료한다.

③ 용법/용량 : 4.5~9g을 달여서 복용한다. 또는 환제, 산제로 쓴다.
   외용 : 가루 내어 살포한다.

373 푸른박새

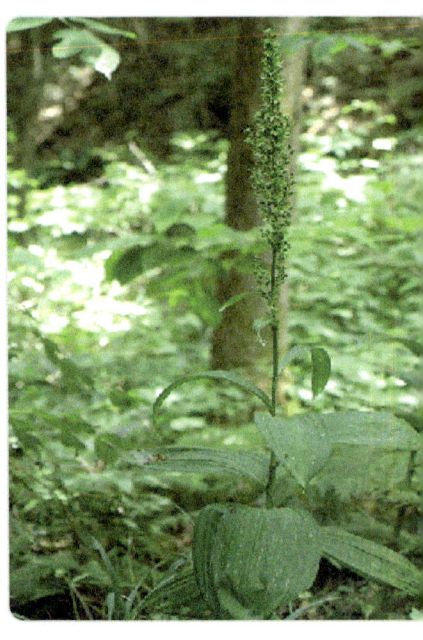

활용방안

- 뿌리 및 근경을 여로(藜蘆)라 하며 약용한다.

① 5~6월 화경이 나오기 전에 캐어 묘엽을 제거하여 햇볕에 말리거나 끓는 물에 담갔다가 햇볕에 말린다.
② 효능/효과 : 풍담을 토하게 하며 충독을 제거하는 효능이 있다. 중풍담용, 풍간전질, 황달, 구학, 설리, 두통, 후두염, 편도선염, 비식, 개선, 악창을 치료한다.
③ 용법/용량 : 0.3~0.6g을 가루 내어 복용하거나 환제로 쓴다.
  외용 : 분말을 환부에 고루 바른다.

374 풀솜나물

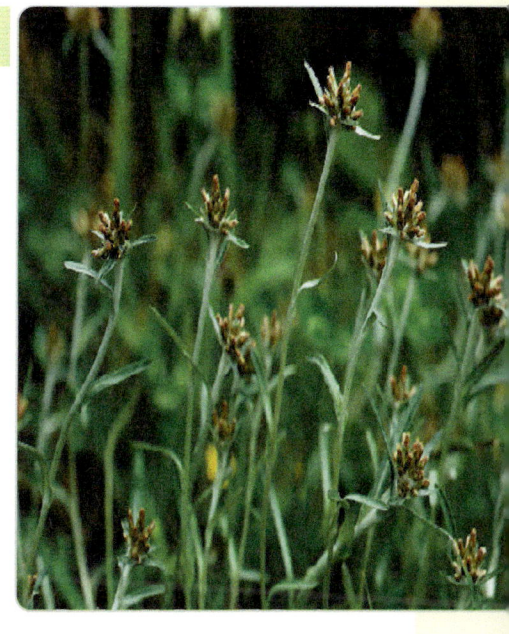

활용방안

- 어린잎은 식용으로 사용된다.
- 전초를 천청지백(天靑地白)이라 하며 약용한다.

① 꽃이 핀 후 채취하여 햇볕에 말린다.
② 효능/효과 : 사화, 청열, 명목, 이뇨의 효능이 있다. 감기, 해수, 두통, 인두통, 결막염, 소변열폐, 임탁, 백대하, 옹종, 정창을 치료한다.
③ 용법/용량 : 신선한 것 30~90g을 달여서 복용하던가 짓찧어 낸 즙을 복용한다.

외용 : 짓찧어서 바른다.

375 풍선덩굴

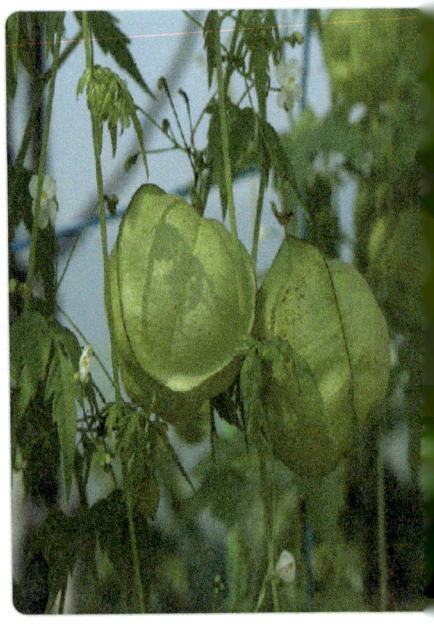

활용방안

- 전초를 가고과(假苦瓜)라 하며 약용한다.

① 여름, 가을에 채취하여 햇볕에 건조하거나 생것으로 사용한다.
② 효능/효과 : 청열, 이수, 양혈, 해독의 효능이 있다. 황달, 임병, 정창, 수포창, 개라, 사교상을 치료한다.
③ 용법/용량 : 9~15g(생것 30~60g)을 달여서 복용한다.
   외용 : 짓찧어서 도포하거나 또는 달인 물로 씻는다.

376 피나물

활용방안

- 독성이 있으나, 어린 순은 식용하며, 전초는 약으로 쓰인다.
- 피나물/매미꽃의 뿌리를 하청화근(荷靑花根)이라 하며 약용한다.

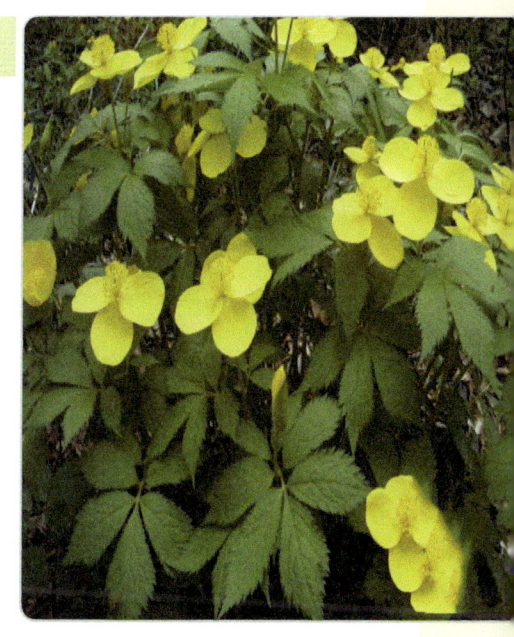

① 연중 수시로 채취해서 불순물을 제거하고 햇볕에 말린다.
③ 효능/효과 : 거풍습, 서근, 활락, 산어, 소종, 지통, 지혈의 효능이 있다. 류머티성 관절염, 노상, 타박상을 치료한다.
④ 용법/용량 : 3~9g을 달여서 복용한다. 또는 술에 담가 복용한다.

377 피마자

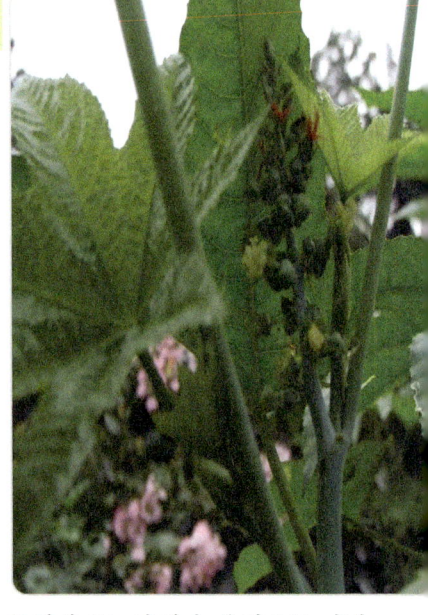

활용방안

- 종자는 피마자(蓖麻子), 뿌리는 피마근(蓖麻根), 잎은 피마엽(蓖麻葉), 종자에서 짠 기름은 피마유(蓖麻油)라 하며 약용한다.

(1) **피마자(蓖麻子)**

① 가을에 과실이 갈색이 되고 과피가 아직 익지 않은 것을 차례로 따서 햇볕에 말려 과피를 제거한다.

③ 효능/효과 : 소종, 발독, 사하, 통체의 효능이 있다. 옹저종독, 나력, 편도선염, 진선나창, 수종복만, 대변조결을 치료한다.

(2) **피마근(蓖麻根)**

① 효능/효과 : 진정해경, 거풍산어의 효능이 있다. 파상풍, 전간, 류머티즘 동통, 나력을 치료한다.

(3) **피마엽(蓖麻葉)**

① 효능/효과 : 각기, 음낭종통, 해수담천, 아장풍, 창절을 치료한다.

378 하늘타리

활용방안

- 하늘타리/노랑하늘타리의 과실은 괄루(栝蔞), 뿌리는 천화분(天花粉), 경엽은 괄루경엽(栝蔞莖葉), 과피는 괄루피(栝蔞皮), 종자는 괄루자(栝蔞子)라 하며 약용한다.

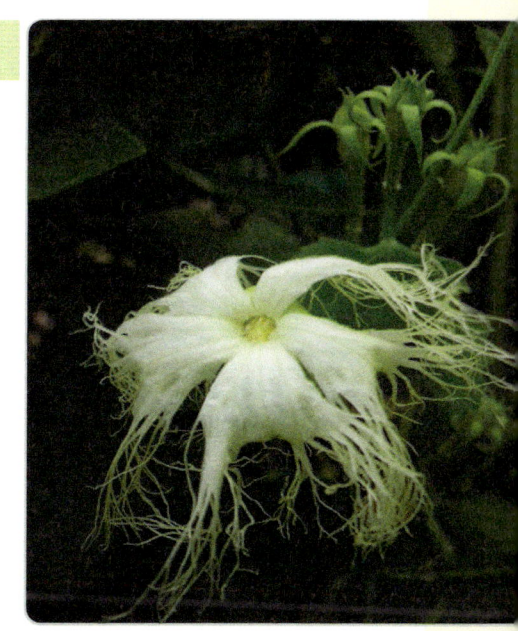

(1) 괄루(栝蔞)

윤폐, 윤장, 화담, 산결의 효능이 있다. 담열해수, 흉비, 결흉, 폐위해혈, 소갈, 황달, 변비, 초기의 癰腫옹종을 치료한다.

(2) 천화분(天花粉)

생진, 지갈, 강화, 윤조, 배농, 소종의 효능이 있다. 열병으로 인한 구갈, 당뇨병, 황달, 폐조해혈, 옹종, 치루를 치료한다.

(3) 괄루피(栝蔞皮)

윤폐, 화담, 이기, 관흉의 효능이 있다. 담열해수, 인통, 흉통, 토혈, 비출혈, 당뇨병, 변비, 옹창종독을 치료한다.

379 하수오

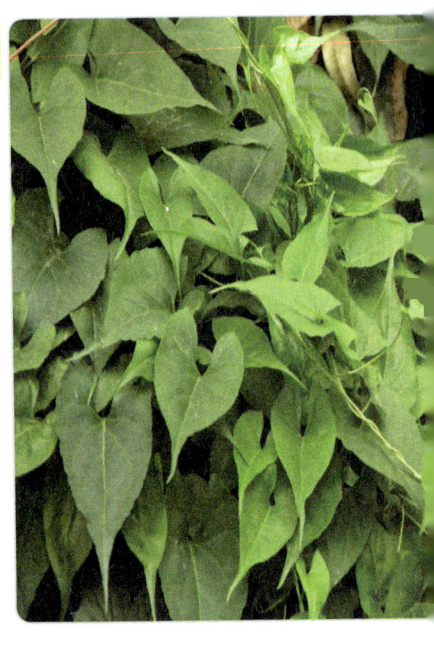

활용방안

- 덩이뿌리는 하수오(何首烏), 만경은 야교등(夜交藤), 잎은 하수오엽(何首烏葉)이라 하며 약용한다.

(1) 하수오(何首烏)

① 재배한 것은 3~4년 된 것을 봄에는 발아 전에, 가을에는 잎이 마른 뒤 캐서 큰 것은 2개로 쪼개 햇볕에 말리거나 불에 쬐어 건조한다.
② 효능/효과 : 강정, 강장 또는 완하약으로 보간, 익신, 양혈, 거풍의 효능이 있다. 간, 신이 음휴, 모발의 조백, 빈혈로 인한 현운, 요슬허약, 근골산통, 유정, 자궁출혈, 붕대, 만성학질, 만성하리, 만성간염, 옹종, 나력, 장풍, 치질을 치료한다.
③ 용법/용량 : 9~15g을 달여 복용한다.
　외용 : 전액으로 씻거나 분말로 살포, 또는 도포한다.

(2) 야교등(夜交藤)
① 잎이 달린 덩굴을 여름과 가을에 채취한다. 가을에 잎이떨어진 다음에 덩굴만 베어서 가는 가지와 남은 잎을 버리고 약 70cm정도 잘라 묶어서 햇볕에 말린다.
② 효능/효과 : 양심, 안신, 통경락, 거풍의 효능이 있다. 불면, 폐병, 다한, 혈허에 의한 신체동통, 옹저, 나력, 풍창, 개선을 치료한다.
③ 용법/용량 : 6~12g을 달여서 복용한다.
   외용 : 전즙으로 환부를 씻거나 짓찧어서 도포한다.

(3) 하수오엽(何首烏葉)
① 효능/효과 : 창종, 개선, 나력을 치료한다.
② 용법/용량 : 신선한 잎을 종양에 붙인다. 전액으로 씻거나 짓찧어서 붙인다.

380 한련

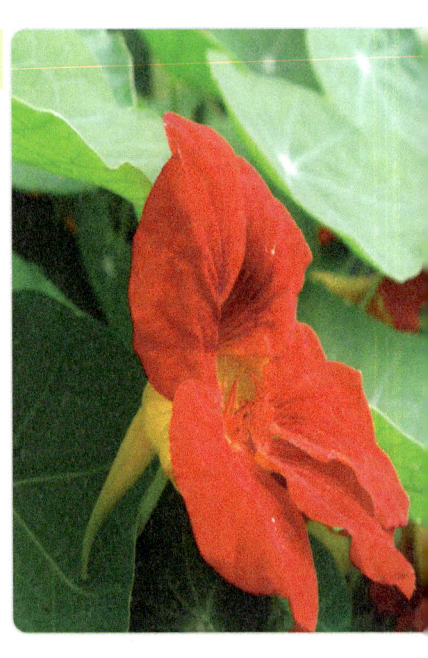

활용방안

- 전초(全草)를 한련화(旱蓮花)라 하며 약용한다.

① 가을에서 겨울에 채취하여 햇볕에 말리거나 신선한 것으로 사용한다.
② 효능/효과 : 청열, 해독의 효능이 있다. 창독, 목적종통, 악독대창을 치료한다.
③ 용법/용량 : 찧어서 환부에 붙인다.

381 할미꽃

활용방안

- 할미꽃/분홍할미꽃/가는잎할미꽃의 뿌리는 백두옹(白頭翁), 꽃은 백두옹화(白頭翁花), 입은 백두옹엽(白頭翁葉)이라 하며 약용한다.

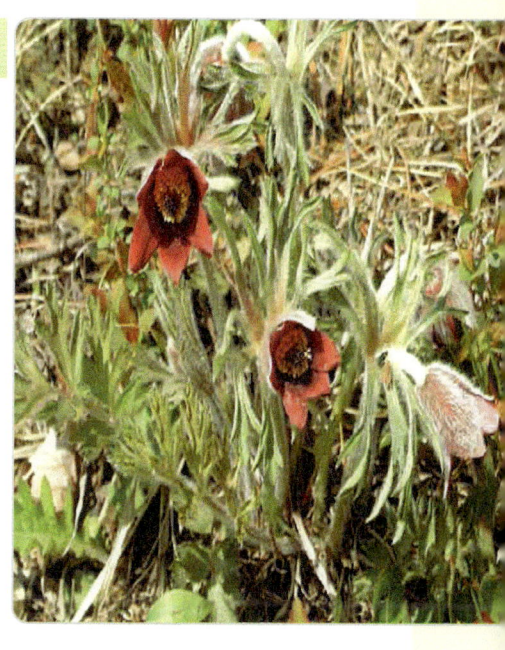

(1) **백두옹(白頭翁)**

① 봄의 개화전에 채취하여 근두부의 백색 용모(茸毛)를 남겨두고 지상경과 진흙을 제거하고 깨끗이 하여 햇볕에 건조한다.

② **효능/효과** : 청열양혈, 해독의 효능이 있다. 소염수렴, 지혈, 지사약으로서 열독성 혈리, 말라리아에 의한 한열, 비출혈, 치출혈, 징하적취, 영기, 혈약 또는 고름이 섞인 점액변, 인두종양, 나력, 산하, 혈치를 치료한다.

③ **용법/용량** : 9~15g(생것은 15~30g)을 달여 복용한다. 또는 환제, 산제로 복용한다.

외용 : 짓찧어서 도포한다.

(2) 백두옹화(白頭翁花)

① 효능/효과 : 학질한열, 백독두창을 치료한다.
② 용법/용량 : 3~6g을 달여 복용한다.
   외용 : 분말로 조합하여 도포한다.

(3) 백두옹엽(白頭翁葉)

① 효능/효과 : 요슬지절풍통, 부종 및 심장통을 치료한다.
② 용법/용량 : 9-15g을 달여 복용한다.

382 함박이

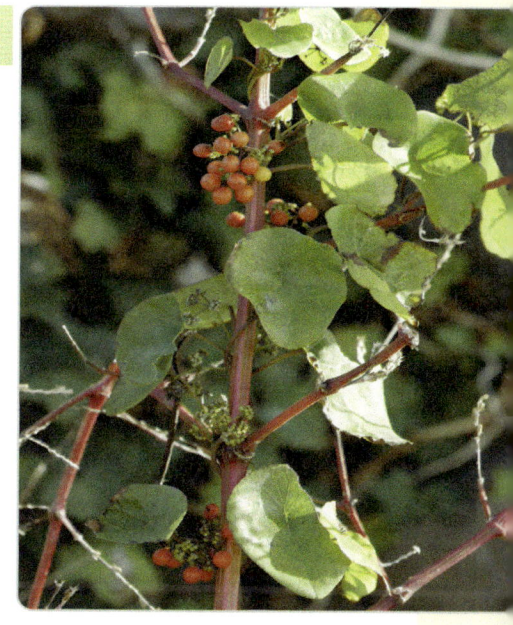

활용방안

- 뿌리 및 경엽을 천금등(千金藤)이라 하며 약용한다.

① 가을에 채취하여 햇볕에 말린다.
② 효능/효과 : 청열, 해독, 거풍, 이습, 소종의 효능이 있다. 수렴지혈, 말라리아, 이질, 류머티즘에 의한 마비와 통증, 담수불리, 종저, 나, 각종 발진, 임병, 인후종통, 옹종, 창절을 치료한다.
③ 용법/용량 : 9~12g을 달여서, 또는 분말로 복용한다.
  외용 : 짓찧어서 붙이거나 갈아서 즙을 만들어 입안에 머금는다.

383 해당화

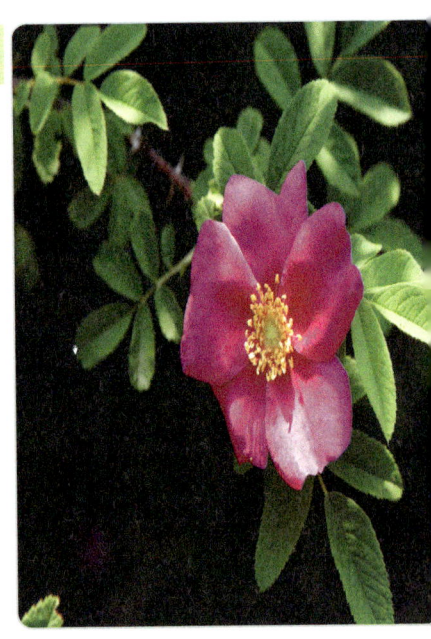

활용방안

- 꽃은 매괴화(玫瑰花), 꽃의 증류액은 매괴로(玫瑰露)라 하며 약용한다.

(1) **매괴화(玫瑰花)**
① 막 피어난 꽃봉오리로, 5월에 막 피는 것을 골라 채취하여 약한 불에 쬐어 빠르게 말린다.
② 효능/효과 : 이기, 해울하고 화혈산어하는 효능이 있다. 간위기통, 만성, 급성의 유주성관절풍습통, 토혈, 객혈, 월경불순, 적백대하, 이질, 급성유선염, 종독을 치료한다.
③ 용법/용량 : 3~6g을 달여서 복용한다. 또는 술에 담갔다가 또는 졸여서 고제로 하여 복용한다.

(2) **매괴로(玫瑰露)**
① 효능/효과 : 화혈, 평간, 양위, 관흉, 해울의 효능이 있다. 간장의 기와 위의 기를 다스린다.
② 용법/용량 : 따뜻하게 하여 술에 조금 섞어 복용한다.

384 해란초

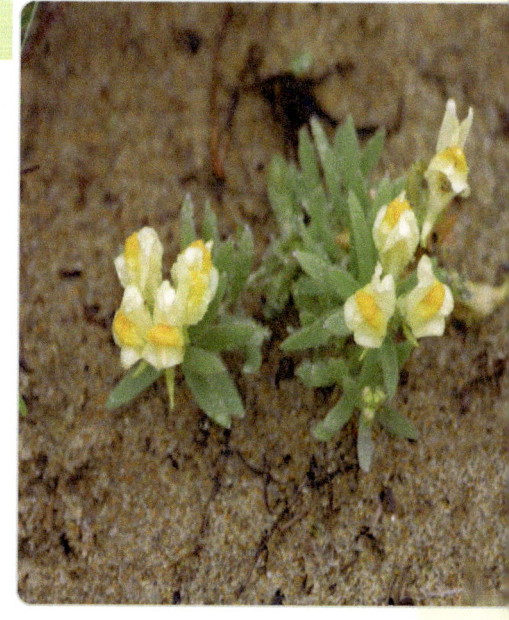

활용방안

- 좁은잎해란초/해란초의 전초를 유천어(柳穿魚)라 하며 약용한다.

① 여름에 개화한 것을 채취하여 그늘에서 말린다.
② 효능/효과 : 청열, 해독, 산어, 소종의 효능이 있다. 두통, 두운, 황달, 치창변비, 피부병, 화상을 치료한다.
③ 용법/용량 : 3~10g을 달여서 복용한다. 또는 분말로 만들어 산제로 한다.
  외용 : 분말로 만들어 고루 도포한다.

385 향부자

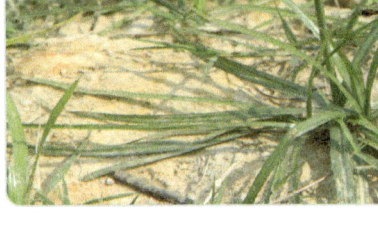

활용방안

- 경엽은 사초(莎草), 근경은 향부(香附)이다.

(1) 사초(莎草)
① 효능/효과 : 행기, 개울, 거풍의 효능이 있다. 흉민, 기울, 피부의 풍양, 옹종을 치료한다.
② 용법/용량 : 15~30g을 달여 복용한다.
   외용 : 짓찧어서 도포한다.

(2) 향부(香附)
① 봄, 여름, 가을 언제나 채취한다.
② 효능/효과 : 이기, 해울, 지통, 조경의 효능이 있다. 간위불화, 기울불서, 흉복협륵장통, 담음비만, 붕루대하를 치료한다.
③ 용법/용량 : 4.5~9g을 달여 복용한다. 또는 환제, 산제로 하여 쓴다.
   외용 : 분말하여 살포하거나 조포한다. 또는 떡을 만들어서 열할 때 환부에 댄다.

386 향유

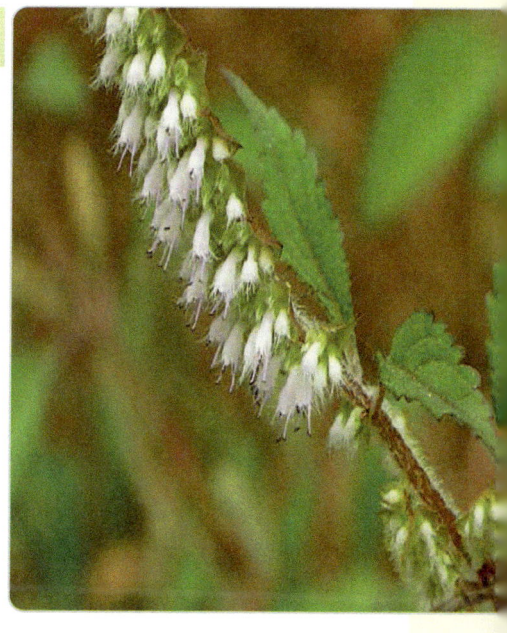

활용방안

- 민간에서 전초를 욕탕료로 사용한다.
- 꽃향유/애기향유/가는잎향유/향유의 전초를 향유(香薷) 라 하며 약용한다.

① 여름부터 가을에 걸쳐 과실이 성숙하면 지상부분을 절취하여 햇볕에 말리거나 또는 그늘에서 말린다.

② 효능/효과 : 발한, 해서, 화습, 온위, 조중의 효능이 있다. 두통발열, 악한무한, 복통, 구토, 하리, 수종, 각기를 치료한다. 곽란, 복통토하를 치료하고 수종을 뺀다. 각기한열을 치료한다.

③ 용법/용량 : 3~10g을 달이거나 또는 가루를 만들어 복용한다.

387 현삼

활용방안

- 현삼/큰개현삼/토현삼/섬현삼의 뿌리를 현삼(玄蔘)이라 하며 약용한다.

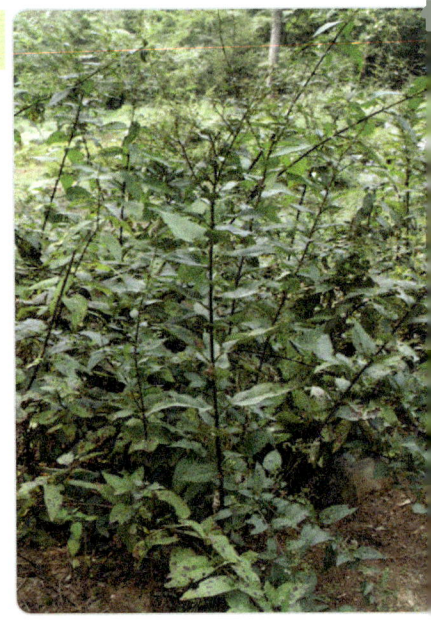

① 입동전후해서 채취하며 줄기, 잎, 수염뿌리를 제거하고 솔로 진흙과 모래를 털어낸다.
② 효능/효과 : 자음, 강화, 거번, 해독의 효능이 있다. 열병에 의한 피부발적, 골증노열, 불면증, 자한도한, 체액장애에 의한 변비, 혈토, 비출혈, 인후종통, 옹종, 나력을 치료한다.
③ 용법/용량 : 10~15g을 달여서 복용한다. 혹은 환제, 산제로 해서 사용한다.
외용 : 짓찧어서 바르던가 가루를 만들어 조절해서 바른다.

388 협죽도

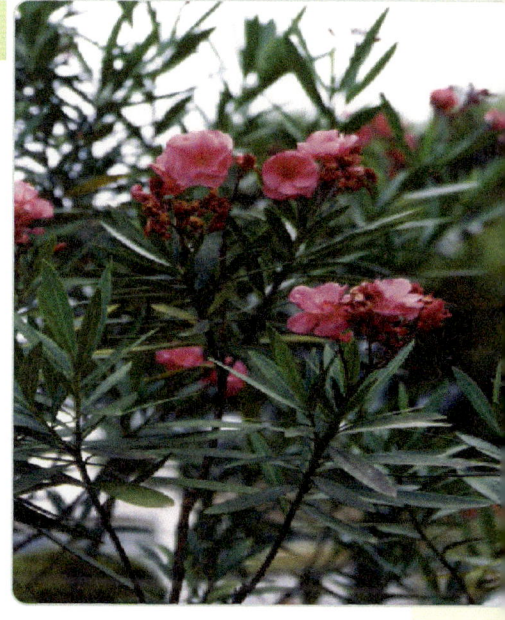

활용방안

- 잎 또는 나무껍질을 협죽도(夾竹桃)라 하며 약용한다.

① 연중 채취하며 햇볕에 말리거나 신선한 것을 사용한다.
③ 효능/효과 : 강심, 이뇨, 거담, 평천, 지통, 거어의 효능이 있다. 심부전, 천식 해수, 전간, 타박상, 무월경을 치료한다.
④ 용법/용량 : 신선한 잎 3~4개를 달여서 복용한다. 혹은 0.09~0.15g을 분말로 하여 복용한다.
외용 : 짓찧어서 바른다.

389 호랑가시나무

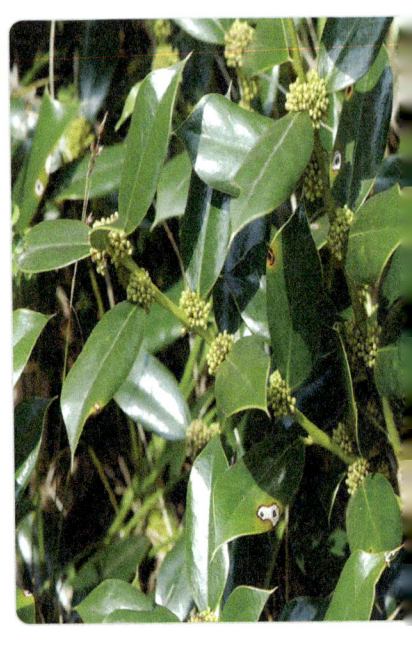

활용방안

- 잎은 구골엽(枸骨葉), 뿌리는 구골근(枸骨根), 나무껍질은 구골수피(枸骨樹皮), 과실은 구골자(枸骨子)라 하며 약용 한다.

(1) **구골엽(枸骨葉)**
① 8~10월에 채집하여 가는 가지와 잡물을 제거하고 햇볕에 말린다.
② 효능/효과 : 보간, 보신, 양기혈, 거풍습의 효능이 있다. 폐로해수, 노상출혈, 요슬위약, 류머티즘에 의한 비통, 타박상, 이명, 목현, 고혈압, 두통을 치료한다.
③ 용법/용량 : 9~15g을 달여 복용한다. 또는 주침체(酒浸劑), 농축액으로 하여 사용한다.
  외용 : 짓찧어서 즙을 만들거나 전액 또는 고제로 만들어 도포한다.

(2) **구골근(枸骨根)**
① 연중 채취한다.

② 효능/효과 : 보간보신, 청풍열의 효능이 있다. 요슬위약, 관절동통, 두풍, 안적, 치통을 치료한다.
③ 용법/용량 : 6~15g(생것 15~45g)을 달여서 복용한다.
  외용 : 전액으로 씻는다.

(3) 구골수피(枸骨樹皮)
① 효능/효과 : 허리와 발을 튼튼하게 하고 보간보신의 효능이 있다.
② 용법/용량 : 15~30g을 달여 복용하거나 또는 술에 담가 복용한다.

(4) 구골자(枸骨子)
① 겨울에 성숙한 과실을 따서 과병과 잡물을 제거한 다음 햇볕에 말린다.
② 효능/효과 : 자음, 익정, 활락의 효능이 있다. 음허신열, 임탁, 붕대, 근골동통을 치료하며, 자양해열약으로 여정자와 같은 효능이 있다.
③ 용법/용량 : 4.5~9g을 달여서 복용하거나 또는 술에 담가 복용한다.

390 호장근

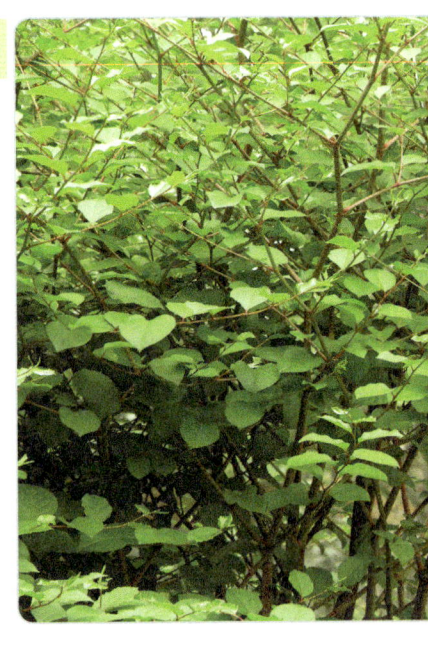

활용방안

- 왕호장근/호장근의 근경은 호장(虎杖), 잎은 호장엽(虎杖葉)이라 하며 약용한다.

호장(虎杖)

① 봄, 가을에 채취하여 잘게 썰어 호장잎으로 싸서 하룻밤 재웠다가 햇볕에 말린다.

② 효능/효과 : 완하, 이뇨, 통경, 진해진정약으로 쓰이고, 거풍이습, 파어, 통경의 효능이 있다. 류마티즘에 의한 근골동통, 습열황달, 임탁, 대하, 월경폐지, 산후의 악로체류, 복부의 결괴, 치루출혈, 타박상, 화상, 악창선질을 치료한다.

③ 용법/용량 : 9~30g을 달여 복용한다. 술에 담갔다가 복용하거나 환제, 산제로도 복용한다.

외용 : 분말 또는 태워 가루로 만들어 환부에 살포한다. 바짝 졸여서 고를 만들어 붙이거나 바른다.

391 홀아비꽃대

활용방안

- 전초는 은선초(銀線草), 근경은 은선초근(銀線草根)이라 하며 약용한다.

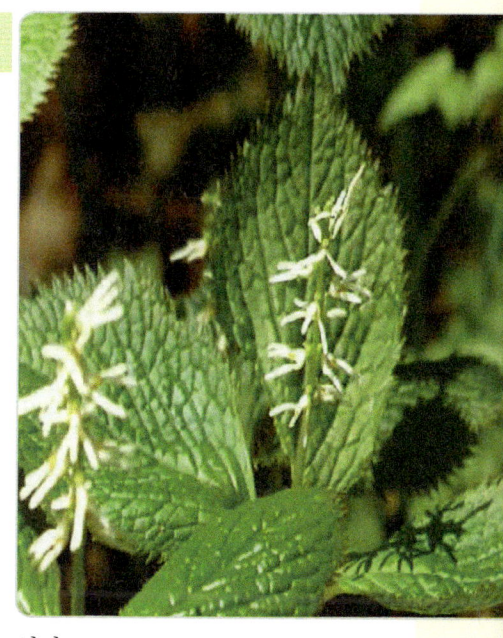

(1) 은선초(銀線草)

① 봄에서 여름에 채취하여 깨끗이 씻어서 그늘에서 말린다.
② 효능/효과 : 산한, 거풍, 행어, 해독의 효능이 있다. 풍한해수, 월경폐지, 풍양, 타박상, 옹종창절을 치료한다.
③ 용법/용량 : 1.5~3g을 달여서 복용하거나 술에 담가 마신다.

(2) 은선초근(銀線草根)

① 봄, 가을에 근경을 캐서 깨끗이 씻어 말리거나 신선한 것을 생용한다.
② 효능/효과 : 거풍승습, 활혈, 이기의 효능이 있다. 류머티즘통, 노상, 감모, 위기통, 월경폐지, 백대하, 타박상, 옹종을 치료한다.
③ 용법/용량 : 1.5~3g을 달여서 복용하거나, 술에 담가서 또는 분말하여 복용한다.

392 환삼덩굴

활용방안

- 전초는 율초(葎草), 뿌리는 율초근(葎草根), 꽃은 율초화(葎草花), 과수는 율초과수(葎草果穗)라 하며 약용한다.

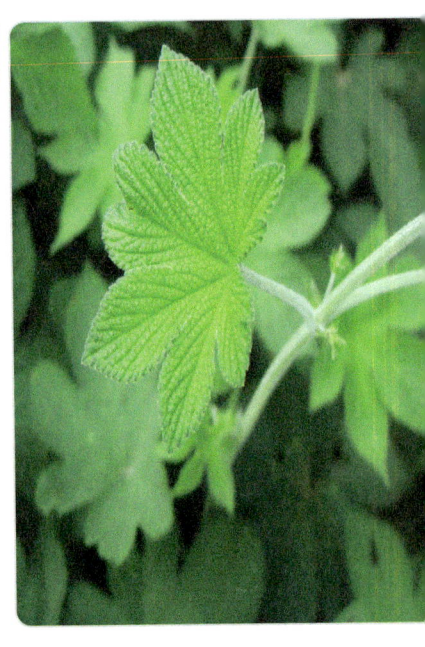

(1) 율초(葎草)
① 전초를 여름, 가을에 채취하여 햇볕에 건조한다.
② 효능/효과 : 청열, 이뇨, 소어, 해독의 효능이 있다. 임병, 이질, 폐결핵, 폐농양, 폐렴, 나병, 치루, 옹독, 나력을 치료한다.
③ 용법/용량 : 9~18g(생것은 60~120g)을 달여서 복용한다. 또는 생즙을 내어 복용한다.
  외용 : 짓찧어서 붙이거나 전액으로 훈세한다.

(2) 율초근(葎草根)
① 효능/효과 : 방광결석, 헤르니아, 나력을 치료한다.
② 용법/용량 : 15~24g을 달여 복용하거나 생즙을 내어 복용한다.

393 활나물

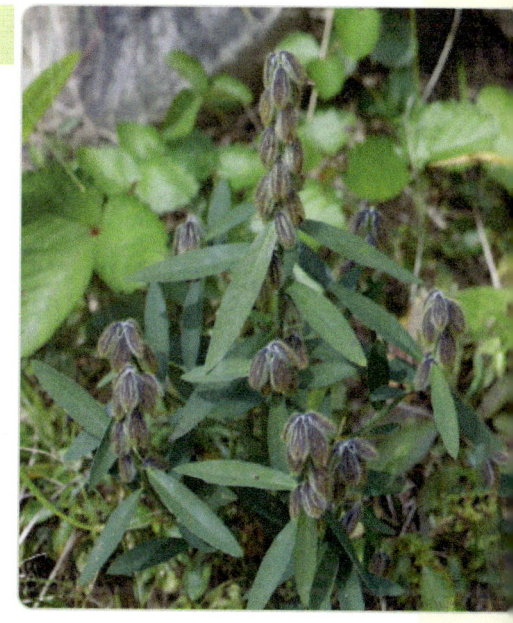

활용방안

- 전초(全草)를 야백합(野百合)이라 하며 약용한다.

① 여름에서 가을철의 개화 시에 채취하여 햇볕에 말린다.
② 효능/효과 : 청열, 이습, 소종, 해독의 효능이 있다. 이질, 염증성발열, 소변불리, 복수, 수종, 이명, 현운, 암종, 소아감적을 치료한다. 암 치료에 외용, 내복, 주사제로 이용되며, 종양 치료에는 생약을 3~4개월 가량 매일 60~120g 사용한다. 항암작용, 피부암, 자궁경암, 음경암, 유선암, 위암, 간암, 식도암, 폐암 및 만성기관지염에 효과가 높다.
③ 용법/용량 : 15~30g을 달여서 복용한다.
  외용 : 짓찧어서 붙인다.

394 황금

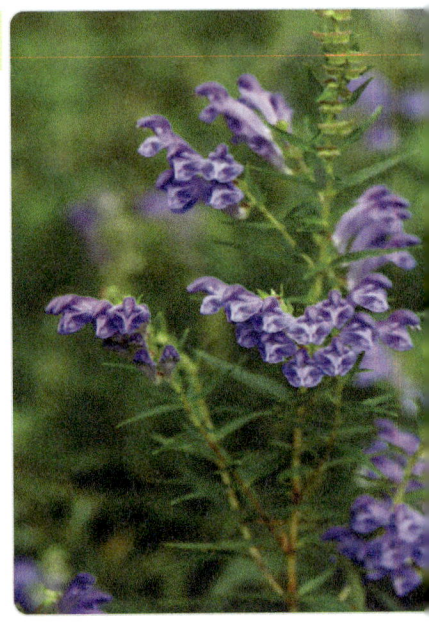

활용방안

- 어린 순은 식용 한다.
- 뿌리는 황금(黃芩), 종자는 황금자(黃芩子)라 하며 약용한다.

① 봄부터 초여름에 걸쳐 3~4년 자란 그루를 골라서 뿌리를 캐어 햇볕에 반 건조후 코르크皮를 두드려 제거하고 다시 완전히 말린다.

② 효능/효과 : 지혈, 안태의 효능이 있다. 장열에 의한 번갈, 폐열해수, 습열에 의한 사리, 황달, 열림, 토기, 비출혈, 자궁출혈, 골정, 목적종통, 태동불안, 옹종정창을 치료한다.

③ 용법/용량 : 3~10g을 달여서 복용한다. 또 환제, 산제로 만들어서 사용한다.

외용 : 달인 액(液)으로 씻던가 또는 가루를 만들어 살포한다.

395 황기

활용방안

- 황기/제주황기의 뿌리는 황기(黃芪), 잎은 황기경엽(黃芪莖葉)이라 하며 약용한다.

(1) 황기(黃芪)

① 가을에 캐서 흙을 깨끗이 제거하고 근두부(根頭部)와 곁뿌리를 끊어내고 햇볕에 말린다.

② 효능/효과 : 신선한 황기는 익기고표, 이수소종, 탁독, 생기의 효능이 있고 자한, 도한, 혈비, 부종, 기파, 미파의 옹종을 치료하고 밀자한 황기는 보중익기의 효능이 있다. 내상노권, 비허설사, 탈항, 기허혈탈, 붕대 및 모든 기쇠혈허증을 치료한다.

③ 용법/용량 : 9~15g(대용량시에는 30~60g)을 달여서 복용한다. 또는 환제, 산제로 하여 사용한다.

(2) 황기경엽(黃芪莖葉)

지갈의 효능이 있고 근육경련, 옹종, 저창을 치료한다.

396 황벽나무

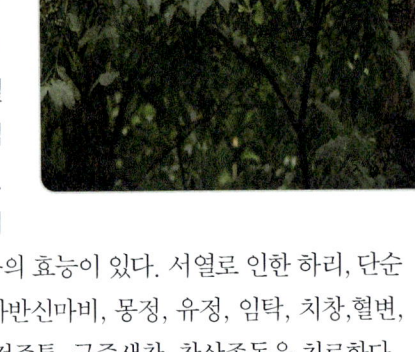

활용방안

- 황벽나무/털황벽/넓은잎황벽/섬황벽의 나무껍질을 황백(黃柏)이라 하며 약용한다.

① 3~6월 10년 이상 된 황백나무껍질의 일부를 교대해 가면서 벗긴다. 겉열매껍질을 제거하고 화색 속껍질을 햇볕에 말린다.

② 효능/효과 : 청열, 조습, 퇴허열, 제상화, 사화, 해독의 효능이 있다. 서열로 인한 하리, 단순성하리, 당뇨병, 황달, 하반신마비, 몽정, 유정, 임탁, 치창,혈변, 적백대하, 골증노열, 목적종통, 구중생창, 창상종독을 치료한다.

③ 용법/용량 : 4.5~9g을 달여서 복용한다. 또는 환제, 산제로 하여 쓴다.
   외용 : 분말로 하여 붙이거나 달인 액에 환부를 담근다.

397 회향

활용방안

- 과실을 회향(茴香), 잎과 줄기는 회향경엽(茴香莖葉), 뿌리를 회향근(茴香根)이라고 하며 약용한다.

(1) 회향(茴香)

① 9~10월 과실의 성숙시에 지상부위를 베어 햇볕에 건조하여 종자만을 떨어 쓴다.
② 효능/효과 : 온신산한, 이기, 화위의 효능이 있다. 한산, 하복부의 냉통, 신허요통, 위통, 구토, 건습각기, 소변실금을 치료한다.

(2) 회향경엽(茴香莖葉)

구풍, 순기, 지통의 효능이 있다. 사기, 산기, 옹종을 치료한다.

(3) 회향근(茴香根)

① 7월에 채취하여 햇볕에 말린다.
② 효능/효과 : 온신, 화중, 행기, 지통의 효능이 있다. 한산, 위한에 의한 구역, 복통, 류머티성 관절통을 치료한다.

398 후추등

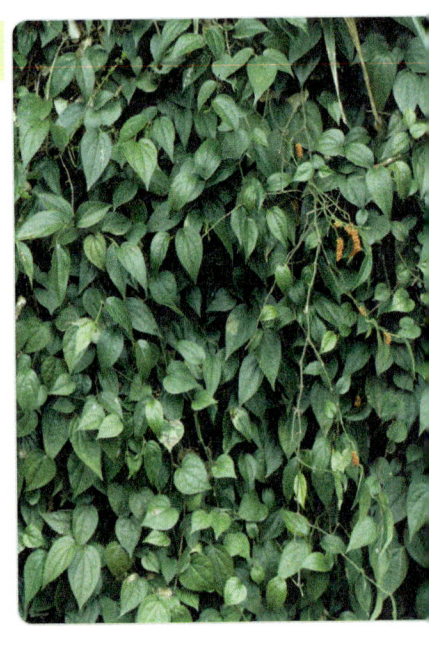

활용방안

- 생잎은 목욕탕에 넣어 방향제로 사용한다.

- 후추대용으로 식용하기도 한다.
- 덩굴줄기를 해풍등(海風藤)이라 하며 약용한다.
① 8~10월에 덩굴을 베어서 뿌리와 잎을 제거하고 햇볕에 말린다.
② 효능/효과 : 거풍습, 통경락, 이기의 효능이 있다. 풍한습비, 관절동통, 근맥구련, 타박상, 천식, 만성해수를 치료한다.
③ 용법/용량 : 6~15g을 달여서 복용하거나 술에 담가서 마신다.

399 흑삼릉

활용방안

- 덩이줄기를 삼릉(三稜)이라 하며 약용한다.

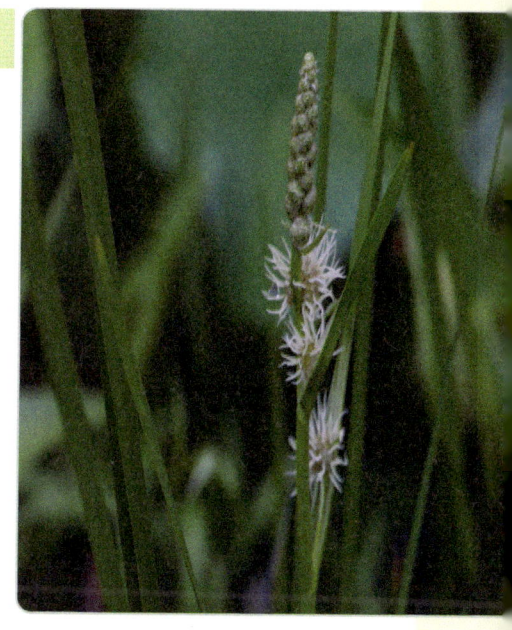

① 가을, 겨울에 덩이줄기를 캐어 잎과 줄기와 수염뿌리를 제거하고 깨끗이 씻어 외피를 깎아내고 햇볕에 말린다.
② 효능/효과 : 파혈, 행기, 소적, 지통의 효능이 있다. 징하적취, 기혈응체, 심복동통, 협하장통, 월경폐지, 산후어혈복통, 타박상, 창종견변을 다스린다.
③ 용법/용량 : 4.5~9g을 달여 복용한다. 환제, 산제로 하여 복용한다.

400 흰쑥

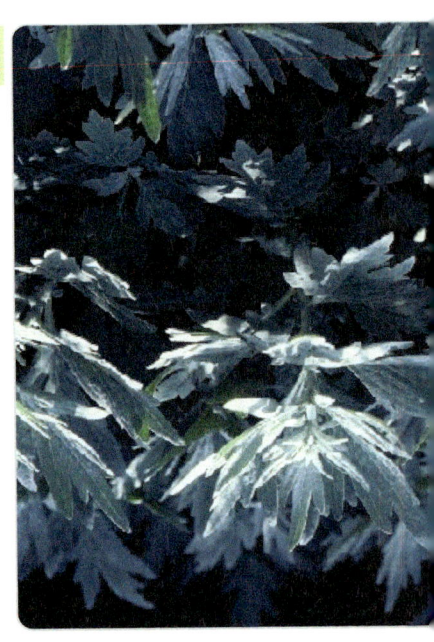

활용방안

- 흰쑥/더위지기/털산쑥의 전초를 백호(白蒿)라 하며 약용한다.

① 늦가을에 채취한다.
③ 효능/효과 : 오장사기, 풍한습비를 치료하고 보중익기의 효능이 있다. 정신불안정으로 소식하기 때문에 항상 공복감을 갖는 증상, 풍한습비, 황달, 열리, 개라악창을 치료한다.
④ 용법/용량 : 달이거나, 또는 짓찧어 낸 즙을 복용한다.